このシールをはがすと本書の動画にアクセスするためのログインIDとパスワードが記載されています。

← ここからはがしてください。

本Web付録の利用ライセンスは，本書1冊につき1つ，個人所有者1名に対して与えられるものです．第三者へのID（ユーザー名）とパスワードの提供・開示は固く禁じます．また図書館・図書施設など複数人の利用を前提とする場合には，本Web付録を利用することはできません．
※図書館・図書施設では，このページを切り取ったうえでお貸出しください．

PTOT

標準理学療法学・作業療法学　［専門基礎分野］

人間発達学

第 3 版

■編集

加藤寿宏　関西医科大学リハビリテーション学部作業療法学科・教授
松島佳苗　関西医科大学リハビリテーション学部作業療法学科・准教授

■執筆（執筆順）

加藤寿宏　関西医科大学リハビリテーション学部作業療法学科・教授
山根隆宏　神戸大学大学院人間発達環境学研究科人間発達専攻・准教授
松島佳苗　関西医科大学リハビリテーション学部作業療法学科・准教授
儀間裕貴　東京都立大学大学院人間健康科学研究科理学療法科学域・准教授
田畑阿美　京都大学大学院医学研究科人間健康科学系専攻先端作業療法学講座・講師
浅川康吉　東京都立大学大学院人間健康科学研究科理学療法科学域・教授
白井はる奈　佛教大学保健医療技術学部作業療法学科・准教授

医学書院

標準理学療法学・作業療法学 専門基礎分野
人間発達学

発　行　2010 年 3 月 1 日　　第 1 版第 1 刷
　　　　2016 年 9 月 15 日　　第 1 版第 8 刷
　　　　2017 年 12 月 1 日　　第 2 版第 1 刷
　　　　2023 年 12 月 15 日　　第 2 版第 6 刷
　　　　2025 年 1 月 15 日　　第 3 版第 1 刷ⓒ

編　集　加藤寿宏・松島佳苗
発行者　株式会社　医学書院
　　　　代表取締役　金原　俊
　　　　〒113-8719　東京都文京区本郷 1-28-23
　　　　電話　03-3817-5600(社内案内)
印刷・製本　三美印刷

本書の複製権・翻訳権・上映権・譲渡権・貸与権・公衆送信権(送信可能化権
を含む)は株式会社医学書院が保有します.

ISBN978-4-260-05703-5

本書を無断で複製する行為(複写,スキャン,デジタルデータ化など)は,「私
的使用のための複製」など著作権法上の限られた例外を除き禁じられています.
大学,病院,診療所,企業などにおいて,業務上使用する目的(診療,研究活
動を含む)で上記の行為を行うことは,その使用範囲が内部的であっても,私的
使用には該当せず,違法です.また私的使用に該当する場合であっても,代行
業者等の第三者に依頼して上記の行為を行うことは違法となります.

JCOPY 〈出版者著作権管理機構　委託出版物〉
本書の無断複製は著作権法上での例外を除き禁じられています.
複製される場合は,そのつど事前に,出版者著作権管理機構
(電話 03-5244-5088,FAX 03-5244-5089,info@jcopy.or.jp)の
許諾を得てください.

＊「標準理学療法学・作業療法学」は株式会社医学書院の登録商標です.

第3版 序

　人間発達学は，理学療法士作業療法士学校養成施設指定規則において専門基礎分野に位置づけられている．専門基礎分野は，理学療法・作業療法の専門分野である評価学や治療学の基礎にあたるが，人間発達学はほかの専門基礎の科目（解剖学，生理学，運動学など）と比較し，その重要性が伝えられることは少ない．

　その理由として，発達（小児）領域外の専門科目との関連がわかりにくいことがあげられる．一方で，人間発達学が発達領域の専門科目と関連することは，誰もが容易に理解できるが，身体や精神の領域，青年期以降から老年期においても人間発達学は重要な学問である．

　理学療法・作業療法が対象とするのは人である．人は今（現在）を生きる存在であるが，昔のことを思い浮かべたり，未来のことを想像したりすることもできる．これを，心的時間旅行（mental time travel）というが，人は過去から未来までの時間の広がりが，ほかの動物と比較して大きいことが特徴である．人間発達学は，主に誕生してから亡くなるまでの人の変化（発達）を学ぶ学問である．人の時間の広がりを理解することは，発達という概念を理解することにもつながる．そして，理学療法士・作業療法士は，目の前の対象児・者が，①どのような経過をたどって（過去）現在の状態になったのか，②現在の状態が，時間経過に伴いどのように変化するのか（未来）を理解し治療・支援しなければならない．人間発達学を学ぶことで，どのような疾患・障害であれ，対象児・者が「どのような経過で現在の状態となっているのかを評価し，リハビリテーションを提供することで，今後どのような生活が可能となるのか（実施しなければ，10・20年後にはどのようになるのか）」といった発達的な視点をもち，リハビリテーションを実施することができる．

　人間発達学の知識は，小児領域の理学療法・作業療法と関連づけて学んでも，その知識を治療や支援に活用することには難しい側面がある．先に述べたとおり，人間発達学は，時間軸に沿って人のさまざまな機能や能力の変化を学ぶ学問である．そのため，歴史年表（794年平安京遷都）のように「10か月でつかまり立ち」「1歳で歩行」などのマイルストーンを暗記する学問と認識されやすい．歴史年表を暗記するようにして得た知識で可能となる治療は，歩行ができない2歳児に，つかまり立ちや介助しての歩行を繰り返すことだけであろう．これは，適切な治療・支援といえるのであろうか．理学療法士・作業療法士は，**発達のメカニズム**（つかまり立ちから歩行を獲得する間，子どもは何をどのように経験し，どのような機能・能力を発達させることで歩行が可能となるのか）を考え，治療や支援に応用できなければならない．そして，なぜつかまり立ちから歩行ができるようになったのか，歩行ができるようになったことで，ほかの機能や能

力（認知機能，心理社会的機能）にどのような発達的変化（影響）があるのかについても興味を広げ学ぶことが大切である．

　本書は，**発達のメカニズム**に興味をもち，理解してもらうための人間発達学の書として作成している．特に，理学療法士・作業療法士にとって核となる誕生から歩行獲得までの乳児期の運動機能の発達については，詳細に解説している．運動機能の発達は，姿勢と粗大運動，巧緻運動，口腔運動のように身体部位に分けて解説されることが多いが，各々の発達は強い関連があるため月齢ごとにまとめている．また，本書では，運動機能の発達，認知機能の発達，心理社会的機能の発達の3つの機能を取りあげているが，これらの機能も単独で発達するものではなく，互いに関連しながら発達し，日常生活や遊びといった複合的な能力や活動・参加へとつながる．本書では，3つの機能が年齢に伴いどのように発達するのかという縦の関係だけでなく，各発達期において3つの機能がどのように関連するのかという横の関係にも着目して学んでもらえる章立てとしている．

　さらに，今回の改訂では多くのWeb動画を加えていることも特徴である．理学療法士・作業療法士は，ある運動や行動ができているか否かだけでなく，その質を評価することが重要である．特に乳幼児の運動や行動は，成人とは異なるため文章や図では理解が難しい．動画を見て学習することにより，**発達のメカニズム**への理解を深めてもらいたい．

　最後に，本書のWeb動画にご協力いただいた，智景さんご一家，梅原恵茉さん，榎本大貴様ご一家，土屋左弥子様，小段美裕さん，優心さん，惣正さんに心より感謝いたします．

2025年1月

加藤寿宏
松島佳苗

初版 序

　人間発達学は，理学・作業療法を専攻する学生にとって，各領域の治療学など専門分野の授業の基礎学として位置づけられている．カリキュラムのなかでは，人間発達学は第1学年，つまりコースの入り口あたりで教えられることが多い．したがって，本書は高校を卒業したばかりの学生が理解できるように，「わかりやすさ」を念頭において書いたつもりである．

　「わかりやすさ」を優先させるために，記述にいくつかの配慮が必要であった．最新の情報や研究成果を紹介する研究書であれば，厳密な引用や参照が必要である．しかし入門書であれば，文脈の理解を妨げないよう，文章の流れを単純，明晰にする必要がある．そのため本書では，引用の多用を控え，筆者が理解した内容を筆者の言葉で記述するように心がけた．さらに抽象的な内容の理解を助けるために，図，表，イラストをなるべく多く用いたり，専門的な用語も必要に応じて解説を加えた．

　「わかりやすさ」に加え，本書の記述で常に念頭においたことは，その知識が臨床の場面で利用されることである．筆者らは発達を専門としている研究者ではないが，3人とも現在でも発達障害の臨床に携わっている．岩﨑は重症心身障害，肢体不自由，知的障害をもつ子どもや成人，花熊は言語障害や軽度発達障害をもつ子ども，吉松は自閉症を中心とする幼児のグループ指導，保護者指導の経験をもっている．

　発達の知識の利用に関しては，治療的な働きかけや教育の目標として，単に典型的な発達指標を追えばいいというものでもない．発達障害をもつ子どもたちは，特定の領域で典型的な発達とは異なるみちすじをたどるかもしれないからである．したがって，発達の知識を発達障害の臨床にどのように応用すればよいかは，それほど自明なことではない．それはむしろ，臨床家がどのように発達を理解するかにかかっていることかもしれない．そういう意味では，臨床的視点から発達が描かれることがあってもよいと思われる．

　発達においては，それに必要なさまざまな基盤が整うと，初めてその何かができるようになる．したがって発達の知識は，発達の診断のみならず，障害の構造の理解をもたらす．つまり，何が子どもに整っていないかを明らかにし，臨床でどういう支援をしたらよいかのヒントを与えてくれる．本書では発達の各機能の相互作用性に着目しているが，そのことが本書の第2の特徴である．そういう意味では，本書は卒業して4，5年の発達障害の臨床現場で格闘している理学・作業療法士にも役立つ内容をもっていると思われる．

　本書では人間発達が3つの視点から描かれている．第1は，行動の要素となる，①身体，姿勢・移動動作，②目と手の協調，③認知機能，④言語などの機能ごとに発達が描

かれている(第Ⅱ部). 第2は,社会生活活動の発達と題して,①食事動作,②排泄行動,③更衣・整容動作,④遊び,⑤仕事などの総合的な活動の発達が記述されている(第Ⅲ部). 最後は,それら総合的な活動を,①胎生期,②乳児期,③幼児期,④児童期,⑤青年期,⑥成人期,⑦老年期の発達段階から眺めた描写である(第Ⅳ部).

これらの視点は,WHO の国際生活機能分類(International Classi.cation of Functioning, Disability and Health; ICF)の依拠する視点に同調している. つまり,第Ⅲ部で描かれる総合的な活動は ICF での活動(activities)であり,第Ⅱ部の要素的機能は心身の機能,身体の構造(body functions and structures)に相当するものである. それらは総合的な活動を構成し,その不具合の原因や理由を説明する機能ともいえる. 第Ⅳ部の発達段階から見る視点とは,総合的な活動が,どのように統合され,社会に適応されるかを社会・心理的な視点から描くもので,ICF の参加(participation)という視点に酷似している. 通読してみると同じ記述が繰り返される箇所もあるが,それは発達という1つの実態を複数の視点から重層的に眺めているからと考えていただきたい. 重層的に見ることによってのみ深い理解が得られるのが,発達といってもよい.

本書は,各学校の授業時間内で教え切るには,多くの内容を含んでいるかもしれない. そのため,さまざまな利用のしかたが考えられる. 第1学年では第Ⅳ部を中心に,それとのかかわりのなかで第Ⅱ部にふれ,第3学年ころから本格的に始まる専門領域の治療学のなかで復習や副読本として利用してもよい. いずれにしても,人間発達は1回で覚え切る知識体系というより,何度も折にふれて振り返ることによって定着がはかられる学問と思われる.

2010 年 1 月

岩﨑 清隆

刊行のことば

　わが国に最初の理学療法士・作業療法士養成校がつくられたときから，はや30余年が過ぎた．いま全国の理学療法士・作業療法士養成校の数は，それぞれ100を超えるに至っている．はじめパラメディカル（医学に付属している専門職）を標榜していた2つの職種は，いつしかコメディカル（医学と協業する専門職）を自称するようになり，専門学校のみで行われていた養成教育は，短期大学，大学でも行われるようになった．そこで教授されているのは，いまや理学療法，作業療法ではなく，理学療法学，作業療法学である．教育大綱化の波はこの世界にも及び，教育の細部を法令によって細かく規制される時代は去った．

　だがこうした変革のなかでも，ほとんど変わらずに引き継がれてきたものはある．それは，専門基礎教育と呼ばれるものである．「人」「疾患と障害」「保健医療福祉の理念」についての教育科目群を関係者はこのように呼ぶ．特に前2者はいわゆる基礎医学系科目，臨床医学系科目と見かけが同じであるが，実際は理学療法学・作業療法学教育にふさわしいものとなるように，力点を変えて教えてきたものである．内容再編の方法は個々の教師にゆだねられていた．理学療法学生，作業療法学生専用のテキストはなかった．

　しかしいま，固有の教科書を生み出すべき時がやってきた．全国にかつてないほど沢山の理学療法学生，作業療法学生，そして新任の教師たちが生まれている．ベテランの教師たちに，テキストの公開を要請すべき時がやってきたのである．

　かくして，本教科書シリーズ「標準理学療法学・作業療法学 専門基礎分野」は企画された．もちろんこのほかに，それぞれの「専門分野」を扱うシリーズがなくてはならないが，これは別の企画にゆだねることになった．

　コメディカルを自称してきた人々のなかに，医学モデルからの離脱を宣言する人々が現れるようになって久しい．この傾向は今後加速されるであろうが，しかしどのような時代が来ようとも，理学療法学・作業療法学教育のなかで，人の身体と心，その発達，そして疾患と障害の特性を学ぶことの意義が失われることはないであろう．理学療法が理学療法であり，作業療法が作業療法であるために，これらの知識は常に必須の基盤を提供してきたのだから．

1999 年 12 月

シリーズ監修

奈良　勲，鎌倉矩子

目次

I 総論

1 人間発達学総論　加藤寿宏

- A 人間発達学とは……2
  - 1 医学を基盤とした人間の発達……2
  - 2 生涯発達の視点……3
  - 3 発達が生ずる場としての環境……3
  - 4 縦と横の関係……3
  - 5 マイルストーンを理解する……4
  - 6 発達のメカニズムを理解する……5
  - 7 運動発達を軸として発達を学ぶ……5
- B 発達とは何か……6
  - 1 発達の定義……6
  - 2 発達に影響を及ぼす要因……7
- C 発達段階と発達区分……10
  - 1 発達の連続性と非連続性……10
  - 2 発達段階……11
  - 3 発達段階と発達区分……11
  - 4 リハビリテーションで知っておきたい発達区分……12
  - 5 法律における発達区分に関する用語……12
- D 身体の発達……12
  - 1 身長と体重……12
  - 2 早産と低出生体重……13
  - 3 身体の割合……14

II 各論

2 発達の基礎理論　山根隆宏

- A 発達理論とは……20
  - 1 生涯発達とは……20
  - 2 発達の量的変化と質的変化……21
  - 3 発達段階の特徴……21
  - 4 発達課題……22
  - 5 発達理論の有用性……22
- B 発達段階の理論―エリクソン，レヴィンソン，ハヴィガースト，ピアジェ……23
  - 1 エリクソンのライフサイクル論……23
  - 2 レヴィンソンのライフサイクル論……25
  - 3 ハヴィガーストの発達理論と発達課題……27
  - 4 ピアジェの認知発達論……27
- C 関係性の理論―ボウルビィをはじめとしたアタッチメント理論……32
  - 1 アタッチメント……32
  - 2 アタッチメントの早期の発達段階……32
  - 3 アタッチメント行動の個人差……32
  - 4 内的作業（ワーキング）モデル……33
- D 社会・環境を基盤とする理論―ヴィゴツキー，ブロンフェンブレンナー……34
  - 1 ヴィゴツキーの社会的構成主義理論……34
  - 2 ブロンフェンブレンナーの生態学的システム理論……36

ix

3 人間発達とリハビリテーション

1 リハビリテーションで重視される発達領域　加藤寿宏　39

2 運動機能の発達　加藤寿宏　40

A　理学療法士・作業療法士と運動機能の発達 ……………………………………40
 1　運動機能の発達を学ぶ重要性 ………40
 2　リハビリテーションに必要な運動機能の発達の知識とは ………………………40
B　人における運動機能の発達 ………………43
 1　人の運動の特徴，直立二足歩行 ……43
 2　環境に適応するための運動 …………43
 3　運動発達の原則 ………………………44
 4　筋の機能からみた運動発達 …………45
C　発達期ごとの運動発達 ……………………46
 1　新生児期 ………………………………47
 2　1〜2か月 ……………………………55
 3　3〜4か月 ……………………………61
 4　5〜6か月 ……………………………67
 5　7〜9か月 ……………………………76
 6　10〜12か月 …………………………85
 7　幼児期・学齢期 ………………………92
D　原始反射・立ち直り反応・平衡反応 ……105
 1　反射階層理論とシステム理論 ………105
 2　原始反射とは …………………………105
 3　バランス能力と平衡機能 ……………107
 4　立ち直り反応 …………………………107
 5　平衡反応 ………………………………113
 6　保護伸展反応 …………………………114

3 認知機能の発達　松島佳苗　116

A　認知発達とは ………………………………116
B　知覚の発達 …………………………………116
 1　知覚とは ………………………………116
 2　視知覚（視覚）の発達 ………………117

 3　聴知覚（聴覚）の発達 ………………119
 4　触知覚（触覚）の発達 ………………120
 5　ピアジェの認知発達論における感覚運動期（0〜2歳） ……………………120
C　言語機能の発達 ……………………………123
 1　言語とは ………………………………123
 2　音声の発達 ……………………………125
 3　初期の言語発達 ………………………126
 4　音韻の発達 ……………………………128
 5　文法（統語・形態）に関連した能力の発達 ……………………………………128
 6　ピアジェの認知発達論における前操作期（2〜7歳） ………………………130
D　概念形成（カテゴリー化）の発達 ………131
 1　概念とは ………………………………131
 2　カテゴリー化の発達 …………………131
 3　概念形成の発達 ………………………133
 4　ピアジェの認知発達論における具体的操作期（7〜11歳） …………………133
E　注意の発達 …………………………………135
 1　注意とは ………………………………135
 2　注意容量（作業記憶）の発達 ………135
 3　注意の持続（持続性注意）の発達 ……136
F　実行機能の発達 ……………………………136
 1　実行機能とは …………………………136
 2　前頭葉機能の発達 ……………………136
 3　問題解決能力の発達 …………………137
 4　ピアジェの認知発達論における形式的操作期（11歳以降） ………………137

4 心理社会的機能の発達　松島佳苗　141

A　情動の発達 …………………………………141
 1　情動とは ………………………………141
 2　情動発達の理論モデル ………………141
 3　情動と共感 ……………………………145
 4　情動とアタッチメント ………………150
B　社会的認知の発達 …………………………152
 1　社会的認知とは ………………………152
 2　認知的共感 ……………………………152

3 向社会性（利他性）……………………157
4 情動理解と調整……………………158

5 発達検査 加藤寿宏 163

A 発達検査とは……………………………163
B 発達検査の目的…………………………163
C 発達検査の種類…………………………164
1 発達全般を評価する発達検査………164
2 運動機能を評価する発達検査………166
3 認知機能を評価する発達検査………166
4 その他の発達検査……………………169

4 各発達期の特徴

1 胎生期〜老年期の特徴とは
松島佳苗 170

2 胎生期 儀間裕貴 174

A 胎生期の特徴……………………………174
1 卵体期（細胞期）……………………174
2 胚子期（胎芽期）……………………174
3 胎児期…………………………………178
B 中枢神経系の発達………………………178
C 循環器・呼吸器の発達…………………183
1 循環器…………………………………183
2 呼吸器…………………………………183
D 筋骨格系の発達…………………………184
1 骨格……………………………………184
2 筋………………………………………184
E 感覚機能の発達…………………………186
1 体性感覚………………………………186
2 視覚……………………………………186
3 聴覚……………………………………187
4 前庭（平衡）感覚……………………187
F 運動機能の発達…………………………187
1 自発運動………………………………187
2 胎児行動………………………………187

G 睡眠の発達………………………………188

3 乳児期 松島佳苗 190

A 乳児期とは………………………………190
B 乳児期の日常生活活動…………………190
1 睡眠……………………………………190
2 食事……………………………………191
3 排泄……………………………………194
4 更衣……………………………………194
C 乳児期の遊び……………………………195
1 遊びとは………………………………196
2 乳児期における遊びの発達的意義……198
3 乳児期の遊びの特徴…………………198

4 幼児期（前期：1〜3歳） 松島佳苗 202

A 幼児期（前期）とは……………………202
B 幼児期（前期）の日常生活活動………203
1 睡眠……………………………………203
2 食事……………………………………203
3 排泄……………………………………206
4 更衣……………………………………207
5 整容……………………………………209
C 幼児期（前期）の遊び…………………209
1 幼児期（前期）における遊びの発達的意
義………………………………………210
2 幼児期（前期）の遊びの特徴………210

5 幼児期（後期：3〜5歳） 松島佳苗 216

A 幼児期（後期）とは……………………216
B 幼児期（後期）の日常生活活動………217
1 睡眠……………………………………217
2 食事……………………………………217
3 排泄……………………………………219
4 更衣……………………………………219
5 整容……………………………………220
C 幼児期（後期）の遊び…………………221
1 幼児期（後期）における遊びの発達的意
義………………………………………221
2 幼児期（後期）の遊びの特徴………222

6 学齢期（前期：6～8歳，後期：9～15歳）松島佳苗　228

A 学齢期とは·····228
B 学齢期の日常生活活動·····229
 1 睡眠·····229
 2 食事・排泄・更衣・整容·····229
C 学齢期の遊び·····230
 1 学齢期における遊びの発達的意義·····231
 2 学齢期の遊びの特徴·····233

7 青年期　田畑阿美　238

A 青年期の特徴と課題·····238
 1 青年期とは·····238
 2 青年期の特徴と発達課題·····239
B 心身機能の発達·····240
 1 身体構造の発達·····240
 2 内分泌学的変化と第二次性徴·····241
 3 性への目覚めと性教育·····242
 4 性の傾向と性自認·····243
C 認知機能の発達·····245
 1 脳の構造と機能の発達·····245
 2 知能・認知機能の発達·····246
D 心理社会的発達·····247
 1 青年期の心理社会的危機·····247
 2 対人関係の発達と親密性の獲得·····248
 3 職業選択·····250
 4 若年者雇用の現状とキャリア教育の推進·····252

8 成人期～老年期　255

A 身体構造の変化·····浅川康吉　255

 1 体格（身長・体重・BMI）·····255
 2 身体組成（骨量・骨密度，体脂肪量，骨格筋量）·····257
B 運動機能の変化·····258
 1 運動機能の基準値·····258
 2 運動機能の性差·····261
 3 運動機能の可塑性·····262
 4 若返る高齢者·····262
C 感覚機能の変化·····263
 1 視覚と聴覚·····263
 2 体性感覚·····263
D 日常生活における機能制限·····265
E 認知機能の変化·····白井はる奈　267
 1 加齢に伴う認知機能の変化·····267
 2 加齢に伴う認知戦略·····267
 3 加齢に伴う言語機能の変化·····267
 4 認知症·····268
F 役割の変化（家族，就労，地域）·····269
 1 役割の多様性·····269
 2 働くことについて·····269
 3 育児について·····269
 4 介護について·····271
 5 地域活動・余暇活動について·····272
G 機能低下/喪失や死に対する受容/適応·····272
 1 成人期～老年期の心の健康·····272
 2 老年期における喪失について·····274
 3 死について·····274
H まとめ·····275

索引·····277

NOTE

第1章　人間発達学総論

1　胎児の母体外生存可能時期（生育限界）
　……………………………………12

2　AGA（appropriate for gestational age）
　児……………………………………14

第2章　発達の基礎理論

3　バルテスのSOC理論………………21

第3章　人間発達とリハビリテーション

4　直立二足歩行の獲得…………………43

5　巧緻運動と微細運動…………………45

6　胸部の拡張と肋間筋…………………48

7　central pattern generator（CPG）………55

8　失立（astasia）期……………………58

9　中心窩………………………………59

10　on elbows（puppy position）…………62

11　肩甲骨・肩関節筋群による体幹の保持…63

12　融像…………………………………65

13　輻輳運動……………………………65

14　手の感覚の発達……………………66

15　不安定な関節構造…………………68

16　骨盤の運動性と安定性……………71

17　四つ這い位になるための下肢の屈曲と
　bottom lifting………………………78

18　座位が可能となる条件……………79

19　骨盤の安定性………………………79

20　姿勢変換と保護伸展反応…………81

21　収縮と関節運動の方向……………83

22　舌の側方運動の見方………………92

23　スキップの開始時期………………97

24　バイオロジカルモーション………118

25　空間認知の発達……………………119

26　感覚モダリティ間での知覚………120

27　内受容感覚の発達…………………121

28　モノの永続性………………………122

29　因果関係の理解……………………123

30　随伴性と意図性……………………124

31　発話能力獲得と視聴覚情報：乳児の視線
　………………………………………126

32　オノマトペと言語学習……………129

33　数の概念……………………………134

34　社会的随伴性と静止顔パラダイム（still-
　face paradigm）……………………144

35　自己認識と自己鏡像認知…………146

36　情動的共感に関連するミラーニューロン
　システムと模倣の発達……………147

37　ストレンジ・シチュエーション…151

38　他者の意図理解と合理的模倣……155

39　表情の認識…………………………159

40　発達スクリーニング検査…………164

41　同時処理，継次処理………………168

第4章　各発達期の特徴

42　赤ちゃんの個性（気質：temperament）
　………………………………………191

43　「もの遊び」のバリエーションの発達的変
　化……………………………………212

44　自己概念・自己理解………………216

45　社会的ルール・社会的規範の獲得…221

46　"ふり"に対する理解………………224

47　社会的責任目標（social responsibility
　goals）………………………………229

48　メタ認知……………………………230

49　勤勉性と有能感……………………233

50　BMI（body mass index）……………257

51　Timed Up and Go test（TUG）………261

52　5回立ち上がりテスト……………261

53　対体重最大酸素摂取量……………262

54　難聴…………………………………263

55　深部感覚と固有受容感覚…………264

付録 Web 動画について

- 本書には，付録の Web 動画と関連する箇所に 🎬 と動画番号を示し，QR コードを付しています．
- Web 動画は，PC，iPad，スマートフォン（iOS，Android）でご覧いただけます．フィーチャーフォンには対応していません．
- 音声はありません．

● 付録 Web 動画へのアクセス方法

- 医学書院 で検索し，医学書院ウェブサイトから，05703 または 人間発達学 第3版 で検索し，書籍紹介画面にある 付録・特典 をクリックしてください．下記 QR コードおよび URL からもアクセスできます．
- ログインのための ID，パスワードは巻頭のシールをはがしてご利用ください．

https://igsmov.igaku-shoin.co.jp/hattatu05703/top

- 動画を再生する際の通信料（パケット通信料）は読者の方のご負担となります．パケット定額サービスなどにご加入されていない場合，多額のパケット通信料を請求されるおそれがありますのでご注意ください．
- 動画は予告なしに変更・修正が行われることがあります．また，予告なしに配信を停止することもありますのでご了承ください．
- 動画は書籍の付録のため，ユーザーサポートの対象外とさせていただいております．ご了承ください．
- 本 Web 付録の利用ライセンスは，本書 1 冊につき 1 つ，個人所有者 1 名に対して与えられるものです．第三者への ID（ユーザー名）とパスワードの提供・開示は固く禁じます．また図書館・図書施設など複数人の利用を前提とする場合には，本 Web 付録を利用することはできません．

動画一覧

3章　人間発達とリハビリテーション

2. 運動機能の発達：新生児期
- 🎬 3-1　writhing movements（➡52頁）
- 🎬 3-2　背臥位の姿勢運動（新生児）（➡53頁）
- 🎬 3-3　座位の姿勢運動（新生児）（➡54頁）

2. 運動機能の発達：1～2か月
- 🎬 3-4　fidgety movements（➡56頁）
- 🎬 3-5　腹臥位の姿勢運動（1か月）（➡57頁）
- 🎬 3-6　腹臥位の姿勢運動（2か月）（➡57頁）
- 🎬 3-7　背臥位の姿勢運動（2か月）（➡57頁）
- 🎬 3-8　対象物を見たときの上肢の運動（➡60頁）

2. 運動機能の発達：3～4か月
- 🎬 3-9　on elbows（puppy position）（➡62頁）
- 🎬 3-10　前腕での支持と押し上げ（➡62頁）
- 🎬 3-11　対象物を見るための頭部の保持（➡62頁）
- 🎬 3-12　上肢・下肢の両側性の屈曲方向への抗重力運動 a（➡63頁）
- 🎬 3-13　上肢・下肢の両側性の屈曲方向への抗重力運動 b（➡63頁）
- 🎬 3-14　サポートがある状態での立位での体重支持（➡64頁）
- 🎬 3-15　ハンドリガード（hand regard）（➡64頁）

2. 運動機能の発達：5〜6か月

- 3-16 on hands（➡67頁）
- 3-17 on hands と airplane の往復（➡67頁）
- 3-18 on elbow（➡68頁）
- 3-19 bottom lifting（➡70頁）
- 3-20 上方（抗重力方向）へのリーチ（➡71頁）
- 3-21 寝返り（on elbow から背臥位）（➡72頁）
- 3-22 寝返りのプロセス（➡73頁）
- 3-23 前方での上肢支持による座位（➡74頁）
- 3-24 片手支持の座位でリーチ（➡74頁）
- 3-25 直線的なリーチ（➡74頁）
- 3-26 掌屈を伴う手掌把握（palmar grasp）（➡75頁）
- 3-27 橈側手掌把握（radial palmar grasp）（➡75頁）
- 3-28 2段階の持ち替え（➡75頁）

2. 運動機能の発達：7〜9か月

- 3-29 側臥位での遊び a（➡77頁）
- 3-30 側臥位での遊び b（➡77頁）
- 3-31 ずり這いの始まり（➡78頁）
- 3-32 ずり這い（➡78頁）
- 3-33 ピボットターン（pivot turn）（➡78頁）
- 3-34 on elbows から四つ這い位（➡79頁）
- 3-35 ロッキング（➡79頁）
- 3-36 座位と他の姿勢の変換（➡79頁）
- 3-37 つかまり立ち（➡82頁）
- 3-38 つかまり立ちから後方へ倒れる（➡83頁）
- 3-39 橈側でおもちゃをもちながらの四つ這い移動（➡83頁）
- 3-40 側方つまみ（lateral pinch, side pinch）（➡84頁）
- 3-41 ピアノを叩く遊び（➡85頁）
- 3-42 lip reach（➡85頁）

2. 運動機能の発達：10〜12か月

- 3-43 四つ這い移動（➡86頁）
- 3-44 四つ這いで階段を上がる（➡86頁）
- 3-45 座位の多様性（➡86頁）
- 3-46 片膝立ちからつかまり立ち（➡87頁）
- 3-47 支えなしでの立ち上がり（➡87頁）
- 3-48 つかまり立ちからしゃがみ込み a（➡89頁）
- 3-49 つかまり立ちからしゃがみ込み b（➡89頁）
- 3-50 よじ登り（➡89頁）
- 3-51 歩行の初期（➡90頁）
- 3-52 指腹つまみ（pulp pinch, pincer grasp）（➡91頁）
- 3-53 不十分なスプーン操作と手づかみ食べ（➡91頁）
- 3-54 コップ飲み（➡92頁）

2. 運動機能の発達：幼児期・学齢期

- 3-55 背臥位から立ち上がり（2歳）（➡94頁）
- 3-56 背臥位から立ち上がり（3歳）（➡94頁）
- 3-57 背臥位から立ち上がり（5歳）（➡94頁）
- 3-58 階段昇り（二足一段）（➡94頁）
- 3-59 階段昇り（一足一段，前から）（➡94頁）
- 3-60 階段昇り（一足一段，後ろから）（➡94頁）
- 3-61 片脚立位（2歳）（➡98頁）
- 3-62 片脚立位（4歳）（➡98頁）
- 3-63 片脚立位（5歳）（➡98頁）
- 3-64 スキップ（4歳）（➡99頁）
- 3-65 スキップ（6歳）（➡99頁）
- 3-66 投球動作（3歳）（➡101頁）
- 3-67 投球動作（5歳）（➡101頁）
- 3-68 捕球動作（3歳）（➡102頁）
- 3-69 捕球動作（5歳）（➡102頁）
- 3-70 ボールを蹴る動作（3歳）（➡103頁）
- 3-71 ボールを蹴る動作（5歳）（➡103頁）
- 3-72 手内操作：移動（ビー玉，4歳）（➡104頁）
- 3-73 手内操作：移動（ビー玉，6歳）（➡104頁）
- 3-74 手内操作：移動（硬貨，4歳）（➡104頁）
- 3-75 手内操作：移動（硬貨，6歳）（➡104頁）
- 3-76 手内操作：シフト（鉛筆の位置変え，4歳）（➡104頁）
- 3-77 手内操作：シフト（鉛筆の位置変え，6歳）（➡104頁）
- 3-78 手内操作：単純回転（鉛筆をとる小指側，4歳）（➡104頁）
- 3-79 手内操作：単純回転（鉛筆をとる小指側，6歳）（➡104頁）

▶ 3-80　手内操作：複雑回転(鉛筆をとる母指側，4歳)(➡104頁)

▶ 3-81　手内操作：複雑回転(鉛筆をとる母指側，6歳)(➡104頁)

2. 運動機能の発達：原始反射・反応

▶ 3-82　探索反射(➡108頁)

▶ 3-83　吸啜-嚥下反射(➡108頁)

▶ 3-84　屈筋逃避反射(➡108頁)

▶ 3-85　交差性伸展反射(➡108頁)

▶ 3-86　陽性支持反射(➡108頁)

▶ 3-87　自動歩行(➡108頁)

▶ 3-88　ガラント(Galant)反射(➡108頁)

▶ 3-89　モロー(Moro)反射(➡108頁)

▶ 3-90　固有受容感覚性台乗せ反射(上肢)(➡108頁)

▶ 3-91　固有受容感覚性台乗せ反射(下肢)(➡108頁)

▶ 3-92　非対称性緊張性頸反射(ATNR)(➡108頁)

▶ 3-93　対称性緊張性頸反射(STNR)(➡108頁)

▶ 3-94　緊張性迷路反射(TLR)(➡108頁)

▶ 3-95　手掌把握反射(➡108頁)

▶ 3-96　引き起こし反射(➡108頁)

▶ 3-97　足底把握反射(➡108頁)

▶ 3-98　迷路性立ち直り反応(➡111頁)

▶ 3-99　視覚性立ち直り反応(➡111頁)

▶ 3-100　ランドウ(Landau)反応(➡111頁)

▶ 3-101　体に作用する頸の立ち直り反応(➡111頁)

▶ 3-102　体に作用する体の立ち直り反応(➡111頁)

3. 認知機能の発達

▶ 3-103　第1次循環反応(➡122頁)

▶ 3-104　第2次循環反応(➡122頁)

▶ 3-105　AノットBエラー(➡122頁)

4. 心理社会的機能の発達

▶ 3-106　ルージュテスト(➡146頁)

▶ 3-107　自発的微笑(➡148頁)

4章　各発達期の特徴

3. 乳児期

▶ 4-1　舌の蠕動様運動(前後運動)(➡192頁)

▶ 4-2　食事(スプーンをみて口を開く)(➡192頁)

▶ 4-3　手づかみ食べ(食材を握りこんでしまう)(➡193頁)

▶ 4-4　手づかみ食べ(➡193頁)

▶ 4-5　更衣(他動的に伸展させる)(➡194頁)

4. 幼児期 (前期)

▶ 4-6　連続飲み a(➡205頁)

▶ 4-7　連続飲み b(➡205頁)

▶ 4-8　静的三指握り(static tripod)(➡205頁)

▶ 4-9　動的三指握り(dynamic tripod)(➡205頁)

▶ 4-10　2歳前半の着衣(ズボン)(➡207頁)

▶ 4-11　2歳後半の着衣(かぶりシャツ)(➡209頁)

▶ 4-12　歩行で空間探索(➡210頁)

▶ 4-13　段差を昇り降り(➡210頁)

▶ 4-14　傾斜を昇り降り(➡210頁)

▶ 4-15　つまみ動作a(➡210頁)

▶ 4-16　つまみ動作b(➡210頁)

▶ 4-17　型はめパズルa(➡212頁)

▶ 4-18　型はめパズルb(➡212頁)

▶ 4-19　色や形で物を弁別する(➡211頁)

▶ 4-20　色ごとに分ける遊び(➡211頁)

▶ 4-21　野菜をちぎる(➡211頁)

▶ 4-22　ちぎる遊び(➡211頁)

5. 幼児期 (後期)

▶ 4-23　箸操作(すくう)(➡217頁)

▶ 4-24　箸操作(はさむ，4歳)(➡218頁)

▶ 4-25　箸操作(はさむ，6歳)(➡218頁)

▶ 4-26　ハサミ(未習熟)a(➡225頁)

▶ 4-27　ハサミ(未習熟)b(➡225頁)

▶ 4-28　ハサミ(習熟)(➡225頁)

▶ 4-29　塗り絵(4歳)(➡226頁)

▶ 4-30　描画(4歳)(➡226頁)

▶ 4-31　塗り絵・描画(6歳)(➡226頁)

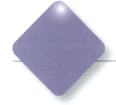

総論

第1章

人間発達学総論

学習目標
- 学問としての人間発達学の特徴を説明できる.
- 理学療法・作業療法に必要な人間発達の知識について説明できる.
- 発達・成長・成熟について説明できる.
- 遺伝説（生得説）と環境説（経験説）の違いについて説明できる.
- 発達の敏感期について説明できる.
- 発達区分について説明できる.
- 早産と低出生体重について説明できる.

A 人間発達学とは

　理学療法士・作業療法士の養成校は文部科学省・厚生労働省が定める「理学療法士作業療法士学校養成施設指定規則」（以下，指定規則）に基づき教育がなされる．指定規則は，基礎分野，専門基礎分野，専門分野に分かれ，人間発達学は専門基礎分野の「人体の構造と機能及び心身の発達」に含まれる科目である.

　人の発達を学ぶ学問として，よく知られているものは発達心理学であろう．発達心理学は，人の発達のメカニズムを明らかにし，その説明を行う理論的な性格だけでなく，保育・教育などの実践と密接に関係している学問である.

　人間発達学も発達心理学と同様に人の発達のメカニズムを学ぶというだけでなく，リハビリテーションの実践と密接に関係している．しかし，発達心理学ではなく「人間発達学」として学ぶ理由は，理学療法士・作業療法士に必要な人の発達に関する知識が，心理や教育，保育とは異なる以下の側面をもつからであろう.

1 医学を基盤とした人間の発達

　理学療法・作業療法は医学を基盤とした学問である．そのため，人の発達も解剖学，生理学，運動学，小児科学，老年科学，精神医学など医学の視点に基づき考えなければならない．指定規則において基礎医学と同じ専門基礎分野に含まれていることからも，一般教養としての位置づけではなく医学を基盤とした学問であることがわかる.

　たとえば，理学療法・作業療法の対象となる子どものなかには，早産により身体の構造や機能が十分に発達しない状態で誕生した子どもも多い．そのため，脳や筋肉，臓器が胎生期にどのように発生し発達していくのかを知るための人体発生学を理解することが不可欠となる.

　また，成人期に，脳，脊髄，関節，筋肉の疾患や障害を生じた人の場合，その疾患や障害を医学的側面から理解したうえで，生涯発達にどのような影響を及ぼすかを考えたリハビリテーションを実践しなければならない．さらに，老年期では，さまざまな機能の低下により生活に障害が生じる．加齢に伴い，身体や精神にどのような変化が生じるのかを知る必要がある.

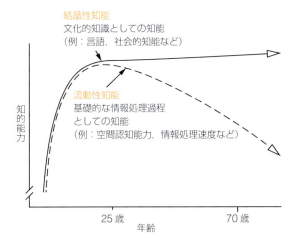

▶図1-1 年齢による知能の変化

2 生涯発達の視点

人の発達は，心身機能の発達が著しい誕生から青年期までが中心であり，20〜30歳の最盛期に達したあとは，衰退すると考えられてきた．そのため，発達心理学では乳幼児期，児童期，青年期を中心とし，さまざまな機能低下や喪失が起こる老年期は注目の対象となることは少なかった．しかし，空間認知能力，情報処理速度などの流動性知能やワーキングメモリは加齢に伴い低下するが，言語理解能力のような，経験や知識に結びつけて判断する結晶性知能は，比較的高齢まで維持される（▶図1-1，➡268頁表4-27参照）．このような経験による知は，円熟，老練，叡智といわれ，老いによって生み出される価値であり，社会に貢献することができるものである．

バルテス[1]は，「人の発達は生涯にわたる過程であり，人の心身の諸機能は成長したあとに老化するのではなく，成長（獲得）と老化（喪失）は出生と同時に進行している」とする生涯発達の考えを述べている．加齢につれて，獲得よりも喪失の割合が相対的に大きくなっていくが，大人になっても発達し続けるという考えである（➡20頁参照）．これは，理学療法士・作業療法士にとっ

て非常に重要な視点である．理学療法士・作業療法士は乳児期から老年期までさまざまな年齢の人を対象とする．そのため，人間発達学は誕生から老年期に至るまでの変化を網羅する必要がある．

障害や加齢に伴う心身機能の低下については，神経内科学，老年医学など，これから多くの科目で学ぶであろう．しかし，理学療法・作業療法では，その人の障害の面（問題点）のみでなく利点をとらえることも重要である．生涯発達は，獲得のみでなくさまざまな喪失もありながら，全体としてみれば発達していくという肯定的な考え方でもある．

3 発達が生ずる場としての環境

発達は，個人の生物学的な変化のみでなく，個人が生活する家庭や学校，職場といった環境から受ける影響にも目を向けなければならない．リハビリテーションの対象となる個人に対して治療・支援を行うことはもちろんであるが，生活する環境を調整することで発達を促進できることや，障害がありながらも，その人らしい生活を送ることができる，という視点は非常に重要である．個人を取り巻く社会的環境が発達へ与える影響を仮定した理論としてブロンフェンブレンナーの生態学的システム理論がある（➡36頁参照）．

4 縦と横の関係 （▶図1-2）

理学療法士・作業療法士が人の発達を学ぶとき，運動機能，認知機能（，言語機能）などの機能ごとに分けて理解していくことが多い．粗大運動発達を例にあげると，定頸（首がすわる）は3か月，寝返りは6か月，歩行は1歳というように，ある時期に可能となる代表的な運動を時系列に従って理解するものである（縦の関係）．

また，6か月の発達，3歳の発達，学齢期の発達のように，各年齢や時期ごとにさまざまな機能の発達を理解することもある（横の関係）．どち

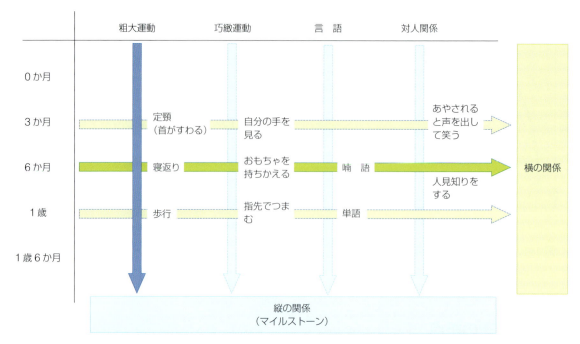

▶図1-2 発達の縦と横の関係

らの学び方をするかは，人によって異なるかもしれないが，理学療法士・作業療法士は両方の関係性を理解しなければならない．

たとえば，1歳6か月で，つかまり立ちはできるが歩行が難しい児のリハビリテーションを考える際に，運動機能の発達を知っておくことで，現在の運動発達が定型発達児と比較してどの程度の遅滞があるのかを知ることや，治療目標となる運動機能を選択することが可能となる．

しかし，主訴が運動の遅滞であったとしても，発達全般に目を向けなければならない．特に作業療法士は，運動機能，認知機能といった単一の機能に注目するのではなく，身辺処理や遊びといった，各機能が総合的に関連する活動に着目をした治療・支援を行う．そのため，特定の機能だけでなく，対象児の年齢で可能となるさまざまな機能の発達とその関係を理解する必要がある．

5 マイルストーンを理解する

発達を理解する際に重要なものとして，マイルストーンがある．**マイルストーン**は，ある月齢や年齢を代表する人（定型発達児・者）の多くが，そのときに可能となる代表的な運動や出来事を時系列に従って示しているものである．定頸は3か月，歩行は1歳（運動機能），喃語は6か月，単語（パパ，マンマなど）は1歳，二語文（ワンワンいた）は2歳（言語機能）といった，それぞれの機能を時系列で示す縦の関係がマイルストーンにあたる（▶図1-2）．可能となる時期を過ぎてもその運動や出来事ができない場合に発達の遅滞を疑う．

しかしながら，理学療法士・作業療法士は，リハビリテーションの目標が生活・社会参加であることから，運動機能に関するマイルストーンのみを知っても適切な治療，支援にはつながらない．たとえば，歩行が獲得できたとしても，路面の状

態や交通状況の判断など認知機能が十分でなければ，生活・社会参加に使用できるとはいえない．運動機能，認知機能，心理社会的機能などさまざまな機能のマイルストーンを知る必要がある．

6 発達のメカニズムを理解する

マイルストーンは発達の遅滞や逸脱を早期に発見するために不可欠な知識であり，理学療法士・作業療法士が最初に学ぶべきものである．しかし，理学療法士・作業療法士の主な役割は，発達の遅滞や逸脱の早期発見ではなく，リハビリテーションによる発達の促進である．そのためには，発達のメカニズムを理解することが不可欠である．

つかまり立ちはできるが歩行が難しいAくんに対し，歩行獲得を目標とした理学療法を考えてみよう．つかまり立ちは10か月，歩行は1歳というマイルストーンを知っていれば，適切な理学療法はできるのであろうか？ マイルストーンに基づく知識のみで行うことができる理学療法は，繰り返し歩くというプログラムのみであろう．これは，適切な理学療法といえるのであろうか？

ひらがなは読めるが，書くことが難しい小学校2年生のBくんについても考えてみよう．多くの子どもは，小学校入学前にはひらがなを読み，小学校1年生前半でひらがなを書けるようになる．このことを知っていれば，Bくんは書くことについて1年程度の遅れがあることはわかる．しかし，Aくんの歩行と同様に，ここから考えられる作業療法は，Bくんが書くことが難しい文字を繰り返し練習するというプログラムのみであろう．これは，適切な作業療法といえるのであろうか？

理学療法士・作業療法士は「つかまり立ちから歩行」，「ひらがなを読むことから書くこと」までの間に子どものどのような機能が発達・変化しているのかを知ること，つまりマイルストーン到達のための発達のメカニズムを知ることが重要である．

このような発達メカニズムを知ることは，子どもだけでなく，成人のリハビリテーションにも役立つ．発症後まもない急性期の脳梗塞により，右半身に運動麻痺がある成人の作業療法を考えてみよう．ベッドで臥床している状態からどのように座位姿勢や手の機能を回復させていけばよいのであろうか．この際にも，発達の知識が役立つ．子どもが運動機能を獲得する発達のプロセスは，非常に効率がよい学習方法である．そのため，病気や障害により運動機能を再獲得する際にも，発達のプロセスを踏まえることで，適切で効率のよいリハビリテーションを行うことが可能となる．発達のプロセスを踏まえることは，運動機能のみでなく認知機能やその他の機能においても重要である．

7 運動発達を軸として発達を学ぶ

人間発達学ではさまざまな機能の発達を学ぶが，各機能は単独で発達をするものではなく，互いに関連しながら発達していく．運動機能と認知機能は独立した機能のように思えるが，密接に関連している．

生まれながらに重度の運動障害がある子どもは，自由に手を使ったり，移動したりすることが難しい．環境とのかかわりは身体運動が不可欠となるため，興味がある物を見つけても，自分で取りに行くために移動し，触り，その物へのかかわりを繰り返すということが極端に制限される．このことが，認知機能の発達にも大きな影響を与える．神経科学においても近年，「**身体化による認知（身体化された認知）（embodied cognition）**」に代表されるように，認知の発達は見ることや聞くことのみではなく，身体と切り離せないものとして考えられるようになってきている．

▶**図1-3**は3歳の子どもが廃材を使って遊んでいる場面である．廃材の長さを競い合っているが，短い棒をもっている子どもは，自分のほうが長いと思っており，重ねてみたり，振ってみた

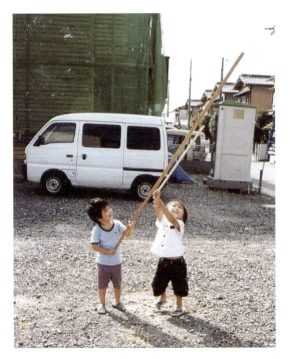

▶図1-3　長さを比べる3歳児
子どもはさまざまな身体による感覚運動経験をとおし，長さという抽象的な概念を学ぶ．

り，棒の上を歩いたりさまざまなことを試していた．大人が見れば一目でわかることでも，子どもはさまざまな身体による感覚運動経験をとおし，「長さ」という抽象的な概念を学んでいく．

　人間発達学を学ぶ際に，どのような機能を軸として学んでいくのかは，専門職によって異なるであろう．理学療法士は運動発達が軸になる．作業療法士は，身体の障害のみでなく精神の障害，認知機能の障害，社会性の障害などさまざまな障害を対象とする．そのため，軸を定めにくいかもしれないが，発達の変化（特に発達初期）が目に見えやすく，早期に発達していく運動発達を軸としてとらえることを勧める．

B 発達とは何か

1 発達の定義

　発達（development）の定義はさまざまなものがあるが，ここでは「人間の誕生（受精）から死に至るまでの心身の変化」とする．

　発達と類似する概念としては「成長（growth）」「成熟（maturation）」がある．心理学では比較的測定可能な量的変化を強調するときに成長，質的変化に成熟という用語を用いることが多い．成長の代表的なものが身長や体重であり，長さ，重さといった単一の尺度で測定することができる．成熟は構造や機能において種として期待される安定した構造や機能の状態となること，あるいはそのプロセスであり，代表的なものとして「生殖機能の成熟」がある．

　発達は量的変化と質的変化の両方を含んだものであるが，より質的変化に重きをおいている．子どもの運動発達を考えると，身長や体重の増加といった，骨の長さや筋肉量が増えるだけでなく，定頸，寝返り，座位，つかまり立ち，歩行といった運動の変化がある．これは，人の種として期待される運動機能である二足歩行に向けて，質的に運動が変化していくプロセスである．しかし，この変化は，骨や筋肉の増加なしでは起こりえない．

　言語の発達はどうであろうか．子どもが話すことばの数（語彙数）は年齢とともに増加するため，量的変化としてとらえることができる．しかし，語彙数が増えたとしても言語の発達のすべてを網羅しているとはいえない．ことばはコミュニケーションや思考の手段として重要であるが，そのためには文法の理解や，どのような場面でどのようなことばを使用するのかといった質的な変化が必要となる．このように考えると，発達は成長と成熟の両方を含むものであることがわかる．

2 発達に影響を及ぼす要因

　発達に関する論点として，遺伝によるものなのか，環境によるものなのかがある．さまざまな機能の獲得，およびその機能の発達時期と過程は遺伝や生物学的要因で決定されるのか，あるいは，育つ環境や教育で決定されるのかという問題である．かつては，「遺伝（生まれ）か環境（育ち）か」といった二項対立的な議論であったが，現在では「遺伝も環境も」という，どちらからも影響を受けるという考えが一般的となっている．

a 遺伝説（生得説）

　発達を意味する英語「development」は「dis-」（分離）と「velop」（包む）に由来し，包まれているものを解くという意味がある．その意味に従えば，発達は生得的にもっていたものを，時間とともに外に表出していくということであり，発達は遺伝によって決まることになる．

　遺伝説は，発達は遺伝を基盤とした生物学的な要因が重要であるという説である．このなかには，**ゲゼル**らの**成熟・レディネスの概念**やチョムスキーの**生成文法理論**（theory of generative grammar）などがある．

　ここでは，ゲゼルらの運動発達に関する研究を紹介する．ゲゼルら[2]は，一卵性双生児の乳幼児を対象に，階段昇りの訓練を行った．一人は生後46週から，もう一人は生後53週から訓練を行った．生後53週目の時点では，46週から訓練を行った児が階段を早く昇ることができたが，53週から訓練を受けた児もできるようになり，二人の間に差はみられないという結果となった．

　つまり，ある程度，神経系が成熟したあとに訓練をしたほうが，先に始めた児に比べて訓練の時間が短かった．この結果から，ゲゼルは，生物学的な成熟のうえで適切な教育や訓練を行うことが重要であることを主張し，効果的に教育や訓練を行うために必要な生物学的成熟のことを**レディネ**

ス（readiness）とした．

b 環境説（経験説）

　環境説は，人間の発達は，後天的な経験・教育などの環境によって決まるという「育ち」の影響を強くとる立場である．環境説で有名なワトソンは「自分に12人の子どもを預けてくれるならば，子どもの祖先がどのような人であろうと，どんな職業にでもしてみせる」と話した．

　ワトソンら[3]は，環境説を証明するために，学習が行動の発達と変容において重要であると考え，古典的条件づけ学習を用いた実験を生後9か月の子ども1名に行っている．この実験は「アルバート坊やの恐怖条件づけ」として有名である．

　これは，白いねずみを怖がらない子どもに，子どもが白いねずみを触った際に大きな音を聞かせることを続けた結果，白いネズミを見るだけで泣き出すだけでなく，ほかの毛でふわふわしているもの（ウサギのぬいぐるみ，毛皮のコート，ひげの生えたサンタクロースのお面）さえ怖がるようになったという実験である．倫理的に重大な問題のある研究ではあるが，当時は人にも条件づけできることを発見した研究として高く評価された．

　条件づけをもとにした学習理論は，バンデューラを代表とする人の発達を社会的学習の過程としてとらえる**社会的学習理論**（social learning theory）へと発展した．バンデューラ[4]は，モデルとなる他者の行動とその結果を観察するだけで，観察者がモデルの行動を模倣する観察学習を明らかにした．これは，環境が学習に大きな影響を及ぼすことを示した研究であった．

c 遺伝も環境も

　これらの二項対立的な議論を経て，遺伝，環境のどちらか一つを原因とするのではなく，遺伝と環境のどちらも両方が人の発達に影響すると考えられるようになった．

（1）輻輳説

　シュテルンによる**輻輳説**は，遺伝要因と環境要

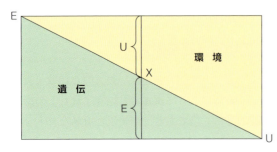

▶図1-4 ルクセンブルガーの図式（岡田版）
ある機能（X）をとり上げた場合，遺伝によって説明できる部分（"E"に相当する長さ）と環境によって説明できる部分（"U"に相当する長さ）に分けられるということを示している．図では機能（X）は遺伝（E）と環境（U）が半々ずつ影響を及ぼしていることになる．もっと左にある機能であれば，遺伝の影響が大きく，逆にもっと右にある機能であれば環境の影響が大きい．

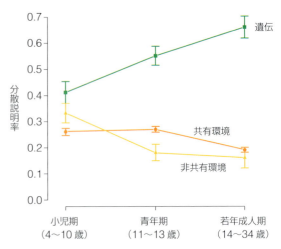

▶図1-5 小児期から成人期にかけて知能に及ぼす遺伝の影響

因が加算的に影響するという考えである．輻輳説では遺伝と環境は独立しており，2つが互いに影響を与えることは想定していない．

輻輳説を図式化したのがルクセンブルガーである．どのような機能も遺伝と環境の両方の影響を受け，遺伝と環境は加算的関係にあるが，遺伝の影響を大きく受ける機能と環境の影響を大きく受ける機能があるという考えである．ルクセンブルガーの図式はもともと，精神病が遺伝病であるか否かを論じるための図として使用されたものであるが，現在わが国では岡田により修正された図が人間発達全般の説明に使用されている（▶図1-4）．

この図は，ある機能の遺伝と環境の寄与率を表しているが，この寄与率を算出するための研究として双生児研究がある．一卵性双生児（100％遺伝子共有）と二卵性双生児（50％遺伝子共有）の類似性を統計的に比較することで，①遺伝，②共有環境（同じ家族で育った影響），③非共有環境〔同じ環境で育ちながらも，個人固有の環境（友人関係など）〕の3つの影響の大きさを推定するものである．双生児研究からタークハイマー[5]は，行動遺伝学の3原則を述べている．

①すべての人間の行動特性は遺伝する（遺伝の影響の普遍性）．

②同じ家族で育ったことの影響は，遺伝子の影響よりも小さい（共有環境の希少性）．

③人間の複雑な行動特性の多様性のかなりの部分は，遺伝子や家族の影響では説明できない（非共有環境の優位性）．

遺伝，共有環境，非共有環境が発達に影響を及ぼす割合は，時期により異なるという考えもある．ハワーズ[6]は知能について，4か国11,000組の双子のサンプルにおいて調査したところ，遺伝の影響は小児期（4〜10歳，平均9歳）の41％から青年期（11〜13歳，平均12歳）の55％，そして若年成人期（14〜34歳，平均17歳）の66％へと直線的に増加し，それに対して，環境の影響は共有環境も非共有環境も減少する傾向があることを報告した（▶図1-5）．

(2) 相互作用説

相互作用説は，人の発達は遺伝と環境が相互作用的に影響し合うという考えであり，現在の発達の主流となる考えである．相互作用説の代表として「知識は子どもと環境との相互作用を通じて自ら構築する」とした，**ピアジェ**の**認知発達論**（➡27頁参照）がある．また，**ヴィゴツキー**（➡34頁参照）や**ブロンフェンブレンナー**（➡36頁参照）は，相互作用説のなかでも，教育や社会・文化の

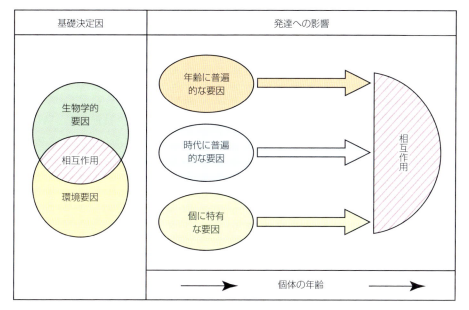

▶図 1-6　発達にかかわる要因
〔Baltes PB, et al：Life-span developmental psychology. Annu Rev Psychol 31：65-110, 1980 より一部改変して転載〕

働きを重視している．

　バルテス[1]は，生涯発達の視点から発達の基盤に生物学的要因（遺伝的要因），環境要因と両者の相互作用があり（基礎決定因），さらに，個人の発達に影響する個人要因として，

①年齢に伴う普遍的な影響：年齢に伴い変化する通常の範囲内での生活環境（家庭，学校，職場など），加齢に伴う体力・体調の変化など
②時代による普遍的な影響：バブル，不況などの経済状況，戦争，文化・時代精神など
③個人に特有な要因による影響：失業，病気や障害，宝くじにあたるなど

の 3 つがあるとし，これらが各年齢によって影響をしながら，生涯にわたって人の発達に影響を及ぼすとした（▶図 1-6）[7]．

d 敏感期と臨界期

　人は生まれてから死ぬまで一生涯発達し続けるが，そのなかでも生後初期の環境から受ける影響は，その後の発達に大きな影響を与える．その理由は，生後初期が**敏感期**（sensitive period）と関連するためである．

　ローレンツは鳥の雛がふ化直後に最初に見た動くものを自分の母親としてあとを追う**刷り込み現象**（刻印づけ，imprinting）を報告した．この現象は，ふ化直後の限られた期間にしか起こらず，その期間が過ぎると，同じ経験をしてもあとを追うという行動はみられない．このような，ある発達が最も促通される時期を敏感期もしくは感受性期という．

　人の敏感期で，よく知られているものの一つに絶対音感や外国語の習得がある．Baharloo ら[8]は 600 名以上の音楽家のうち，4 歳以前に音楽的訓練を開始した者は 40％が絶対音感を保有していたが，9 歳以降は 3％であったことを報告しており，6 歳までが絶対音感習得の敏感期であるとしている[9]．外国語習得については，1～23 歳までの間に韓国から米国に来た 240 名の韓国人を対象とした研究では，発音，文法ともに米国に来た年齢が高くなるにつれて，英語母語話者とは異なる

傾向（なまりの出現度合いなど）があり，発音では9〜10歳，文法では15〜16歳までが敏感期であることを報告している[10].

敏感期と類似した用語として**臨界期**（critical period）がある．臨界期はその時期を過ぎると，それ以降の機能の獲得が望めない時期であり，前述のローレンツの鳥の刷り込み現象は，臨界期の例として説明されることも多い．

人の発達の場合，乳幼児期（初期）の経験や環境がさまざまな発達において重要なことは広く認識されている．これは，子どものリハビリテーションにおいて早期支援，早期治療が重要であるということにも関連している．しかし，この時期に，適切な環境や経験がなかったとしても，それ以降の獲得がまったく望めないと言い切れるかどうかは疑問である．すなわち，人においては，臨界期よりも条件が緩やかな定義として敏感期を使用するほうがよいとされている．

ⓔ エピジェネティクス

エピジェネティクス（epigenetics）とは，塩基配列の変化を伴わずに遺伝子の働きを制御する仕組みのことである．

生物の設計図である遺伝子は，DNA上のアデニン（A），グアニン（G），シトシン（C），チミン（T）の4つの塩基の並び順（配列）で規定されており，これが遺伝情報である．DNAは，同一の個人であれば，血液細胞，神経細胞，筋細胞などすべての細胞において同じはずである．しかし，実際には異なる機能をもった細胞となる．これは，遺伝情報の必要な部分のみを読み出す，もしくは読まないようにすることを，細胞の種類ごとに行っているからである．これは，DNAの化学修飾（メチル化とヒストン修飾）により制御されており，この遺伝子に加えられた修飾をエピゲノムという．

エピゲノムは，栄養状態や生育環境，生活環境，薬剤や化学物質などの環境の影響も受ける．一卵性双生児の場合，同一の遺伝子をもつにもか

かわらず，性格や知能，病気のなりやすさなどに違いが生じることがある．また，大人になるにつれ，外見も含めその状態に違いが生じることも多い．これも，エピゲノムの状態が，環境などの要因により変化していくためである．

近年では，がん，精神疾患，発達障害などさまざまな疾患にエピジェネティクスの異常がかかわっていることが明らかとなっている．

ⓕ DOHaD 仮説

胎生期や生後直後の発達初期のさまざまな環境因子が，成人になってからの健康や種々の疾病発症リスク，次世代の子どもの健康に影響を及ぼすという概念であり，エピジェネティクスの見地からそのメカニズムの研究が進められている．

DOHaD（developmental origins of health and disease）**仮説**が注目されたのは，第二次世界大戦時のオランダでの飢餓問題に関する疫学調査であり，飢餓を体験した母親から誕生した子どもの多くは低体重であったが，成長後は高頻度で肥満傾向を呈していた．さらに，母親の栄養不足は世代間伝搬し，孫の代にまで伝わっていた．

最近では，母親の栄養状態だけでなく，健康状態，薬剤摂取，ウイルス感染など胎生期から発達初期の環境が，成人期のメタボリックシンドローム，2型糖尿病，虚血性心疾患，精神疾患，発達障害などの発症に影響を及ぼす可能性が指摘されている．

Ⓒ 発達段階と発達区分

❶ 発達の連続性と非連続性

発達による変化のとらえ方は，**連続的**か**非連続的**かに分けられる（➡21頁参照）．

横軸に年齢を，縦軸になんらかの発達の指標をとり，グラフ化すると，発達を連続性としてとら

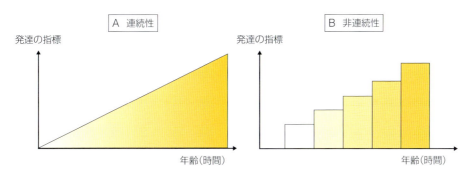

▶図 1-7 発達の連続性と非連続性

▶表 1-1 発達段階の 8 つの区分

胎生期	受精〜出生	胎内にいる期間．受精後 8 週間を胚子期（胎芽期），受精後 9 週から出生までを胎児期という
新生児期	出生〜4 週まで	胎外に適応する期間
乳児期	0〜1 歳	家庭で育てられる期間
幼児期	1〜6 歳	小学校入学までの期間．家庭から保育所・幼稚園へと生活環境が変化する
学齢期	6〜15 歳	義務教育（小学校・中学校）の期間
青年期	15 歳〜20 歳代前半ころ	高校から大学（大学院）までの高等教育の期間
成人期	20 歳代後半〜65 歳まで	独立し社会人として活動する期間，新たな家族をもつ期間
老年期	65 歳〜	退職して亡くなるまでの期間

学童期，児童期は小学校の期間のみ（6〜12 歳）を指す場合が多い．

えた場合は，滑らかな線で描かれ連続的な変化をとる．これは，量的な考え方である（▶図 1-7A）．

一方，非連続的な発達は，発達は急激な変化と安定した時期が交互に繰り返され，段階的に変化をするという考えである（▶図 1-7B）．この発達の変化は，量的なものだけでなく質的変化がみられることが特徴であり，この質的変化は一定の順序がある．これを発達段階という．非連続的な発達においても，突然，質的変化が生じるわけではなく，前の段階を基盤にして変化が生じるため，発達は連続しているという見方もできる．

子どものリハビリテーションにおいては，量的変化と質的変化の両方を考える必要がある．たとえば歩行なら，歩数という量的変化だけでなく，歩行の安定性や効率性といった質的変化や量と質の関連も踏まえ，リハビリテーションを進めなければならない．

2 発達段階

発達段階で有名なものとして，**ピアジェ**の認知発達論や**エリクソン**による心理社会的発達などがある．これらの発達段階については第 2 章で解説する．

3 発達段階と発達区分

生涯にわたる長期の発達過程を整理する際に，**発達段階**を用いて発達を区分する．発達段階は，普遍的なものがあるわけではない．そのため，本書ではリハビリテーションが人の生活を支援するという視点から，生活史により，胎生期，新生児期，乳児期，幼児期，学齢期，青年期，成人期，老年期という 8 つで発達段階を区分する

（▶表 1-1）.

生活史による区分には，就学，就職，結婚，定年などの習慣や社会制度も関連する．学齢期は小学校入学から中学卒業までの義務教育の期間であり，情報を秩序だてて貯蔵し，貯蔵した情報を頭のなかで処理できるなどの認知発達が著しい時期である．成人期は 20～65 歳ころであり，社会に出て生産活動に従事し，結婚をして，子育てを行う時期である．老年期は仕事や子育てから退いた以降の時期である．また，▶表 1-1 の区分以外にも，周産期，思春期，壮年期などの区分もある．

4 リハビリテーションで知っておきたい発達区分

周産期と思春期・若年成人（adolescent and young adults；AYA）世代はリハビリテーションにおいて重要な区分である．

周産期は妊娠 22 週以降から生後 7 日未満の時期をいう．周産期は，母体と胎児が共存する「妊娠」，胎児が母体から産まれて新生児になる「分娩」，母体と新生児が分離した「産褥（産後）」の 3 つの時期がある．周産期は，妊娠の合併症や分娩時の新生児仮死など，母体，胎児，新生児の生命にかかわる事態が発生する可能性が高い期間で

NOTE

❶胎児の母体外生存可能時期（生育限界）

日本において，胎児の母体外生存可能時期（生育限界）は妊娠 22 週以降とされる．受精後 8 週間は胚子期と呼ばれ，この期間に多くの組織や器官が形成される．受精後 3 週の後半には，脳や脊髄などの基となる神経管が形成され，心臓も動き始める．受精後 4～5 週には上下肢が出現し，胚子期の終わりまでに，ヒトとしての基本構造が形成される．受精後 9 週から出生までの胎児期は，胚子期に形成された器官が成熟していく期間である．妊娠 22 週未満の児が子宮外での生存が不可能なのは，生存に必要な器官の成熟がなされる前に出生してしまうからである．

ある（➡NOTE ❶）.

AYA 世代は，がん医療において用いられ，15～39 歳までの人を指す（➡240 頁参照）．この世代はがんの発症率は低いものの，小児に好発するがん（小児がん）と成人に好発するがんの，どちらも発症する可能性がある．そのため，がんが多種多様となり，診断が難しく治療開始までに時間がかかる特徴がある．また，進学，就労，結婚，出産など大きなライフイベントがあるため，ライフステージに応じた個別の支援が必要となる．

5 法律における発達区分に関する用語

日本の法律においても「子ども」「大人」「高齢者」など発達区分と関連する用語が定義されている．同じ用語でも法律により異なる年齢を示すこともあるため，注意が必要である（▶表 1-2）.

D 身体の発達

1 身長と体重（▶図 1-8）[11]

人は受精後，約 38 週間（一般には 40 週で計算されるが，これは最終月経の初日を起点としているためである．月経周期を 28 日とすると月経から 2 週間で排卵するため，受精後を起点とすると 38 週となる）の子宮内生活を経たのち，子宮外での生活を始める．目には見えない受精卵から，誕生時には身長約 50 cm，体重約 3,000 g となる．その後，生後 1 年で身長は約 1.5 倍，体重は約 3 倍となり，12～15 歳ころに身長がピークとなる．

厚生労働省は日本の子どもの身体発育について乳幼児身体発育調査を実施している（▶図 1-9）[12]．母子健康手帳の発育曲線は，この調査結果に基づき（図は平成 22 年実施）作成されている．発育曲線は，3～97％タイル（灰色で

▶表 1-2　法律における発達区分に関する用語

こども基本法	こども	心身の発達の過程にある者
児童福祉法	児童 　乳児 　幼児 　少年	満 18 歳に満たない者 満 1 歳に満たない者 満 1 歳から小学校就学の始期に達するまでの者 小学校就学の始期から満 18 歳に達するまでの者
母子及び父子並びに寡婦福祉法	児童	20 歳に満たない者
労働基準法	年少者	満 18 歳に満たない者
	児童	満 15 歳に達した日以降の 3 月 31 日が終了するまでの児
学校教育法	学齢児童	満 6 歳に達した日の翌日以降における最初の学年の初めから，満 12 歳に達した日の属する学年の終わりまでの者
	学齢生徒	小学校の課程，義務教育学校の前期課程又は特別支援学校の小学部の課程を修了した日の翌日以後における最初の学年の初めから，満 15 歳に達した日の属する学年の終わりまでの者
民法	成年	年齢 18 歳をもって，成年とする
少年法	少年	20 歳に満たない者
母子保健法	乳児	1 歳に満たない者
	幼児	満 1 歳から小学校就学の始期に達するまでの者
	新生児	出生後 28 日を経過しない乳児
子ども・子育て支援法	子ども	18 歳に達する日以降の最初の 3 月 31 日までの間にある者
	小学校就学前子ども	子どものうち小学校就学の始期に達するまでの者
高齢者の医療の確保に関する法律	高齢者 　前期高齢者 　後期高齢者	65 歳以上の者 65～74 歳 75 歳以上
高年齢者等の雇用の安定等に関する法律	高年齢者	55 歳以上
	中高年齢者	45 歳以上

塗られた範囲の下の線が 3％タイル，上の線が 97％タイル）で示されており，この間であれば標準範囲である．たとえば 5 歳の男児の場合，体重は 14～22.5 kg，身長は 99～115 cm が標準範囲となり，個人差がかなりあることがわかる．

2 早産と低出生体重

　周産期医療の進歩に伴い，在胎 37 週未満の早産で誕生した子どもの生存率も上昇しているが，発達の障害や遅滞のリスクは満期産児と比較して高い．小児期のリハビリテーションの対象には，早産で誕生した子どもも多いため，理学療法士・作業療法士は，胎生期の身長，体重の発育も把握しておく必要がある（▶図 1-10，▶図 1-11）.

　胎生期の身長，体重を把握するものとして在胎期間別出生時体格基準値や在胎期間別出生時体格曲線がある（▶図 1-12）[13].

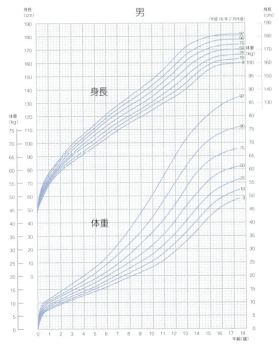
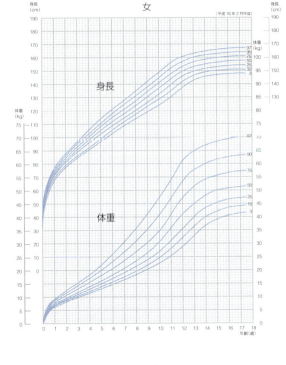

▶図1-8　身長と体重の成長曲線
〔厚生労働省：成長曲線を描いてみましょう．2004より転載〕

NOTE

2 AGA（appropriate for gestational age）児

在胎期間別出生時体格基準値で出生時の体重・身長が10％タイル以上，90％タイル未満の児をいう．また出生時の体重・身長が90％タイル以上の児をLGA（large for gestational age）児という．

誕生の時期が早いほど，また出生体重が小さいほど発達上のリスクは高いといわれている．たとえば，自閉スペクトラム症は，2,500 g 未満で2.3倍，33週未満で1.9倍，満期産児と比較してリスクがあることが報告されている[14]．

在胎期間別出生時体格基準値で出生時の体重・身長が10％タイル未満の児はSGA（small for gestational age）児といわれている．SGA児は，子宮内でなんらかの要因で発育が抑制され，在胎期間に比して体格が小さい状態で出生した児であるため，発達のリスクはより高い（➡NOTE 2）．

3 身体の割合 （▶図1-13）

新生児の身体を拡大しても成人と同じ身体の割合にはならない．これは，高等哺乳類においては非常に特殊なことであり，類人猿のチンパンジーやゴリラは誕生時にすでに成人に近い身体の割合となっている．

身体の割合のなかでも，新生児は成人と比較し頭が大きいことはよく知られているが，上肢や下肢の割合も成人とは異なる．そのため，年齢に伴い身体の各部位は異なる割合で成長する．成人は新生児と比較し，身体の各部の長さは，頭部で2倍，体幹で2.7倍，上肢で3.3倍，下肢で4倍となる[15]．

新生児の身体の割合や身体の形態に関する特徴は運動発達と関連するため，第3章（➡47頁参照）で解説する．

D 身体の発達 15

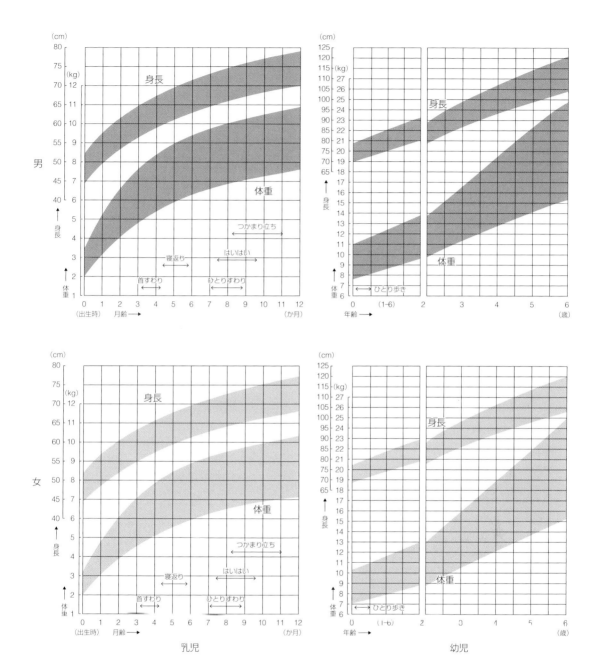

▶図1-9 乳児・幼児の発育曲線
帯のなかには，各月・年齢の94%の子どもの値が入る．
〔こども家庭庁：母子健康手帳—省令様式，2024より転載〕

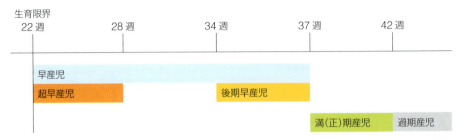

▶図 1-10　在胎期間による新生児の分類

早産児：在胎37週未満で誕生した児（超早産児：在胎28週未満で誕生した児，後期早産児：在胎34週以上37週未満で誕生した児），満（正）期産児：在胎37週以上42週未満で誕生した児，過期産児：在胎42週以上で誕生した児

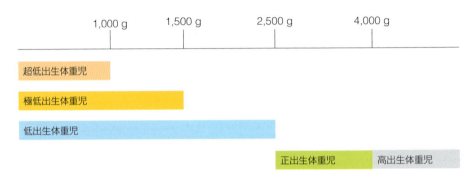

▶図 1-11　出生体重による新生児の分類

低出生体重児：2,500 g 未満（極低出生体重児：1,500 g 未満，超低出生体重児：1,000 g 未満），正出生体重児：2,500 g 以上 4,000 g 未満，高出生体重児：4,000 g 以上

● 引用文献

1) Baltes P：Theoretical propositions of life-span developmental psychology：On the dynamics between growth and decline. Dev Psychol 23：611-626, 1987
2) Gesell A, et al：Learning and growth in identical infant twins. Genet Psychol Monogr 6：1-123, 1929
3) Watson JB, et al：Conditioned emotional reactions. J Exp Psychol 3：1-14, 1920
4) Bandura A, et al：Influence of models' reinforcement contingencies on the acquisition of imitative responses. J Pers Soc Psychol 1：589-595, 1965
5) Turkheimer E：Three laws of behavior genetics and what they mean. Curr Dir Psychol Sci 9：160-164, 2000
6) Haworth CMA, et al：The heritability of general cognitive ability increases linearly from childhood to young adulthood. Mol Psychiatry 15：1112-1120, 2010
7) Baltes PB, et al：Life-span developmental psychology. Annu Rev Psychol 31：65-110, 1980
8) Baharloo S, et al：Absolute pitch：An approach for identification of genetic and nongenetic components. Am J Hum Genet 62：224-231, 1998
9) Baharloo S, et al：Familial aggregation of absolute pitch. Am J Hum Genet 67：755-758, 2000
10) Flege JE, et al：Age constraints on second-language acquisition. J Mem Lang 41：78-104, 1999
11) 厚生労働省：成長曲線を描いてみましょう．2004
https://www.mhlw.go.jp/shingi/2004/02/dl/s0219-3b.pdf
12) こども家庭庁：母子健康手帳―省令様式．2024
https://www.cfa.go.jp/policies/boshihoken/techou
13) 板橋家頭夫，他：新しい在胎期間別出生時体格標準値の導入について．日児誌 114：1271-1293, 2010
14) Schendel D, et al：Birth weight and gestational age characteristics of children with autism, including a comparison with other developmental disabilities. Pediatrics 121：1155-1164, 2008
15) アドルフ・ポルトマン（著），高木正孝（訳）：人間はどこまで動物か．p46, 岩波書店，1961

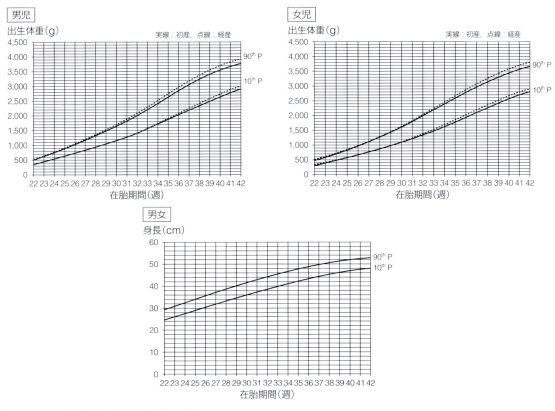

▶図 1-12 在胎期間別出生時体格曲線
th P：％タイル．
〔板橋家頭夫，他：新しい在胎期間別出生時体格標準値の導入について．日児誌 114：1271-1293，2010 より一部改変して転載〕

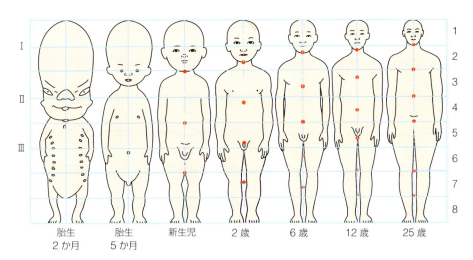

▶図 1-13 成長に伴う身体の割合の変化
〔Jackson, CM., 1929〕

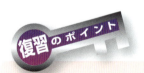

- □ 理学療法・作業療法に必要な発達の知識は，マイルストーンの理解のみでなく，発達のメカニズムを理解しなければならない．この理由について理解する．
- □ 発達の縦と横の関係性の理解が，理学療法・作業療法に必要な知識である理由について理解する．
- □ 発達の定義を説明でき，成長，成熟との相違点・関係性について理解する．
- □ 発達は遺伝と環境の両方の影響を受けるという「輻輳説」と「相互作用説」について理解する．
- □ 発達の敏感期と臨界期の違いを理解する．
- □ 発達段階の8つの区分について理解する．
- □ 周産期，AYA世代について理解する．
- □ 早産と低出生体重の分類について理解する．
- □ AGA児とSGA児について理解する．在胎週数36週，身長40 cm，体重1,500 gで誕生した児は，AGA児，SGA児のどちらであろう？

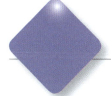

各論

第2章

発達の基礎理論

学習目標
- 生涯発達やライフサイクルの観点から人の発達を理解できる.
- 発達理論の基本的な考え方とその限界について理解できる.
- 発達理論のなかでも発達段階の理論, 関係性の理論, 社会・環境を基盤とする理論について各理論の基本的な特徴を理解できる.

A 発達理論とは

1 生涯発達とは

「発達」と聞くと皆さんは何をイメージするだろうか. 一般的に乳児期から青年期までをイメージする人が多いのではないか. しかし, 発達心理学では, 発達を「誕生または受胎から死に至るまでの心身の変化」と定義している. 青年期や成人期それ以降の心身の変化も発達ととらえられる.

ほかにも発達と聞くと, 「何かをできるようになる」という「獲得」していくことをイメージする人が多いのではないか. ところが人の発達のなかでは, 獲得できなくなることや失うこともみられる[1]. たとえば, 高齢者を考えるとわかりやすいかもしれない. 老年期になると運動機能や認知機能が衰えていく.

この発達の「喪失」は高齢者だけでなく乳児にもみられる. 乳児は生まれた当初はさまざまな言語を聞き分けることができ, 多くの原始的な反応（原始反射など）ができる. しかし, おおむね1歳になるころには, こうした機能や行動は失われていく. これらは母語を「獲得」していくと同時に, 母語以外の言語を聞き分ける能力を「喪失」

することを意味する.

また, 乳児は原始的な反応に突き動かされることなく自律的に反応できることを「獲得」していくと同時に, 原始的な反応を「喪失」するともいえる. このように, 発達には「獲得」という側面だけでなく「喪失」も含まれること, また発達は「獲得」と「喪失」の両方を含むプロセスともいえる.

生涯発達心理学者の**バルテス**（Baltes, P. B.；1939-2006）[2]は, 発達を「獲得」と「喪失」の相互作用としてとらえる考え方を提案した（▶図 2-1）. 乳幼児期や児童期は, まさに発達の「獲得」が多い時期である. 知覚や運動機能だけでなく, 思考力, 記憶力, コミュニケーション力など, たくさんのものを獲得していく. 一方で, 青年期や成人期になると次第に発達の「獲得」よりも「喪失」が相対的に多くを占めるようになる. それでも成人期や老年期になって「獲得」するものがないかというとそういうわけではない.

たとえば, 知能を例にあげよう. 知能は大きく**流動性知能**と**結晶性知能**に大別される. 流動性知能は成人期を境にゆるやかに低下していくが, 結晶性知能はむしろゆるやかに向上していくことが知られている[3]（➡268頁表4-27参照）. また, 老年期にはそれまでの豊かな人生経験による知恵の獲得（叡智）や幸福感や自尊心が高まっていく. こ

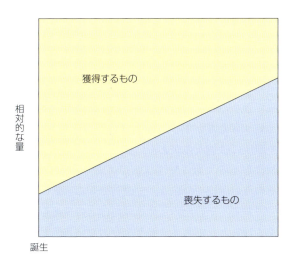

▶図 2-1　発達の獲得と喪失の比率
〔Baltes PB : Theoretical propositions of life-span developmental psychology ; On the dynamics between growth and decline. Developmental psychology 23 : 611-626, 1987 より〕

NOTE

❸ バルテスの SOC 理論

バルテスの SOC 理論（補償を伴う選択的最適化理論）では，高齢者が若いころと同じように目標を掲げることが難しくなり，選択（Selective），最適化（Optimization），補償（Compensation）といった3つの要素を用いて衰え（喪失）にうまく適応していくと考える．たとえば，体力や筋力の衰えにより，それまで楽しんでいた趣味の登山が難しくなりそうなときには，高齢者はなだらかな山に登るようにする（最適化），身体への負担を減らすために杖や膝サポーターを使う（補償），あるいは散歩やゲートボールなど身体機能が低下してもできる活動に切り替える（選択）などして，適応を維持しようとする．

のように人は高齢になると確かに多くの機能が低下していくが，その変化に合わせた工夫をすることで，それまでの状態を維持したり，発達の喪失を最小限にしたりできることが知られている（バルテスの SOC 理論など，➡NOTE ❸）．

❷ 発達の量的変化と質的変化

生涯における発達のプロセスについて代表的に

は2つの考え方がある．

a 発達の量的変化

1つ目は，発達は**連続的**に変化するというとらえ方である．たとえば，子どもは一般的に1歳ころから発語が始まり，5歳までに約2,000語の語彙を獲得していく．ほかには身体の大きさ，知識，記憶容量，といったものの増減が発達の量的な変化に該当するだろう．

b 発達の質的変化

もう1つの発達の側面として，人の発達にはそれまでみられなかった新たな行動パターンが出現するという，**非連続的**で，質的な変化もみられる．たとえば言語発達を考えると，「パパ」「オデカケ」「イナイ」といった発語のある幼児が，発達とともに「パパ"は"オデカケ"で"イナイ」のように文法的な表現がみられるようになる．ここでは獲得している語彙は変わらなくても，文法的に言葉で表現できるようになるという質的な変化がみられる．

このように，非連続で質的に異なる変化をいくつかの段階によって区分し，人の発達をとらえるものを発達段階と呼ぶ．代表的なものに，**フロイトの心理性的発達理論**（➡242頁参照），**エリクソンのライフサイクル論**（➡23頁参照），**ピアジェの認知発達論**（➡27頁参照）などがある．

❸ 発達段階の特徴

発達段階は，理論によって焦点を当てる側面がそれぞれ異なる．ピアジェのように子どもから成人までの認知発達を描こうとした理論もあれば，エリクソンのように発達をライフサイクルと他者や社会との関係で描こうとした理論もある．これらの違いは，各研究者が子どもの発達をどういう点から理解しようとしたか，その観点の違いによる．そのため，人の発達を理解していく場合には，複数の発達理論を活用することが重要になる．

発達段階の考え方には次にあげる共通した2つの大きな前提がある[4].

a 領域一般性と領域固有性

領域一般性とは，ある発達段階に到達すれば，物理的な領域や社会的な領域などのあらゆる領域にかかわる思考や行動が，どの子どもも同じように発達・変化するという前提である.

一方で，領域一般性に対する反論として領域固有性という考え方もある．領域固有性は，たとえば思考や認知はさまざまな領域を超えて適用される一般的な心的構造をもつのではなく，むしろ特定の状況や場面に依存した，領域独自の特徴を有するというものである.

b 発達段階の普遍性

発達段階の普遍性とは，発達段階の順序性は一定であり，どの文化や社会に属する人も同様な変化をたどるという想定である．ピアジェは子どもの認知発達に関して4段階を想定し，ある発達段階にいる子どもはどの領域でも同じように解決するとした.

しかし，同じ課題であっても子どもが生活する文化や生活環境になじみのあるものであるか否かによって，その課題の達成度は異なることが知られている．そのため，発達段階の普遍性については，発達段階がはたして時代や文化，社会を超えて適用できるのか，という指摘もされている．発達段階を想定せずに，むしろ時代や文化が子どもの発達に与える影響を積極的に重視する発達理論もある（ヴィゴツキーなど）.

4 発達課題

発達理論によっては各発達段階に達成するべき発達課題を設定しているものがある．発達課題を初めて提唱したのはハヴィガーストであるといわれている[5]．ハヴィガーストは，健全な発達のためには各発達段階に達成すべき発達課題があると主張した（➡27頁参照）．たとえば，乳幼児期では一人で歩くことや話すことが，児童期では自己概念の形成などが課題としてあげられている.

発達課題では，その段階における発達課題を達成できないと，次の段階での発達に影響を及ぼすという考え方をする．ただし，実際は発達の速度や順序には個人差がある．また，人の発達には柔軟性がある．ある発達課題が達成できなくても，その後の環境や経験などで改善できる可能性が十分にある．そのため，発達課題は人の発達を理解する目安として考え，疑う余地のない基準としてみないことが大切である.

5 発達理論の有用性

本章で紹介する発達理論の多くは20世紀の間に発展したものである．そこから時代の変遷のなかで批判の対象となり，当時の理論に代わる新たな知見が提唱されているものもある．しかし，たとえその後に強い批判があるにしても，現在でも十分に適用できることも支持されている．また，これらの代表的な発達理論に代わるグランド・セオリー（人の発達を全体として説明するような理論）が現在においてみられないのも事実である.

人は一人ひとりがとても個性的で，成長や発達の姿も多様である．当然ではあるが人を独自の個性をもったひとりの人として理解することが重要である．一方で，多くの研究で人の認知，身体，情緒などの発達は一定の典型的な発達段階をたどることが示されている．第1章で紹介された発達の基本原則を心に留めたうえであれば，多くの研究結果も，発達段階や発達理論という観点で人の発達をとらえることに役立つだろう.

B 発達段階の理論—エリクソン, レヴィンソン, ハヴィガースト, ピアジェ

1 エリクソンのライフサイクル論

フロイト（Freud, S.；1856-1939）は, 人が無意識の性的欲動（リビドー）に突き動かされると仮定し, その性的欲動とその性的欲動が集中する身体器官を対応させて, 精神分析的な発達理論を構築した. フロイトはこの理論のなかで, 幼児期の人格形成がその後の人生に大きな影響を与えることを明らかにした.

エリクソン（Erikson, E. H.；1902-1994）は, このフロイトの理論をさらに心理社会的な視点から発展させた. フロイトが心の発達が青年期で完了し, その後は特に目立った発達的変化はおこらないと考えたのに対して, エリクソンは人間の心の発達は生涯を通じて発達・成長していくものであるという展望を示した[6].

エリクソンの理論は, 人は社会的に, また個人的な環境にかかわりながら発達するよう動機づけられている, という前提に基づいている. エリクソンは人の生涯を8つの段階に分けて, 各段階で達成すべき心理社会的な課題とそれに伴う危機を定義し, 人の生涯発達の全体像を理論化している（▶表2-1）[7,8].

発達はそれまで前向きのものとしてとらえられ

▶表2-1 エリクソンの心理社会的発達段階

段階	区分	心理社会的危機	人格的活力	重要な対人関係の範囲	概要
1	乳児期	基本的信頼 対 不信	希望	母親的人物	養育者とのかかわりをとおして信頼感を獲得していくことで, 世界への希望をもつようになる. 信頼できない体験の蓄積で他者や世界への不信を抱く.
2	幼児期前期	自律性 対 恥・疑惑	意思	両親的人物	親からの要求と自分の主張との折り合いをつけながら, 自分の意思をもつようになる. 失敗や過度な親の統制で, 自分への恥の感覚や疑惑の念をもつ.
3	幼児期後期	自主性（自発性） 対 罪悪感	目的感	家族	活発に競争を楽しみ, 挑戦することで自主性が高まる. 一方で失敗の注意や行動の制限を親から受けることで罪悪感が生じる.
4	児童期	勤勉性 対 劣等感	有能感	学校・近隣	学校で学び, ルールを守り, 勤勉に活動することで周囲の評価が得られ, 自分の有能さの感覚をもつ. 一方で自分の能力に失望し, 他者から評価されない場合は劣等感を抱く.
5	青年期	アイデンティティ 対 アイデンティティの拡散	忠誠心	同世代の集団・仲間	「自分とは何か?」という問いに確信をもった答えを見出すことで, 自分が人生において何に力を注げばよいかを見出す.
6	成人期初期	親密性 対 孤立	愛情	友情・恋愛・競争	職場の仲間関係や恋愛・結婚を通じて, 親密な関係性を築く. 一方でそれらの人間関係から距離を置くと, 表面的な付き合いだけの孤立感を抱く.
7	成人期（中年期）	世代継承性（世代性） 対 停滞	世話（ケア）	職場・家庭	部下や子どもなどの次世代を育成し, 自己の成長につながる. 一方でそれがうまくいかない場合に世代を超えた対人関係の停滞, 貧困化が生じる.
8	老年期	人生の統合 対 絶望	知恵	人類・親族	これまでの人生を振り返り, 過去から現在までの経験をまとめ, 受け入れる. 一方で自分の人生に意味を見出せない, 受容できない場合に絶望を感じる.

〔エリク・H・エリクソン（著）, 仁科弥生（訳）：幼児期と社会 1. みすず書房, 1977／エリク・H・エリクソン（著）, 仁科弥生（訳）：幼児期と社会 2. みすず書房, 1980／相馬花恵, 他（編）：発達心理学—こころの展開とその支援. p24, 講談社, 2022 をもとに作成〕

ていたが，エリクソンは退行的方向や病理的な方向をも含めて考えられることを示唆して，これを危機と呼んだ．したがって，**心理社会的危機**とは，成長・成熟の方向と退行的・病理的方向への分かれ道，岐路を意味する．人のアイデンティティや人格はすべての段階をとおして形成されるものであり，発達の一つの段階だけでおこるものではない．各段階の心理社会的課題は，それぞれの前の段階でおこった課題の解決のうえに成立すると考えた．そのため漸成（epigenesis）的発達論とも呼ばれる．

　各段階の心理社会的危機とは，各段階で対立する葛藤状態（第1段階であれば基本的信頼と不信）のことを指す．この葛藤状態としての危機を解決することが発達課題として求められる．ここで重要なのは，葛藤の両側面のバランスをとることである．たとえば，乳児が他者に対して基本的信頼をもつことが望ましいが，他者に対してまったくの不信をもたないことも問題になる．他者や世界への不信をもちつつも，それよりも信頼が上回るというバランスが重要になる．

　このように，心理社会的危機それ自体にも発達上の意義があることに注意しなければならない．子どもがそれぞれの段階に直面し，課題の解決に成功すると，子どもはそれまでに経験したすべての段階とその段階に新たな意味を見出し，結果として心理社会的な強さを得られるとされている．

a 乳児期（基本的信頼 対 不信）

　この時期に最も大きな影響力をもつのは養育者である．生まれたばかりの乳児にとって，この世界を理解することは難しく，混乱のなか，強い不安感のなかで泣いている状態といえる．養育者が乳児の生理的欲求に応じて，不快感や不安感を取り除いてやることで，乳児は快適さで満たされる．その繰り返しのなかで，次第に大人や世界に安心感を得ていく．

　こうした養育者による養育をとおして，乳児には「自分は信頼に値する人間である」「世界は信頼に値するものである」という感覚が育てられていく．これが「**基本的信頼**」である．基本的信頼は，乳児期の重要な発達課題とされ，のちの健康的な人格の基礎となる．逆に，乳児が自分の欲求を外に表現しても，無視されたり，放置されたりすると，いつまでも欲求が満たされず，不安感や恐怖感が大きくなり，基本的信頼を十分に獲得することはできない．

b 幼児期前期（自律性 対 恥・疑惑）

　この時期の子どもは，自分の手足を使って好奇心旺盛に動き回り，積極的な自己主張を始める．しかし，子どもはいつも自分のしたいように欲求が叶うわけではなく，周囲の大人の制止という壁にぶつかる．このときに，子どもは自分の欲求を押しとおして養育者に反抗するか，それとも自分の欲求を抑えて養育者に褒められるのかという選択を迫られることになる．このように反抗するか，欲求を抑えるのかを自分で決めるという感覚が自律性の感覚である．しかし，うまくいかなければ自分に恥を感じ，疑惑の念をもつに至る．

　一般的には，この時期の前半は「自我の始まり」，後半は「第一反抗期」と呼ばれる時期にあたる．養育者にとってストレスフルな時期ではあるが，反抗は子どもの自我の育ちにとって重要な意味をもっている．

c 幼児期後期（自主性 対 罪悪感）

　子どもはそれまで周囲の大人によって守られ，優しいことばや気遣いを投げかけられ思いどおりの行動ができていた．このような生活のなかで，子どもは自分が世界の中心にあり，どのようなことでも可能であるような感覚（万能感）を抱いている．しかし，幼児期はそれまでの何でもしたい放題にできていた時期とは異なり，食事や排泄の練習，約束事など，親からの制止に直面する．こうした親のしつけをとおして自己中心的な万能感は薄れていき，社会のルールや制限，社会性を徐々に受け入れていくことが課題となる．

d 児童期（勤勉性 対 劣等感）

この時期の重要な対人関係は学校や地域社会である．この時期では，活動は単なる遊びを超えて，何かをつくり出す方向に移行していく．やればできるという体験をとおして，勤勉に努力することを獲得する時期である．その一方で，他者と比較して劣等感が生じることもしばしばあり，「自分が何かの役に立つことはない」と思い込み，それが固定化されてしまい，不全感や劣等感にさいなまれる可能性がある．

e 青年期（アイデンティティ 対 アイデンティティの拡散）

人は中学生や高校生になると，「自分はどんな人間なのか」「自分らしさとは何か」と自問自答することになる．この問いに応える形で，この時期はアイデンティティを確立することが重要な課題となる．

アイデンティティとは，「私とは何者か」「私はこういう人間である」「私は人格的に同一の者である」と自分を定義づけることである．青年期以前までは，子どもは周囲の人々の考えや行動の仕方を受け入れ，いわば「あなたはこういう人だ」と定義されてきた．しかし，青年期にはそのような定義から離れて，もう一度，自分自身を再定義することが必要になる．これは独力で行えるものではない．他者や集団によって認められることも必要である．アイデンティティは，過去から現在，そして未来にわたり時間的に連続性や一貫性のあるものとして自己がとらえられ，かつ，他者によって自己の同一性が認知されるかどうかであり，他者や社会的集団のなかで自己が位置づけられなければならない．

しかしながら，「自分とは何か」に対する結論がすぐに出ないこともある．そんなとき，青年は試験的にさまざまな自己のあり方を試す．この場合に，青年は一種の猶予期間である**モラトリアム**（➡248頁参照）の時期を経て，アイデンティティ

の確立を模索することもある．また自分のあり方を見出すことができずに，アイデンティティの拡散という危機状態に陥ることもある．この状態は，①過去から未来へ続く時間的展望が失われ，刹那的・無気力になる，②自意識が過剰になり，誇大な自己や全能な自己を夢みる，③社会の肯定的な価値の選択を拒否して，あえて否定的なアイデンティティを形成する，などがみられる．

f 成人期初期（親密性 対 孤立）

親密性とは，職場の人間関係や男女の出会いにより，特定の相手との間で深く永い親密な関係性を築いていく力や，孤独を癒やす力を意味する．これは多くの人々にとって，家族を形成していく力となる．しかし，それらの親密な人間関係から距離をおけば，表面的な人間関係による孤立感にさいなまれることになる．

g 成人期（中年期）（世代継承性 対 停滞）

世代継承性とは，職場の部下や子どもなど，次の世代を担っていく世代や社会を生み育てることや，社会的に役立つ活動に積極的に打ち込むことである．次世代を育成していくことが自己の成長にもつながる．しかし，それらがうまくいかない場合は，世代を超えた対人関係の停滞や人間関係の貧困化が生じる．

h 老年期（人生の統合 対 絶望）

人生の統合とは，人生をまとめ受容することを意味する．この段階では，これまでの人生を振り返り，過去から現在までの経験をまとめ，受け入れることが課題になる．一方で自分の人生に意味を見出せない，受容できない場合に絶望を感じることになる．

2 レヴィンソンのライフサイクル論

フロイトが人生後半期には人格的発達や変化の

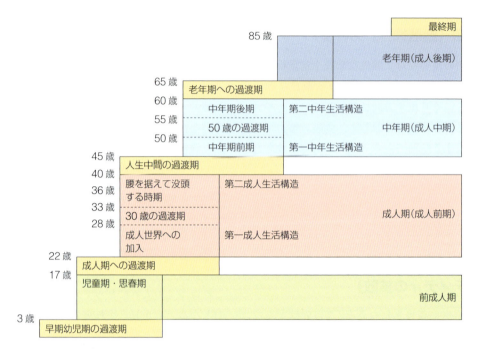

▶図2-2　レヴィンソンによる男性のライフサイクル
〔ダニエル・J・レビンソン（著），南　博（訳）：人生の四季　中年をいかに生きるか．p38，講談社，1980をもとに作成〕

可能性は乏しいと考えたのに対して，近年の成人発達研究は，人生後半期においても積極的な創造性や成人的成熟の可能性を示唆している．

成人発達理論で有名なのは**レヴィンソン**（Levinson, D. J.；1920-1994）のライフサイクル論である．レヴィンソンは，労働者，管理職，生物学者，小説家といった4つの職業群に属する40人の中年男性の個人史を分析し，▶図2-2のような成人期の発達段階説を提唱した[9]．

この理論では，発達的変化の基本を，個人の生活構造（ある時期における個人の生活の基本的パターンないしは設計）の変化であるとした．そして，①個人の生活構造は，成人期に比較的順序正しい段階を経て発達していくこと，②成人期の生活構造の発達は，**安定期**（生活構造が築かれる時期）と**過渡期**（生活構造が変わる時期）が交互にあらわれて進んでいくことを見出した．特に成人期（成人前期）以降には，40〜45歳の人生中間の過渡期と，60〜65歳の老年期への過渡期という2つの大きな転換期が存在するとしている．

中年期の過渡期（50歳の過渡期）は成人期の重要な転換期であり，中年期に顕在化しやすい「若さと老い」「破壊と創造」「男らしさと女らしさ」「愛着と分離」という基本的対立を自分にふさわしい形で解決することが求められる．中年期は，性機能も含めた心身の衰えや外見の変化，以前に比べ活動性や興味が低下することなどで，これまでに築いてきた価値観を変更することを余儀なくされる．また，親の介護や死別，子どもの自立，自身の定年なども経験する．中年期はこれらの経験や変化を受容し自己の内部に統合していくことが課題である．

この理論は，のちに女性を対象とした調査で，女性にも男性と同じような発達段階がみられることが示されている[10]．しかしながら，女性の場合は，結婚や出産などで生活構造が変わりやすい人ほど，過渡期を多く経験することも示されている．とりわけ現代では，以前に比べると成人期の

女性の生き方は多様である．女性が社会で活躍する分野は広がり，結婚年齢は上がり，結婚しない女性が増加するなど，人生の選択肢は確実に増えている．こういった人生の選択は，多くの部分で，個人の主体性に任されるようになったとはいえ，だからこそ，それに伴いレヴィンソンのいう過渡期において葛藤や危機を生じさせやすい．

岡本[11]は現代女性のライフコースを1本の木に見立てて，ライフサイクルの木を提案している．そこでは，学校卒業までは男女で相違はみられないものの，女性の場合は青年期・成人期初期に達して，就職・結婚・出産期を迎えると，多くの枝に分かれていくことが示されている．枝分かれの時期は，個人が人生の重要な意思決定を求められるときであり，それに伴いストレスや危機も生じやすい．たとえば，有職で既婚，子どもをもつ女性は，職業役割と母親役割とを両立するために多大な心身の活力を要し，両者の葛藤に直面しやすい．また，子育て・家庭中心の生き方を選択した女性は，社会に取り残されるという焦燥感に悩みやすい．そして，仕事中心で未婚の女性は，人生の折り返しで，本当に家庭や子どもをもたない人生でよかったのかという問い直しに迫られる．

③ ハヴィガーストの発達理論と発達課題

ハヴィガースト（Havighurst, R. J.; 1900-1991）は，発達課題を「人間が健全で幸福な発達を遂げるために各発達段階で達成しておかなければならない課題であり，次の発達段階にスムーズに移行するためにそれぞれの発達段階で習得しておくべき課題である」とした．ハヴィガーストは人の一生を6段階に分類し，各時期における発達課題を生物学的，心理学的，文化人類学的観点から整理，検討した（▶表2-2）[5]．各発達課題は，大きく3つに分けられる．

身体的成熟を源泉とするもの　幼児期の「歩行の学習」，青年期の「自分の身体の構造を理解し，

身体を有効に使うこと」，中年期の「生理的変化を受け入れ，それに適応すること」などが該当する発達課題である．

社会の文化的圧力を源泉とするもの　児童期の「読み・書き・計算の基礎的能力を発達させること」，壮年初期（成人前期）の「市民的責任を負うこと」などが該当する発達課題である．

個人的価値や動機を源泉とするもの　児童期の「良心・道徳性・価値判断の尺度を発達させること」，壮年初期（成人前期）の「職業に就くこと」などが該当する発達課題である．

ただし，ハヴィガーストは，発達課題はこれらの3つの要素がお互いに作用し合って生じるものと論じており，はっきりと分けられるものではないことに注意が必要である．

特定の発達段階に焦点を当てて論じるのではなく，人の発達の全体像を生涯発達の観点から理論化した点はエリクソンの理論と共通するといえる．一方で，各発達段階で複数の具体的な発達課題を教育と関連づけながら提示していることから，教育や支援などを考えていくうえで参考になる知見であろう．

しかしながら，発達課題によっては，時代，文化，価値観，宗教の違いによってその内容をどう理解するかは異なってくるものと思われる．たとえば，児童期における「男子として，また女子としての社会的役割を学ぶこと」や，青年期における「男性として，また女性としての社会的役割を学ぶこと」などは，時代や文化によって期待される社会的役割は違ってくるだろう．ハヴィガースト自身が，発達課題の配列やその内容は文化によって異なり，個人の文化的価値観によってもそれらは左右されると述べており[12]，現在の日本社会において適用できるかは慎重に吟味する必要がある．

④ ピアジェの認知発達論

ピアジェ（Piaget, J.; 1896-1980）は，現在の

▶表2-2　ハヴィガーストによる生涯をとおしての発達課題

発達段階	時期	発達課題
幼児期 （乳児期を含む）	誕生～6歳	①歩行の学習 ②固形の食物をとることの学習 ③話すことの学習 ④排泄の仕方を学ぶこと ⑤性の相違を知り性に対する慎しみを学ぶこと ⑥生理的安定を得ること ⑦社会や事物についての単純な概念を形成すること ⑧両親や兄弟姉妹や他人と情緒的に結びつくこと ⑨善悪を区別することの学習と良心を発達させること
児童期	6～12歳	①普通の遊戯に必要な身体的技能の学習 ②成長する生活体としての自己に対する健全な態度を養うこと ③友だちと仲よくすること ④男子として，また女子としての社会的役割を学ぶこと ⑤読み・書き・計算の基礎的能力を発達させること ⑥日常生活に必要な概念を発達させること ⑦良心・道徳性・価値判断の尺度を発達させること ⑧人格の独立性を達成すること ⑨社会の諸機関や諸集団に対する社会的態度を発達させること
青年期	12～18歳	①同年齢の男女との洗練された新しい交際を学ぶこと ②男性として，また女性としての社会的役割を学ぶこと ③自分の身体の構造を理解し，身体を有効に使うこと ④両親や他の大人から情緒的に独立すること ⑤経済的な独立について自信をもつこと ⑥職業を選択し準備すること ⑦結婚と家庭生活の準備をすること ⑧市民として必要な知識と態度を発達させること ⑨社会的に責任のある行動を求め，そしてそれをなしとげること ⑩行動の指針としての価値や倫理の体系を学ぶこと
壮年初期 （成人前期）	18～30歳	①配偶者を選ぶこと ②配偶者との生活を学ぶこと ③第一子を家族に加えること ④子どもを育てること ⑤家庭を管理すること ⑥職業に就くこと ⑦市民的責任を負うこと ⑧適した社会集団を見つけること
中年期	30～55歳	①大人としての市民的・社会的責任を達成すること ②一定の経済的生活水準を築き，それを維持すること ③10代の子どもたちが信頼できる幸福な大人になれるよう助けること ④大人の余暇活動を充実すること ⑤自分と配偶者とが人間として結びつくこと ⑥中年期の生理的変化を受け入れ，それに適応すること ⑦年老いた両親に適応すること
老年期	55歳～	①肉体的な力と健康の衰退に適応すること ②引退と収入の減少に適応すること ③配偶者の死に適応すること ④自分の年ごろの人々と明るい親密な関係を結ぶこと ⑤社会的・市民的義務を引き受けること ⑥肉体的な生活を満足におくれるように準備すること

〔R・J・ハヴィガースト（著），荘司雅子（監訳）：人間の発達課題と教育．玉川大学出版部，1995をもとに作成〕

認知発達研究に多大な影響を与えた20世紀の偉大な学者の一人である．ピアジェは，乳幼児は積極的に世界や環境に働きかけ，認識の枠組み（シェマ）を構成していく存在とみなし，論理的思考を発達させる過程を明らかにした[13]．

ピアジェは，人の認知発達には，どの段階やどの時期においても変わらず，適応と体制化の過程から連続的な発達的変化が生じると考えた．その適応過程は，同化と調節という2つの過程から構成されるとした．

a 同化

同化とは，子どもが新しい情報を自分がすでにもっている認識の枠組み（シェマ）に合うように変形させて，取り入れることを指す．よくあるたとえは，子どもが新しい魚を見たときである．ある子どもが魚というシェマをもち，そのシェマの要件が「水中で泳ぐ生物」だったとする．ある日，その子どもが川でそれまでに見たことがないイワナに遭遇したとする．その子どもはその生物が水中で泳いでいることを見て，その生物を魚と理解する（つまりその生物を魚という既存のシェマに取り入れる）．

この同化の過程は，乳児の吸啜反射や手掌把握反射のような感覚運動にもあてはまる．乳児は母親の乳首への吸啜反射を，哺乳瓶や玩具にも適用する．このような行動も自分のもち合わせているシェマに外界の対象を取り込む過程といえる．

b 調節

調節は，子どもが自分の既存の認識の構造を，新しい経験に合わせて変化させていくこと，つまり，シェマ自体を変化させることを指す．先ほどの例では，その子どもが初めてイルカやクジラを知ったとする．水中で泳ぐ生物はすべて魚というシェマをもっている子どもは，イルカやクジラのように水中で泳ぐが魚ではない生物が存在することから，シェマ自体の変更を迫られることになる．こうしてその子どもは「魚は水中で泳ぐ生物」に加えて，「魚は卵を産む」などの要件を加えて，魚に関するシェマ自体を変更していくことになる．

また，乳児の感覚運動の例として，新しい対象を手でつかむ際，それまでのつかみ方を適用できないときに，つかむという行動自体を修正し，新しいつかみ方を試みようとする．

c 適応

同化と調節を繰り返すなかで，子どもは新しい認識を獲得していく．ピアジェは，同化と調節を含めた主体と環境との相互作用の過程を**適応**と呼んだ．そして，この適応と体制化によって子どもの認識は発達していくとされる．

d 体制化

体制化とは，子どもがもつ独立した各シェマがお互いに協応（結びつき）し，機能的にひとつの全体としてまとまりをつくることをいう．このように，シェマそれぞれが協応し，体制化されていくことで，より複雑なシェマが形成されていく．これによって複雑な知識の形成や複雑な行動の産出が可能となる．

e 4つの発達段階

ピアジェは，認知発達には段階発達があることを提唱した．子どもや人の論理的思考は，**感覚運動期，前操作期，具体的操作期，形式的操作期**の4つの質的に異なった構造をもつ段階を経て発達していくという考えである（▶**表2-3**）[13, 14]．ここでいう「操作」は，いわば心的操作であり，実際に手を動かさなくても，情報を区分したり，結合したり，変形したり，もとに戻したりすることを論理的に行う過程を指す．

前操作期は，操作が可能な前段階，具体的操作期は，具体的な事象に関しては操作が可能な段階，形式的操作期は，抽象的な問題や事象に関して操作が可能な段階を表している．

▶表2-3　ピアジェの認知発達段階の概要

段　階	下位段階	年　齢	特　徴
感覚運動期	第1段階 （生得的なシェマの同化と調節）	0～1か月	原始反射と粗雑で協調性のない身体の動きが特徴である．これらの反射や運動のシェマの同化と調節をしていく．自己と外界の現実の区別がない完全な自己中心性の段階．
	第2段階 （第1次循環反応）	1～4か月	原始反射が偶然に組み合わされ新しい反応パターンが形成されていく．たとえば，腕の動きや吸う動作の協調によって，乳児のこぶしが偶然に口に入るなど．
	第3段階 （第2次循環反応）	4～8か月	興味のある外界の変化が反復されるように，新しい反応パターンが意図的に調整され，繰り返される．たとえば，ベッドの柵を蹴っては柵に備え付けてあるメリーを揺らそうと繰り返すなど．
	第4段階 （二次的シェマの協応）	8～12か月	運動面と知覚面で，より複雑に協調された行動パターンがみられるようになる．たとえば，乳児が欲しいおもちゃをつかむために障害物を押しのけたり，親の手を手段として使ったりする．予期的で意図的な行動やモノの永続性が出現する．
	第5段階 （第3次循環反応）	12～18か月	まるで違った結果を観察するかのように，慣れた行動パターンをいろいろと試して，変化を得ようとする．目標に向かって方向性をもった試行錯誤や，目的物に到達するための新しい手段-目的の操作が出現する．
	第6段階 （洞察の始まり）	18～24か月	感覚運動行動パターンの内面化と象徴機能がみられるようになる．外的な試行錯誤ではなく，心のなかでの実験による新しい手段の発明（洞察）がみられる．
前操作期	象徴的思考段階	2～4歳	知覚の恒常性と，絵・言語・夢・象徴的な遊びによる表象の発達がみられる．概念の過剰な般化の試みがみられるようになる．たとえば，自分のペットである犬の名前を，ほかのすべての犬も同じように呼ぶなど．
	直観的思考段階	4～7歳	知覚的な見た目に左右される前論理的推論があらわれる．試行錯誤の結果，一度に1つの要素を考慮した直観的な発見ができることもある．
具体的操作期		7～11歳	論理的で可逆的な思考が特徴である．具体物や自身の経験に基づいてならば，分類や関係の論理を理解し，系列や部分-全体の関係を調整することができる．
形式的操作期		11歳～成人	命題の論理，つまり直接的には一度も経験していない抽象的な事柄について論理的に推論できるのが特徴である．ただし，すべての成人がこの段階に達しているわけではない．

〔J・ピアジェ（著），中垣　啓（訳）：ピアジェに学ぶ認知発達の科学．pp703-732，北大路書房，2007/Pulaski, et al：Understanding Piaget：An introduction to children's cognitive development. HarperCollins, New York, 1980 をもとに作成〕

（1）感覚運動期

　この時期の乳児や幼児は，手で触ったり口に入れたりした感覚や，握る・離すといった運動・動作によって対象を理解しようとする．感覚と運動という枠組み（感覚運動シェマ）を活用して対象を理解しようとしていく．乳児が何でも口にもっていくことや，おもちゃを繰り返し振って遊ぶことは，いわば感覚と運動をとおした操作によって，その対象がどんなものかを実験しながら理解しようとしているといえる．

　感覚と運動を使って試行錯誤をする段階から，次第に見聞きした対象の表象〔ある対象を心のなかに思い浮かべること（➡131頁参照）〕をつくれるようになる．これにより，試行錯誤しなくても，問題を解決したり，対象の表象をつくることでその場で模倣したり（ふり遊びや見立て遊びが一例），一定期間経ったあとに再現したり（延滞模倣）できるようになる．これらはある対象を別のものに置き換えて代替するという象徴機能の発達の芽生えである．

(2) 前操作期 (➡130頁参照)

2〜7, 8歳は，対象を形や長さなどの見た目で判断する段階で，操作ができる前の段階である．対象に直接手を伸ばさなくても，少し遠くから見たり聞いたりして対象の表象をつくり出して理解することができる．2〜4歳は**象徴的思考段階**であり，4〜7歳は**直観的思考段階**に分けられる．これらの時期は表象を用いた思考が始まるが，論理的な操作はまだ難しく，直観的な思考や対象の見かけの印象に思考が左右されるのが特徴である．

①象徴的思考段階

見立て遊びやごっこ遊びが多くみられる時期である．これは外界の事象を，イメージや言語により保持し，活動や思考に利用するようになったことを意味する．この段階の幼児がもつ概念は未熟なもので，**前概念**と呼ばれる．上位概念や下位概念の区別がなかったり，主観的な概念分けがなされたりする．また，この時期は自他の視点の区別がなく自己中心的な思考である．**自己中心性**（➡131頁参照）も特徴である．幼児の自己中心性のあらわれとして，**人工論**（世のなかのものはすべて人がつくったと考える），**アニミズム**〔ものにはすべて生命や心があると考える（➡131頁参照）〕，**実念論**（考えたことや夢で見たことは実在すると考える）などがある．

ピアジェは，こうした思考を，子どもの未熟な思考と考えた．しかし，現在ではこういった子どもの思考は，素朴理論と呼ばれ，子どもなりに周囲の世界や因果関係を，手持ちの知識や枠組みを総動員して理解しようとする，むしろ子どもの有能さを示すものととらえられるようになっている．**素朴理論**とは，子どものもつ知識が断片の寄せ集めではなく，理論と呼べるほどに体制化されている様子のことを指す．学校教育で教わったわけではなく，素朴に子どもがもっているという点が重要である．素朴生物学研究では，アニミズムは誤った認識であったとしても，子ども自身がもつ生物についての一貫した理論に基づいて，生物−無生物の区別をしようとしていることを評価している．

②直観的思考段階

この時期は徐々に世界を概念化し認識していくが，主観的な観点を離れることは難しい．この時期の認知的特徴のひとつとして中心化がある．**中心化**は，ある特徴にのみ注目し，別の特徴を考慮できない子どもの傾向を指す．その例が保存の課題である．たとえば，この時期の子どもは，同じ大きさの2つの容器に入れた同量の水の一方を，より細長い容器に入れると高さが高くなったほうが多いと判断する．これは水量の高さにのみ注目し，ほかの要素を考慮できずに判断がなされるからである．

(3) 具体的操作期 (➡133頁参照)

7, 8〜11, 12歳を具体的操作期と呼ぶ．この時期は具体的な事象なら論理的に判断できる時期である．この時期になると，前操作期でみられた中心化や自己中心性から脱却し（**脱中心化**），保存の課題も可逆的思考によって行えるようになる．つまり，先ほどの水量の例であれば，「同一性（水を増やしたり減らしたりはしていない）」「相補性（水位は高くなったが容器の幅は狭くなった）」「可逆性（もとに戻せば同じになる）」といった論理で思考が可能となる．

このように，前操作期とは異なり，事象の見かけに左右されることなく，具体物や，経験が伴う場合であれば論理的な思考が可能になる．しかしながら，抽象的な事柄を踏まえて論理操作することはこの段階では難しい．

(4) 形式的操作期 (➡137頁参照)

11, 12歳になると，抽象的な事柄も論理立てて思考できるようになる．この段階になると，未知の対象や経験不可能な対象に対して，仮定に基づいた**論理的推論**が行えるようになる．たとえば，物語のような文章や，数式のような記号のみを用いて示された情報に対しても，論理的な思考が可能になる．さらに「もし〜であれば」といった仮定を踏まえた思考も可能となる．

C 関係性の理論—ボウルビィ をはじめとしたアタッチメント理論

1 アタッチメント

　寂しく心細いとき，誰かとくっついていたくなる．こうした情緒的絆を**ボウルビィ**（Bowlby, J.；1907-1990）はアタッチメントと呼んだ[15]．愛着と訳されることも多いが，「愛情」や物への「愛着」と誤解されやすいため，最近ではアタッチメントと呼ばれることが多い．**アタッチメント**とは，幼い子どもが恐怖や不安を感じたときに，親などの特定の対象へと近寄り，"くっつく（attach）"ことで，安心感を得ようとする傾向を指す．いわば一人で抱えきれない不安や恐怖，痛みといった感情を重要な他者と分かち合い，調整することといえる．

　乳児は視線を向ける，泣く，しがみつくなどのアタッチメント行動を示し，養育者はそれに応える形でほほ笑みを返したり，抱き上げたりする．このような子どもと養育者の相互作用のなかで，両者との間に強い情緒的結びつきが形成される．

　ボウルビィは，養育者などのアタッチメントの対象は，子どもが何か危機が生じたときに逃げ込むことのできる安全な避難所（safe haven）として機能すると考えた．また，安心感を取り戻したあとには，アタッチメントの対象は，子どもが外の世界を探索するための安心の基地（secure base）として機能すると仮定した．このように，アタッチメント対象は，物理的な安全だけでなく，情緒的な安心感をもたらし，子どもの自立を支える拠点となる．

2 アタッチメントの早期の発達段階

　ボウルビィは，アタッチメントの形成には4つの発達段階があるとした（▶表2-4）[15, 16]．乳児は，養育者などの特定の対象に対してアタッチメントを形成すると，その対象との近くで外の世界を探索したり，次第に対象を安全基地として利用したりできるようになる．アタッチメントの顕著なあらわれの1つは，7～8か月ころにみられる人見知りである．これは，親や世話をしてくれる身近な人とそうでない人の区別がつき始めたことを示す．

　アタッチメント形成が深まると，対象が必ずしも自分の近くにいなくても安心できるようになる．つまり，それまで物理的に"くっつく"（**物理的近接**）ことでしか安心感を得られなかったのが，子どもは発達するにつれて，そうした現実の近接に頼らなくても，アタッチメント対象との関係に関するイメージや主観的確信をとおして（**表象的近接**），安心感を得ることができるようになる．

3 アタッチメント行動の個人差

　子どものアタッチメントの示し方にも個人差がある．この個人差は，親との分離と再会の場面によって顕著にみられる[15]．

　安定型の子どもは，親から離れるのを嫌がるが，離れるとそのうち落ち着いて活動するようになり，再会の際に喜びを示す．それに対して，**アンビヴァレント型**は，親から離れがたいのは同じだが，再会時に喜びと怒りの両方を示し，一見矛盾した態度を示す．**回避型**の子どもは，親から離れても平気で，再会しても喜ばない．

　また，近年はこの3タイプに分類できないアタッチメントのタイプの存在が指摘され，**無秩序・無方向型**と呼ばれている[17]．このタイプは，

▶表2-4 アタッチメントの発達段階

第1段階 前アタッチメント期	誕生〜生後2,3か月	無差別的にアタッチメント行動を示す段階. 周囲のすべての人に対して, 追視, 笑み, 手を伸ばすといった行動をとる.
第2段階 アタッチメント形成期	2,3か月ころ〜 6か月ころ	身近な養育者に対してアタッチメント行動が多くみられ, アタッチメントの形成が始まる段階. アタッチメント対象とそれ以外の人を区別するようになり, 前者により多くのアタッチメント行動がみられるようになる.
第3段階 明確なアタッチメント期	6か月ころ〜2,3歳	アタッチメント対象とそれ以外の人を明確に区別する段階. アタッチメント対象への接近行動(後追いや出迎えなど)が活発になる一方で, 見知らぬ人からの働きかけには応じず, いわゆる人見知りが多くなる. アタッチメント対象を安全基地として探索行動をとるようになる.
第4段階 目標修正的協調関係期	3歳以降	アタッチメント対象と物理的に離れていても, 必ず戻ってくる, いざとなれば助けてくれる, という確信がもてるようになる段階. 心のなかに生じたアタッチメント対象との絆によって安心して過ごせるようになる. また, アタッチメント対象は自分と分離した存在であると認識し, 対象の目的や行動, 感情をある程度推察して, 自分の行動を調節できるようになる.

〔J・ボウルビィ(著), 黒田実朗, 他(訳):母子関係の理論 I 一愛着行動(改訂新版). 岩崎学術出版, 1991/Ainsworth MDS, et al:Patterns of attachment;A psychological study of the strange situation. Psychology Press, New York, 2015 をもとに作成〕

顔をそむけたままで親へ近づく, 再会のときに親にしがみついたかと思うとすぐに床に倒れ込むような行動をおこすなど, 個々の行動がばらばらであり, あるいは何をしようとするのかその行動の方向性が定まっていないように見える. 無秩序・無方向型は, トラウマをもつ母親や抑うつ傾向の高い母親の子ども, 日ごろから虐待を受けている子どもに多くみられ[18], 将来的に精神医学上の問題を示す子どもが多いということも報告されている[19].

注意が必要なのは, 回避型とアンビヴァレント型は, 安定型に比べると不安定型と分類されるタイプであるが, 養育者に対する行動の一貫性をもち, 無秩序・無方向型とは異なるという点である. また, 安定型を除いたタイプをまとめて不安定型と分類することもあり, これらをいわゆる"愛着障害"と呼ぶ主張もあるが, 本来はいずれのアタッチメントタイプも良い・悪いというものではなく, 乳児は自分の置かれた環境に適応して

いるのであり, 自らにとって適切な行動を選択しているとみなされる.

また, DSM-5-TR などの医学的診断基準で愛着障害に相当する「反応性アタッチメント症」や「脱抑制型対人交流症」は, 不安定型のアタッチメントタイプとは異なる概念・状態像であるため, 混同しないように注意が必要である.

④ 内的作業(ワーキング)モデル

アタッチメントの質は, 乳幼児期に徐々に内在化していき, 人間関係のモデル(内的作業モデル)となり, その後の新たな人間関係の築き方に影響することが知られている.

たとえば, 安定型の子どもは,「自分は他者から愛される存在である」という内容のモデルをつくり上げると, そのモデルを基盤にして, その後の仲間や異性などのさまざまな人間関係を良好な形で築いていく. 逆に, 回避型のように「他者は

自分が近づいていくと離れていくだろう」という内容のモデルをもつ子どもは，他者に近づこうとしないし，他者からの働きかけをあえて拒絶しようとするかもしれない．

このように，乳幼児期の養育者との経験によって世界や他者と自分の関係を心にイメージすることを，**内的ワーキングモデル**という[15]．ただし，子どもと養育者の関係は親から子どもという一方向の影響関係ではない．双方向に影響し合う関係である．子どもの欲求を敏感に察知し応答する親であっても，育てにくい気質の子どもであれば，育てるなかで親が疲弊していき，応答性や敏感性を発揮できなくなり，子ども自身も次第に回避的なアタッチメントタイプに移行していくこともあり得る．関係性の問題であって，子どもと養育者のどちらに非があるというわけではないことに注意が必要である．また，乳幼児期に形成されたアタッチメントは，その後の発達である程度の一貫性が示されているものの，不安定型から安定型に移行するなど，変化することも知られている．

D 社会・環境を基盤とする理論—ヴィゴツキー，ブロンフェンブレンナー

1 ヴィゴツキーの社会的構成主義理論

ヴィゴツキー（Vygotsky, L.；1896-1934）は，子どもの認知発達とは，文化の獲得であり，文化の体現者である大人との協同という社会的な過程をとおして構成されると考えた．周囲の他者や環境の影響はあまり考慮せず，子どもは自力で発達していくというピアジェの発達観とは対照的である．つまり，子どもの周囲の他者が育んできた社会や文化が，子どもの発達に重要な影響を与えるとした．この立場は，社会的構成主義と呼ばれる．ヴィゴツキーは発達の段階説は提唱しなかったが，発達心理学はもちろん，教育心理学や芸術論，障害児教育に至るまで幅広い分野に影響を与える理論を構築した．

ヴィゴツキーは，発達の中心的な構成要素として遊び，特にごっこ遊びに代表されるような虚構場面を伴う遊びに注目した[20]．ヴィゴツキーは，子どもは遊びによって現実の制約から解放され，概念の世界に移行することが可能となり，そのことは認知発達に必要不可欠であるとみなした．ごっこ遊びには，たとえば積木をお菓子とみなすといった見立てがみられる．このとき，子どもは「積木」という事物から離れて，「お菓子」という子ども自身が付与した意味に基づいてふるまうことになる（「積木」をまるで「お菓子」かのように食べるふりをする）．

遊びはこのように事物の制約から子どもを解放させ，意味の世界へ誘うことになる．さらにヴィゴツキーは，遊びをとおして頭のなかで意味を操作すること（積木そのものではなく，お菓子という意味を操作している）は，知的行為（頭のなかでする暗算など）へとつながっていくとヴィゴツキーは考えた．

虚構場面を伴う遊びでは，子どもは自分の衝動を抑えてその遊びのルールに従う必要がある．たとえば，おままごとで母親役をしている子どもが，大人から本物のお菓子を渡されたとする．そのとき，その子どもは母親役として子ども役の別の子どもにお菓子をあげなければいけない．もしも母親としてふるまわずに自分がお菓子を食べれば，そこで遊びは終わってしまう．遊びには頭のなかでの意味操作だけでなく，自分の衝動（お菓子を食べたい）を抑えて遊びのルール（母親として振る舞う）に従うことを求められる．さらに，遊びは想像，回想，道徳，感情など子どもの発達を促すあらゆる要素を含んでいる．ヴィゴツキーはこのような子どもの発達における遊びの役割について，「遊びは発達の最近接領域（後述）を創造する」と述べている．

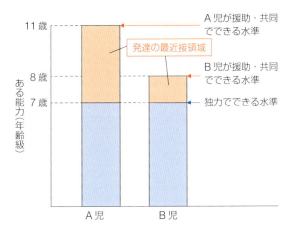

▶図2-3 発達の最近接領域の概要
〔矢野喜夫,他:発達心理学への招待―人間発達の全体像をさぐる.p290,サイエンス社,1990をもとに作成〕

a 発達の最近接領域

ヴィゴツキーは,発達の最近接領域という考えを提案した.子どもには,子どもが独力でできる水準と,大人や仲間からの援助を受けたり,ともに共同したりすることでできる水準があり,**発達の最近接領域**とはその両者の間にある領域を指すものである.子ども単独では解決や達成ができないものでも,大人や仲間といった他者との相互作用で子どもは少し背伸びをして,より能力を発揮できるということである.▶図2-3は発達の最近接領域の考え方をわかりやすく示した図である.オレンジ色の領域がそれぞれの子どもの発達の最近接領域である.A児とB児はともに独力でできる水準は7歳である.一方で,B児は大人や仲間からの援助・共同でできる水準が8歳であるのに対して,A児は11歳である.このように子どもによって発達の最近接領域の幅は異なる.また同じ子どもでも,取り組む課題によって発達の最近接領域の幅は変わり得る.それぞれの子どもの発達の最近接領域をアセスメントし,その発達の最近接領域に周囲が働きかけることで,子どもは主体的に学習できるとされ,まさに教育者や支援者がここに働きかけることが重要といえる.

さらに,同時期に活躍した米国の心理学者であるブルーナーらは,子どもの発達における学校教育の重要性を説き,ピアジェの数の保存課題など,ピアジェが対象とした認知処理が教育の影響を大きく受けることを指摘した[21].そして,どの発達段階における子どもでも,適切な足場かけ(scaffold)によって効果的な教育が可能であると考えた.大人は,子どもの発達を促す足場づくりを行い,子どもが独力で遂行できるようになると,足場を徐々に外していくことが必要である.まさに,ヴィゴツキーの発達の最近接領域に通ずる考え方であり,子どもの教育や支援に携わるものには非常に重要な考え方である.

b 精神間から精神内へ

ヴィゴツキーは,他者が子どもの発達に重要な影響を与えると考え,なかでも「道具」と呼ばれるものを重視して論じた.ここでいう「道具」とは,物理的な道具だけでなく,言語,数字,記号などの心理的な道具も含む.これらの道具は人間の社会的経験が歴史的に蓄積されたものであり,他者を通じて子どもがそれらを受け取り,思考を発達させていくとした.

ヴィゴツキーは,言語や概念形成のような高次な精神機能は,他者との相互作用をとおして,外側から与えられ,徐々に子どものなかに内化していくと考えた.言語は,人の思考を支える重要な心理的道具であり,乳児は文化の先輩である他者との言語的なやりとりをとおし,外的に言語を与えられる.他者と乳児との間に言語があらわれるため,これを精神間機能と呼んだ.幼児期半ばごろになると,言語は子どものなかに内化されていく.つまり頭や心のなかで言語を操り,思考することができるようになる.ヴィゴツキーは,これを精神内機能としての言語獲得とした.

言語が内化していく過程でよくみられるのが子どもの独り言である.ヴィゴツキーは,独り言はコミュニケーションのための言語(外言)が思考のために内面化される(内言)過程にみられる現象ととらえた.このように,ヴィゴツキーは言語

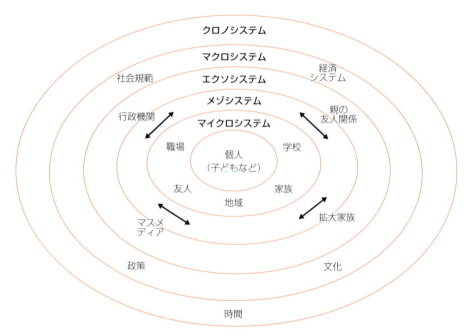

▶図 2-4　ブロンフェンブレンナーの生態学的システム理論
〔Guy-Evans O：Bronfenbrenner's ecological systems theory. Retrieved September 15, 2023
https://www.simplypsychology.org/Bronfenbrenner.html をもとに作成〕

以外のさまざまな精神機能も，まずは他者から与えられて，子どもは徐々に内面的に獲得していくと考えた．

2 ブロンフェンブレンナーの生態学的システム理論

　ここまで見てきたように，人は他者との間で発達していくものである．人の発達をとらえる際は，個人の生物学的な特徴やその変化だけに注目するのではなく，個人が生活する環境（家庭，学校，職場，社会）から受ける影響に注目する必要がある．

　米国の心理学者である**ブロンフェンブレンナー**（Bronfenbrenner, U.；1917-2005）は，このような個人を取り巻く社会的環境が発達へさまざまに影響を与えること，そして，その環境間でも相互作用があると仮定した理論を構築した．これは生態学的システム理論と呼ばれる．

　個人は，家族，学校，地域，職場，社会，文化といった社会的関係のなかに人として存在する．個人は直接集団と関係し，集団は社会のなかに位置づけられる．ブロンフェンブレンナーは，個人を取り巻く環境を以下の5つのシステムに分けた（▶図 2-4）[22]．

a マイクロシステム

　個人が直接経験する人間関係の場を**マイクロシステム**と呼ぶ．子どもであれば，家庭，保育所，幼稚園，学校，近隣の地域などが該当する．大人であれば職場なども加わる．それぞれの場で，個人はどのような活動を行い，どのような役割を付与され，どのような対人関係を成立するか．また，その場ではどのような規範があり，それがどう活動や役割を規定していくか．しかし，同時に個人もそのシステムの構成員であり，システムのあり方自体にも影響を与える．その意味で相互作用といえる．たとえば，家庭においては，親は子

どもに影響するであろうが，子どももまた親を変えていくだろう．

b メゾシステム

マイクロシステム同士の相互作用であるのが**メゾシステム**である．いわばマイクロシステム間のシステムである．これには，家族成員間，家庭と園・学校，家庭と地域の関係が該当する．子どもにとっては，家庭にいるときは家庭がマイクロシステムであり，園・学校はまた別のマイクロシステムになる．そして，この家庭と園・学校との関係はメゾシステムの関係となる．たとえば，子どもが家庭から離れて園・学校に通うようになると，友人や教師とのかかわりから身に着けたふるまいや発言が家庭でみられるようになるなど，子どもは家庭にいるときにでも園・学校からの影響を受けることになる．さらに，親がそうした子どものふるまいや発言を目にしたり，子どもが常に家庭にいない時間を過ごしたりすることで，親の子どもへのかかわりも影響を受け，親子の相互作用も変化し得るだろう．

c エクソシステム

個人が直接関係しない外部の事柄である．メディアや教育の仕組み，夫婦関係など，個人に影響を与える別のマイクロシステムを**エクソシステム**と呼ぶ．たとえば，マイクロシステム内で生徒にかかわる教師が，家庭や職場での人間関係など別のマイクロシステムで影響を受け，教師の生徒へのかかわり方に影響を与えるといったことを指す．

d マクロシステム

全体の底流で個人の信念の基礎となる文化や社会通念といったものを**マクロシステム**と呼ぶ．よい子とはどのような子どもか，理想的な親や子育てはどんなものか，社会で期待されるふるまいや守らなければいけない暗黙のルールなど，文化や制度によって異なる．

e クロノシステム

最後に時間軸として**クロノシステム**（特定の出来事などに出会う時間的な視点）も加えて個人の発達をとらえた．上記のシステムも時間的・歴史的に変化していくものである．

f まとめ

本章で紹介した，人の発達に個人と多様な環境の相互作用が影響するという生態学的システム理論の考え方は，目の前の個人の発達を考えるときに，ある個人を支援する支援者は，支援者と個人の関係性ばかりにとらわれず，その個人の家庭環境や職場環境における立場や，その個人の家庭の置かれた状況，支援機関と個人の家庭との関連性，支援者自身の人間関係など，多様な環境の影響を考慮していく必要を示してくれる．

●引用文献

1) 柏木恵子，他：新版　発達心理学への招待─人間発達をひも解く30の扉．ミネルヴァ書房，2005
2) Baltes PB：Theoretical propositions of life-span developmental psychology；On the dynamics between growth and decline. Dev psychol 23：611-626, 1987
3) Horn JL：Organization of data on life-span development of human abilities. In Goulet LG, et al（eds）：Life-span developmental psychology；Research and theory. pp424-467, Academic Press, Massachusetts, 1970
4) 山﨑晃，他：講座・臨床発達心理学①　臨床発達心理学の基礎．ミネルヴァ書房，2017
5) R・J・ハヴィガースト（著），荘司雅子（監訳）：人間の発達課題と教育．玉川大学出版部，1995
6) エリク・H・エリクソン，他（著），村瀬孝雄，他（訳）：ライフサイクル，その完結．みすず書房，2001
7) エリク・H・エリクソン（著），仁科弥生（訳）：幼児期と社会1．みすず書房，1977
8) エリク・H・エリクソン（著），仁科弥生（訳）：幼児期と社会2．みすず書房，1980
9) ダニエル・J・レビンソン（著），南博（訳）：人生の四季　中年をいかに生きるか．講談社，1980
10) Levinson D：Seasons of a Woman's Life. Alfred A. Knopf, New York, 1996
11) 岡本祐子：現代女性をとりまく状況．岡本祐子，他（編）：女性のためのライフサイクル心理学．pp12-21，福村出版，1994

12) Havighurst RJ：Development tasks and education, 3rd ed. Longman, London, 1972
13) J・ピアジェ（著），中垣　啓（訳）：ピアジェに学ぶ認知発達の科学．pp703-732，北大路書房，2007
14) Pulaski, et al：Understanding Piaget；An introduction to children's cognitive development. HarperCollins, New York, 1980
15) J・ボウルビィ（著），黒田実朗，他（訳）：母子関係の理論Ⅰ—愛着行動（改訂新版）．岩崎学術出版，1991
16) Ainsworth MDS, et al：Patterns of attachment；A psychological study of the strange situation. Psychology Press, New York, 2015
17) Main M：Introduction to the Special Section on Attachment and Psychopathology；2. Overview of the Field of Attachment. J Consult Clin Psychol 64：237-243, 1996
18) Zeanah CH, et al：Psychopathology in infancy. J Child Psychol Psychiatry 38：81-99, 1997
19) Main M, et al：Discovery of an Insecure-disorganized/disoriented attachment pattern. In：Brazelton TB, et al（eds）：Affective development in infancy. pp95-124, Ablex Publishing, New York, 1986
20) 神谷栄司：保育のためのヴィゴツキー理論—新しいアプローチの試み．三学出版，2007
21) Wood D, et al：The role of tutoring in problem solving. J Child Psychol Psychiatry 17：89-100, 1976
22) Guy-Evans O：Bronfenbrenner's ecological systems theory. Retrieved September 15, 2023
https://www.simplypsychology.org/Bronfenbrenner.html

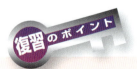

- 本章でとりあげた各発達理論の特徴や差異について説明してみよう．
- 本章でとりあげた各発達理論を踏まえて，自分自身も含めた身のまわりのさまざまな年代の子どもの行動や変化を説明できないかを考えてみよう．
- 本章でとりあげた各発達理論を実践や支援にどのように活かせるか考えてみよう．

第3章

人間発達とリハビリテーション

① リハビリテーションで重視される発達領域

理学療法士・作業療法士が支援する疾患・障害は多様である．理学療法士であれば，主として運動障害により生活や社会参加に制限がある人や制限が予測される人を対象とする．作業療法士は，運動障害に加え認知機能や心理社会的機能の障害により生活や社会参加に制限がある人や制限が予測される人も対象とする．

リハビリテーションは，対象児・者の全人間的復権（人間らしく生きる権利の回復）を目指すものである．そのためには，対象者の運動機能だけでなく，認知機能や心理社会的機能もとらえなければならない．「全人間的にみる」ことができた

うえで，自身の専門性を極めることが重要である．

本章では，運動機能，認知機能，心理社会的機能の3つの機能について，各発達期の特徴を解説する（縦の関係）．また，各発達期の特徴（横の関係）については，3つの機能が複合され発達する遊びや身辺処理を主とした日常生活動作の発達について解説する．全人間的復権は，生活（日常生活活動，仕事，家事，遊びや余暇），人生（役割，社会参加）の再建・向上を目指すものであり，これらの発達や3つの機能との関連を学ぶことは理学療法士・作業療法士にとって大切なことである．

② 運動機能の発達

学習目標
- リハビリテーションに必要な運動機能の発達について説明できる.
- 人における運動発達の原則について説明できる.
- 新生児の身体の解剖学的・構造学的特徴とその特徴が姿勢運動に与える影響について説明できる.
- 出生〜1歳（乳児期）までの「姿勢と粗大運動」「上肢・手指の運動」「口腔運動」の3つの運動発達過程と各段階における発達的特徴を説明できる.
- 幼児期・学齢期の粗大運動（起き上がり，階段昇降，走行），巧緻運動（ボール遊び，手内操作）の発達について説明できる.
- 原始反射・立ち直り反応・平衡反応と運動機能の発達との関連について説明できる.

A 理学療法士・作業療法士と運動機能の発達

1 運動機能の発達を学ぶ重要性

リハビリテーションでは，さまざまな活動を遂行するための要素として運動を重視している．人にとって運動は，環境にかかわるための最大の道具であり，そのかかわりをとおしてさまざまなことを学習する.

認知機能は，感覚や運動といった身体の働きを基盤にしているという考えに「**身体化による認知 (embodied cognition)**」がある（➡5頁参照）．ここでは，もう少し具体的に，認知機能が飛躍的に発達する幼児期における「身体」の役割について考えてみる．幼児期の子どもがよく遊ぶ変形・合体ロボットのおもちゃは，大人が取扱説明書を見て行っても完成に苦労する．しかし，子どもは手を使い試行錯誤しながらも，比較的短時間でロボットを変形・合体させ遊び始める.

身体運動を介して環境（ここではロボット）とかかわり，ロボットの操作の仕方を学習する．ロボットの操作には，細かで複雑な手の操作が必要である．遊び始めは，力任せでぎこちない動きで

あった手の運動は，繰り返し遊ぶことで，より滑らかで協調した手の運動へと発達し，家族や友だちの賞賛もありながら子どもは自分に能力があるという**有能感 (competence)** を抱くようになる．子どもは，より新しい環境にかかわりたいと思い，主体的に活動を行い，さらなる発達を促進させる.

運動は，人が自分の置かれている状況を探索することを助けたり，移動・操作できる空間を拡大したり，自分と物を結びつけたり，有能感を高めたり，社会的関係をもつことを促す.

このように考えると，認知機能のみでなく心理社会的機能をも含めた人のさまざまな発達は，運動を通じて環境とかかわることに大きく影響されるということがわかる．理学療法士・作業療法士は，発達過程に大きな影響を与える，「運動」や「運動を基盤とした活動」をリハビリテーションに用いる専門職であるため，人間発達学の中核的な領域として運動機能の発達を学ぶ必要がある.

2 リハビリテーションに必要な運動機能の発達の知識とは

運動の発達に障害がある児・者を支援する専門職種は，理学療法士・作業療法士のみでなく医師や看護師，保健師，心理士（臨床心理士，公認心

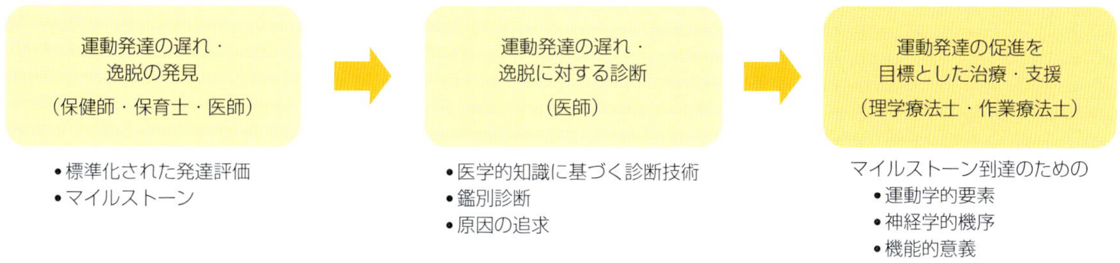

▶図3-1 運動に障害がある児の発見から支援までの過程とその過程を支援するために必要な知識

理師），言語聴覚士，保育士，教師などさまざまである．これらすべての専門職において運動の発達過程を学ぶことは不可欠である．では，理学療法士・作業療法士に必要な運動発達の知識はほかの専門職とは異なるのであろうか．

▶図3-1に運動発達に障害がある児の発見から支援までの過程とその過程を支援するために必要な知識を示している．理学療法士・作業療法士は，主に対象児・者の運動発達の促進を目標とした支援・治療を行う職業であり，そのために必要な以下の知識を身につける必要がある．

a 早期発見のためのマイルストーンの知識

マイルストーンは人間発達を学ぶうえで，最初に学習しなければいけない基本的知識である（→4頁参照）．

マイルストーンとは，定頸は3か月，寝返りは6か月，歩行は12か月など，ある月齢や年齢を代表する人（定型発達児・者）の多くが，そのときに可能となる代表的な運動を時系列に従って示したものである（▶図3-2）[1, 2]．可能となる時期になってもその運動ができない場合には，運動発達の遅滞や逸脱を疑う．マイルストーンは，運動発達の遅滞や逸脱を早期に発見するために必要な知識である．運動発達を評価することを目的とした多くの発達検査があるが（→163章参照），これらはマイルストーンに基づくものである．

運動発達の遅れや逸脱を早期発見する場として，最も知られているのは乳幼児健康診査である．乳幼児健康診査は医師，保健師，助産師，管理栄養士，心理士など多くの職種がかかわっているが，理学療法士や作業療法士がかかわることも増えている．

マイルストーンは，基本的知識として重要であるが，発達には個人差があることを理解しなければならない．歩行のマイルストーンは12か月であるが，10か月で歩き始める子どももいれば，14か月で歩き始める子どももいる．ある運動や出来事を獲得する時期には幅があり，発達の遅滞や逸脱との境は明瞭ではなく連続したものである．また，定型発達児のなかにも四つ這い移動を行わないなど，ある運動をしない子どもも多くいる．そのため，運動の遅滞や逸脱を判断するためには，運動発達の経過やその他の機能の発達なども踏まえて判断する必要がある．また，その運動ができているか，いないかだけではなく，運動の質（どのように運動を行っているのか）も評価しなければならない．

b 診断のための医学的知識

運動発達の遅滞や逸脱があった場合，その原因となる疾患を探り診断をつけ，治療方針を決定するのは医師の役割である．しかし，理学療法士・作業療法士も疾患についての知識を有することは不可欠である．特に，疾患・障害の病態生理と臨床像，予後，リハビリテーションを実施するうえでの禁忌事項は知っておく必要がある．

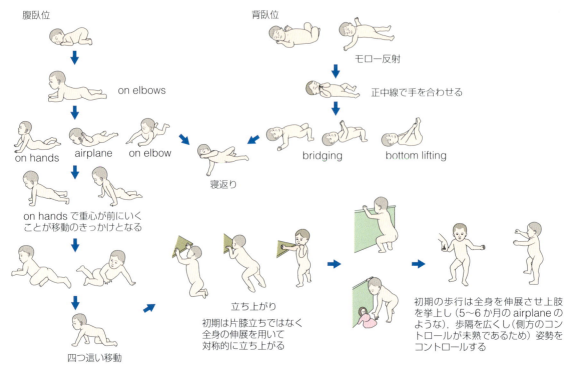

▶図 3-2　乳児の運動発達
〔今川忠男：運動学習・5 運動発達と運動学習：発達知識の理学療法・作業療法への応用．PTOT ジャーナル，307-313, 1988/Bly L：Motor skills acquisition in the first year：A nillustrated guide to normal development. pp137-211, TherapySkill Builders, 1994 をもとに作成〕

C リハビリテーションに必要なマイルストーン到達のためのメカニズム

　小児リハビリテーションにおいて「正常発達の原則に従う」「正常発達の順序に沿って治療を行う」ということを耳にすることは多い．この際に活用される知識としてマイルストーンは不可欠であるが，この知識のみではリハビリテーションを行うことはできない．

　1 歳の脳性麻痺児 A くんは現在，腹臥位姿勢で，前腕で体重を支持して頭部を垂直位で保持できている（on elbows, puppy position）．これは正常の運動発達において生後 3～4 か月で可能となる姿勢運動であるため，次の 5～6 か月で可能となる，肘を伸展し手掌で支持し頭を垂直に保持できる姿勢（on hands）を目標とする．これは，マイルストーン，正常運動発達の順序に従っての目標である．しかし，リハビリテーションはどのように行うのであろうか？　どのような能力が発達すれば目標となる on hands が可能となるのであろうか？（▶図 3-2）

　そこで重要となるのは，マイルストーン到達のための**運動学的要素，神経学的機序，機能的意義**である．このなかで特に重要となるものが神経学的機序，機能的意義である．

　運動学的要素は 2 つの姿勢を運動学的に比較すればよい．on elbows と on hands の運動学的な主な違いは，肘関節の伸展と体幹の伸展（on hands のほうが体幹の伸展が強い）の 2 点である．

　神経学的機序は，なぜそのような姿勢になることができたのかを分析することである．この分析には，正常運動発達を，以下の点を念頭におき学ぶことが重要である．

①点としてではなく連続的に理解する

②同時期に行っているほかの姿勢運動との関連を考える

③静的な肢位としてではなく多様性をもつ動的な運動としてとらえる

on hands と同時期に出現する腹臥位の姿勢にairplane があり，子どもはこの2つの姿勢を連続的に繰り返す．ここから，手掌での支持がなくとも，全身を重力に逆らい伸展し，姿勢を保持する能力（**抗重力伸展姿勢**の保持）が発達したことが理解できる．また，この時期は，大人の指を握る程度のわずかな支えで立位をとることが可能となる．以上のことから，on hands は肘を伸展し手掌で身体を支えるために必要な上肢の力だけでなく，抗重力伸展姿勢を保持する能力が不可欠であることが理解できる．

on hands の**機能的意義**は，ずり這いや四つ這い，歩行などの移動の発達のみでなく，上肢機能の発達や呼吸，摂食とも関連する（➡68 頁参照）．機能的意義を知ることは，リハビリテーションにおいて，その姿勢運動が困難であることが対象児のさまざまな機能の発達にどのような影響を及ぼすのかを理解するために不可欠である．

B 人における運動機能の発達

1 人の運動の特徴，直立二足歩行

直立二足歩行は，人のみができる特異な移動手段である．直立二足歩行は，股関節と膝関節が伸展した（下肢が垂直に位置）姿勢での歩行である．ペンギンなどの鳥類，カンガルー，チンパンジーなどの一部の哺乳類も二足歩行は可能であるが，股関節と膝関節が屈曲した状態で歩く．人だけがこのような移動手段をなぜ，どのように獲得したのかはいまだ不明である．直立二足歩行をとることによって人の手は支持・移動から解放され

NOTE

4 直立二足歩行の獲得

直立二足歩行の獲得は，養育システムにも影響を及ぼしたと考えられている．直立二足歩行に伴う骨盤と産道の形態的変化は難産を生じる結果となった．特に脳が大きな人においては，脳が成長しないうちに出産する「早産化」が生じた．グールドは「胎児として生まれるヒトの赤ん坊」と表現している（ダーウィン以来―進化論への招待．早川書房，1996）．そのなかでも特に，脳は未完成の状態で誕生し成熟まで10年以上もの長い年月を要する．そのため，その間，子どもを養育することが必要となり，家族や社会ができあがっていった．

空間で自由に扱えるようになり，道具の製作と使用ができるようになった（➡NOTE 4）．

人は直立したことによって，手で道具を使うようになり，道具を巧みに合理的に使うことができるようになるにつれ脳が発達し，言語を獲得し，人間に特有な社会・文化をもつに至った，とする説もあるほど，直立二足歩行は，人において重要な能力の一つである．

霊長類誕生が約6500万年前とされ，500万年前に直立二足歩行が可能となったとされており，約6000万年の長い時間をかけ，直立二足歩行は進化してきたといえる．人は移動手段をもたない状態で誕生するが，約1年をかけて直立二足歩行を獲得する．その発達プロセスは人の進化のプロセスを彷彿とさせる．

2 環境に適応するための運動

約40週の間，身体が包まれた狭い胎内で羊水に浮かんでいた子どもは，そのなかで，指をしゃぶる，手足を動かすなど多様な運動を行っていた．しかし，出産と同時に，重力がある広い空間にさらされたことで，胎内で可能であった運動は困難となってしまう．誕生からの1年は，重力に逆らい自身の身体を持ち上げ，三次元空間のなかでバランスを保持しながら直立二足歩行を獲得し，地球環境に適応するための運動機能を発達さ

せる期間である.

生後1年で子どもは二足歩行のみでなく基本的な上肢機能である,手を伸ばす(リーチ),ものを把持する,把持したものを手離す(リリース)動作を獲得する.子どもにとって身のまわりにあるものは,すべて興味の対象となり,ものに向かって移動し,手に取って探索することで,そのものについて学習する.さらに運動が精緻となり道具を使用することが可能となることで,扱える対象物は広がり(例:ピンセットを使用することでより小さなものを扱うことができる,ナイフを使用することでより硬いものを切断できるなど),適応できる環境は拡大する.

3 運動発達の原則

直立二足歩行獲得までの運動発達は,個人差や環境の影響はあるものの,おおむね,定頸,寝返り,座位,四つ這い移動,つかまり立ち,歩行という順序がある.また,歩行までにかかる時間も個人差はあるものの,定型発達児であればおおむね同じ時期,約1年で直立二足歩行を獲得する.

現在は,乳幼児突然死症候群のリスクが高いという理由で推奨されていないが,以前は,腹臥位で寝させることで運動発達が早くなるともいわれていた.しかし,351名の赤ちゃんを対象に背臥位と腹臥位で寝させた児の運動発達を比較した研究では,寝返り,座位,ずり這い移動,四つ這い移動,立位への立ち上がりの獲得時期には差があったが,歩行開始の時期に有意差はなかったという結果であった[3].

歩行までの初期の運動発達は,環境によりその過程や時期に多少の個人差はあるものの,遺伝的に決定された神経の成熟が基本となっており,以下の順序性がある.

a 頭部から尾部へ

重力に逆らい自身の身体を持ち上げ,三次元空間のなかでバランスを保持するための運動は,頭部から始まり体幹,下肢へと進む.

誕生直後の新生児は,腹臥位で頭を瞬間的に挙上することはできるが,保持することはできない.生後3か月で頭を重力に逆らい持ち上げ,保持し,空間のなかで頭部のバランスをとることができる定頸(首がすわる)が可能となる.8か月で座位が可能となるが,これは頭部から体幹まで,1歳で歩行が可能となるころには頭部から下肢まで,重力に逆らい身体を持ち上げ,保持し,空間のなかでバランスをとることができるようになる.

b 近位部(中枢部)から遠位部(末梢部)へ

主に上肢の運動発達にみられ,肩甲骨,肩関節の運動であるリーチから始まり,遠位部の手指の操作へと発達する.

c 粗大運動から巧緻(微細)運動へ

粗大運動(gross motor)と巧緻運動(fine motor)の明確な定義や区別はない.粗大運動には,歩く,走る,跳ぶなどの移動運動と座位,立位などの姿勢保持が含まれる.これらの運動には,主に身体の近位部(中枢部)の安定性と協調性が必要である.巧緻運動は,対象物へのリーチや把持,操作であり,主に手を中心とした身体の遠位部(末梢部)の運動性と協調性が必要である.また,目と手の協応に代表される感覚器官との協調性も重要となる.ボールを投げる,捕る運動は,粗大運動に分類されることも多いが,本書では,対象物の操作,目と手の協応が不可欠な運動であるため巧緻運動として分類する(➡ NOTE 5).

上肢の巧緻運動は手指が関与するため,前項の「近位部(中枢部)から遠位部(末梢部)へ」とも関連するが,身体各部位の運動も粗大運動から巧緻運動へと発達する.たとえば,手指の運動は,全指を用いての把持,リリースから母指と示指を用いてのつまみ動作に移行する.運動が粗大

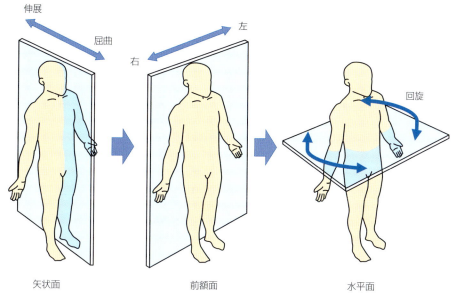

▶図3-3 乳児が姿勢運動のコントロールを獲得していく過程

NOTE

5 巧緻運動と微細運動

海外では，手に限定した巧緻運動を表す用語としてmanual dexterity（手の器用さ）が使用されることもある．巧緻運動と共通の意味の用語として微細運動があるが，これは主に手に限定した巧緻運動を表していると思われる．

から巧緻へと発達することで，操作可能な対象物もより微細なものへと移行していく．

d 矢状面（伸展屈曲）から前額面（側方）そして水平面（回旋）への姿勢運動コントロール

乳児が姿勢運動のコントロールを獲得していく過程は，身体の**矢状面，前額面，水平面**の3面に関して順序がみられる．子どもは，

① 重力に抗して伸展と屈曲を用いた矢状面（伸展屈曲）での姿勢運動のコントロール
② 側屈運動を用いた前額面（側方）での姿勢運動のコントロール
③ 体幹の回旋を用いた水平面（回旋）での姿勢運動のコントロール

の順で姿勢運動のコントロールを獲得する（▶図3-3）．この姿勢運動コントロールの順序は各姿勢において行われる．臥位で矢状面，前額面，水平面の順で獲得し，臥位で回旋を用いた姿勢運動のコントロールが可能になったとしても，より抗重力姿勢である座位姿勢では，回旋を用いた姿勢運動コントロールをすぐに行うことはできない．座位姿勢でも臥位と同様に矢状面，前額面，水平面という順序で学習をしていく．

4 筋の機能からみた運動発達

ルードは，運動発達を**運動性**（mobility）と**安定性**（stability）という2つの筋の機能からとらえた．

a 運動性

運動性は最初に発達する筋の機能である．筋（主動作筋）が収縮することと，その反対側の筋（拮抗筋）が伸張されることで生じる．運動性は

運動・動作範囲を拡大したり，運動の速度と関係する．

b 安定性

安定性は，2番目に発達する筋の機能であり，主動作筋と拮抗筋の同時収縮によって特徴づけられる．たとえば，腹臥位で頭を垂直に持ち上げ保持したり（頸の伸筋と屈筋の同時収縮），四つ這い位を保ったりする際に必要となる筋の機能である．

安定性は姿勢の安定と運動の制御のために，主に体幹，頸部，四肢の近位関節において重要となる．

c 安定性のうえに築かれた運動性（mobility on stability）

子どもがある姿勢を維持しながら動くことができるようになること，すなわち，安定性の機能のうえに運動性の機能が築かれた状態である．このことが可能となるには，さらなる安定性が必要となる．安定性のうえに築かれた運動性が獲得されると，腹臥位で頭部を垂直に保持するだけでなく，保持した状態で頭部を回旋させ興味がある物を見続けることや座位で体幹，頭部を垂直に保持したままで，前方に手を伸ばすこと（リーチ）などができるようになる．

また，四つ這い位で身体を前後に揺らすロッキングや立位で股関節・膝関節を曲げ伸ばしする（bouncing）など手掌や足底といった四肢の遠位部を支持基底面とし，近位部を運動させることも可能となる．

d 巧緻運動

巧緻運動は主に上肢の遠位部に運動の方向とスピードの細かな調節を要求される動作であり，人の生活を遂行するうえで不可欠な運動である．巧緻運動は身体の近位部（中枢部）が安定性を獲得することで，四肢の遠位部（末梢部）を自由に動かすことができる．近位部の安定性を獲得するために支持機能は不可欠であり，支持機能を獲得することで巧緻運動を行うことができるようになる．

たとえば座位で手指の巧緻運動を行うには体幹，肩甲骨，肩関節，肘関節，手関節の安定性が必要となる．針に糸を通すことを考えてみると，机に肘をついたり，上腕を体幹に固定したりして，手指よりも近位の関節を外的に安定させた姿勢で行う．動いている電車のなかで針に糸を通すことが難しいように，身体の近位部に安定性がない状態での巧緻運動は不可能である．

C 発達期ごとの運動発達

運動発達は，新生児期，1～2か月，3～4か月，5～6か月，7～9か月，10～12か月と幼児期・学齢期の7つの時期に分けて説明する．理学療法士・作業療法士にとって歩行開始までの運動発達は重要であるため，1歳までの乳児期はより詳しく解説する．それぞれの時期に関しては，平均的な子どもの発達について記載しているが，発達には個人差があるため，獲得できる月齢（年齢）には差があることを理解しておかなければならない．

また，運動発達は，姿勢と粗大運動，上肢・手

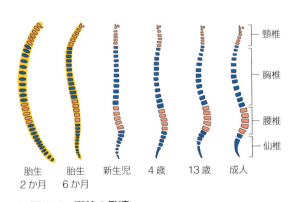

▶図3-4 脊柱の発達
〔Evolution of the spine. Savitri Cultural Journals #482, 2015より一部改変して転載〕

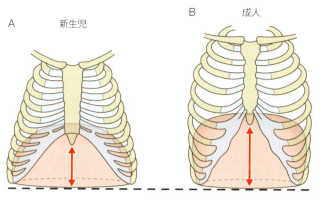
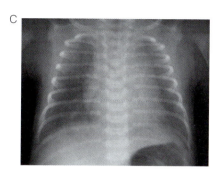

▶図 3-5　新生児の胸郭と呼吸
A：新生児の胸郭．B：成人の胸郭．C：新生児の胸郭 X 線画像．肺は心臓と異なり自身で運動することができないため，肋骨と横隔膜（ピンク色）の伸縮運動により肺を膨らませ呼吸を行う．新生児は肋骨が水平であるため成人と比較し胸郭の運動が制限される（➡ NOTE 6）．また，横隔膜の上下運動も少なくなるため，呼吸数が多くなる．
〔C：Álvares BR：Normal findings on chest x-rays of neonates. Radiol Bras 39：435-440, 2006 をもとに作成〕

指の運動，口腔運動の 3 つについて記載している．書籍によっては，これら各運動機能の発達を縦の関係として各時期で記載しているものも多い．しかし，本書では運動発達の原則の一つである，粗大運動から巧緻運動，近位から遠位への発達を理解するため，横の関係となるよう記載している．姿勢と粗大運動の発達（粗大運動）を軸にし，上肢・手指の運動や口腔運動の発達（巧緻運動）がどのように関連するのかを考えてほしい．

1 新生児期

a 身体の解剖学的・構造学的特徴

新生児は成人とは異なる身体の解剖学的・構造学的特徴をもち，その特徴は姿勢運動にも影響を与える．

(1) 身長に対する頭部と四肢の割合

新生児の頭部は身長の約 1/4 であり，成人の 1/8 と比較し頭が大きい（➡17 頁図 1-13 参照）．頭囲は 32〜34 cm であるのに対し，胸囲は 30〜33 cm と頭囲より若干小さく，胸囲が頭囲よりも大きくなるのは 2 歳以降である．また，身長に占める上肢，下肢の長さの割合も成人と比較し小さく，四肢が短いことも特徴である．

(2) 脊柱

脊柱は成長に伴いアライメント（椎骨の配列）が変化する．新生児の脊柱は比較的まっすぐであるが，新生児を座位にした状態では重力の影響で C 字型となる．脊柱のアライメントの変化は運動発達と関連し，定頸が可能な時期になると頸椎の前弯が，座位が可能な時期になると胸椎の後弯が，立ち上がる時期になると腰椎の前弯がみられ始め，年齢とともに S 字型になっていく．13 歳ころに成人の S 字型にほぼ近づく（▶図 3-4）[4]．

脊柱の S 字型は，人の重い頭を直立位で重力に逆らい支え，歩行，走行時の地面から脊柱を通って頭に届く衝撃を和らげるためのサスペンションの働きをしている．

(3) 胸郭

成人の胸郭は前後径と比較し左右径が大きい楕円形であるが，新生児は，前後径と左右径がほぼ等しい円筒形であり，肋骨は水平位にある（▶図 3-5）[5]．そのため，胸郭を拡張させることが十分にできず（➡NOTE 6），横隔膜を用いた腹式呼吸が主となる．しかし腹式呼吸も，吸気で働く横隔膜の上下運動の範囲が小さく，吸気時と呼気時との容積差が少ないうえに，呼気で働く腹筋

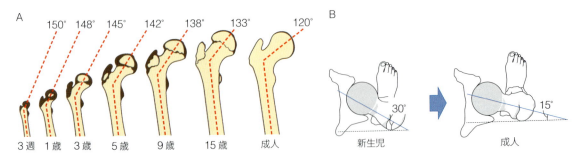

▶図3-6 大腿骨の頸体角と前捻角
A：年齢に伴う頸体角の変化．B：前捻角の変化．

NOTE

6 胸部の拡張と肋間筋

肋骨と肋骨の間には肋間筋があり，この筋により肋骨の運動を行う．成人は肋骨が斜めに位置するため，肋間筋の作用により胸郭を拡張させることができる．

呼気時 → 吸気時

も弱く十分に働かないため，1回の換気量は少ない．新生児の換気量は成人の1/20程度（25 mL）であり，それを補うために呼吸数は成人の約2倍（30〜50回）となる．

　運動発達は胸郭の形状や呼吸に影響を与える．重度の運動障害がある児のリハビリテーションにおいて，生命に直接影響する呼吸機能を改善することは主要な目的となるため，呼吸機能と運動発達との関連を理解することは重要である（➡69頁図3-32参照）．

（4）大腿骨

　大腿骨頸部と骨幹部がなす角度である頸体角は，成人では約120°に対し新生児では約150°である（▶図3-6A）．また，大腿骨頸部と骨幹部の間のねじれの角度である前捻角は，成人では約15°に対し新生児では約30°である（▶図3-6B）．新生児の大腿骨頭は成人よりも前上方を向いている状態であるため，股関節（大腿骨頭と臼蓋）の適合性が成人と比較して低い状態にある．

　頸体角と前捻角は立位，歩行時に下肢に体重を負荷することや，安定した立位，歩行に必要な中殿筋の働きにより成人の角度に近づいていく．そのため，脳性麻痺などの運動障害により立位，歩行が困難な児は，頸体角と前捻角が変化せず股関節の適合性が低いまま成長する．この状態に，筋緊張のアンバランスが加わることで股関節の脱臼が生じやすくなる．

（5）関節可動域と筋緊張

　満期産で誕生した新生児の関節のほとんどに可動域制限がある．この制限は，妊娠後期から屈筋の筋緊張が高くなること，身体の成長に伴い子宮に包み込まれ屈曲姿勢（▶図3-7）となることが原因ではないかと考えられている．関節可動域の制限は，脊柱では伸展，側方，回旋方向に，下肢では股関節伸展，外転，内旋方向，足関節の底屈方向に制限がある．

　屈筋の筋緊張は，妊娠後期から徐々に強くなり出生時に最大となる．そのため，満期産で誕生し

2 運動機能の発達 ● 49

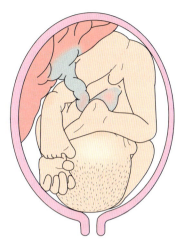

▶図 3-7 子宮内での屈曲姿勢

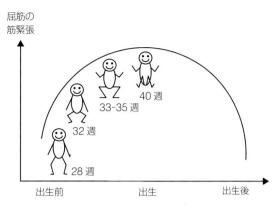

▶図 3-8 屈筋の筋緊張の変化
〔Dubowitz LM, 他：奈良勲, 他（監訳）：早産児と満期産児のためのデュボヴィッツ新生児神経学的評価法 原著第 2 版, p66, 医歯薬出版, 2015 をもとに作成〕

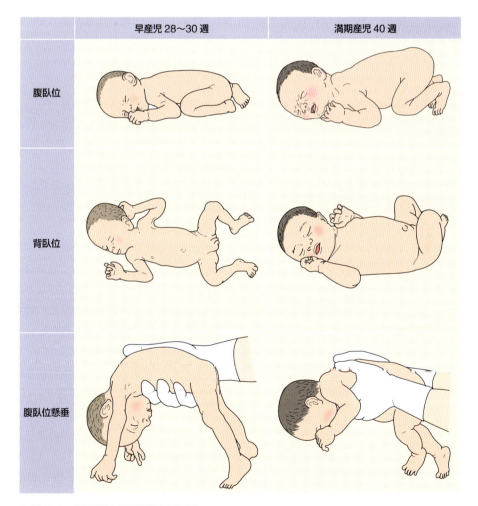

▶図 3-9 早産児と満期産児の姿勢
〔イリングワース RS：山口規容子（訳）：ノーマルチャイルド. p116, メディカル・サイエンス・インターナショナル, 1994 をもとに作成〕

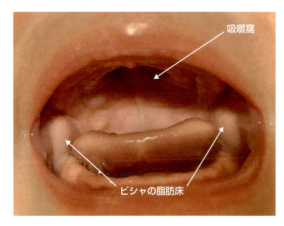

▶図3-10 吸啜窩とビシャ（Bichat）の脂肪床
〔片岡紗弓様（一般社団法人 Lyckatill）よりご提供〕

た新生児は，四肢の関節を他動的に伸展すると，屈曲方向に戻ろうとする（recoil現象）強い屈筋の筋緊張をもっている．逆に，早産で誕生した児は，満期産で誕生した児と比較し屈曲姿勢が弱い傾向にある．33～35週になると部分的に屈曲し，40週になるとほとんどの児は四肢を十分に屈曲した姿勢となる（▶図3-8[6]，▶図3-9[7]）．

(6) 口腔形態

誕生から乳児期前半までは，乳房，哺乳瓶から母乳やミルクを吸啜することで栄養を摂取する．吸啜は口腔内を陰圧にすることで行うが，新生児の口腔形態は，効率よく陰圧にできるよう成人とは異なる特有の形態が備わっている．

口蓋には中央部に窪みがある**吸啜窩**がみられる．また，頰の内側の粘膜下には**ビシャ（Bichat）の脂肪床**という脂肪組織でできた膨らみがある（▶図3-10）．上下は口蓋と舌，横側はビシャの脂肪床で乳首を包み込み固定する構造により，効率よく陰圧をつくり出すことができる．

また，新生児ではビシャの脂肪床に加えて，下顎が小さく後退し，口腔内容積が小さく相対的に舌の割合が大きいという解剖学的特徴により，舌の運動方向が限定される．このような構造は，固形物を咀嚼して食べる（舌の側方の運動で食物を奥歯に運ぶ，舌の上方への運動で嚥下する）には

適していないが，母乳や哺乳瓶から**吸啜運動**により栄養を摂取するための運動には適している．

新生児は咽頭の構造も成人と異なる．新生児は，咽頭の位置が高く，口蓋垂と喉頭蓋の距離が近い．それにより壁ができ，母乳やミルクは壁をよけて食道へ流れるため吸気の通り道と交差することがない（▶図3-11）．この構造により，新生児は鼻呼吸をしたまま，飲むことができる．離乳食開始時の5～6か月ぐらいになると咽頭の位置が下がり，中咽頭の幅が拡大してくると吸気と食物の通り道は交差するようになる．このため，それまでの原始反射による吸啜・嚥下から，嚥下時に呼吸停止，喉頭挙上，舌口蓋閉鎖，鼻咽頭閉鎖，喉頭閉鎖が同時に起きる成人型の嚥下が出現してくる．

b 姿勢と粗大運動

(1) 生理的屈曲姿勢

満期産で誕生した新生児は全身が屈曲した姿勢である（➡52頁図3-13参照）．この姿勢を**生理的屈曲姿勢**という．生理的屈曲姿勢は，子宮内での姿勢の延長であるが，重力のある広い空間で姿勢の安定性を高めるのに役立っている．

(2) 原始反射と自発運動

新生児は，目覚めており機嫌がよいときは，よく動き多様な運動がみられる．以前は，この運動は反射によって引き起こされていると考えられていた．反射とは，一定の感覚刺激に対して，意思の関与なしに一定の運動反応をする仕組みのことである．出生時には中枢神経系の脳幹や脊髄はかなり成熟しており，新生児の反射運動を引き起こす．これらの反射は，**原始反射**と呼ばれている．原始反射には，四肢の運動を活性化する，姿勢の安定性を高めるなど，姿勢運動の発達に関与するものがある（➡105頁参照）．

しかし，新生児の運動のすべてが原始反射によって引き起こされているわけではなく，胎児のときから自発的な運動を行うことが，超音波エコーによりわかるようになった．de Vriesら[8,9]

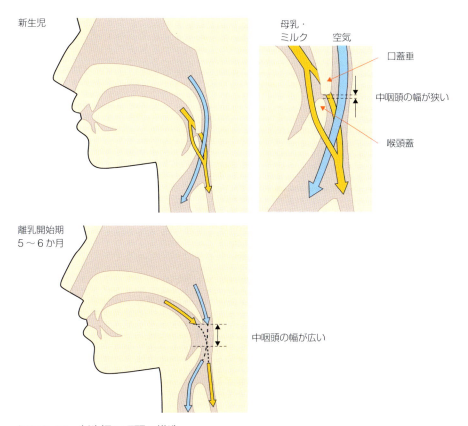

▶図3-11 新生児の咽頭の構造
新生児は，咽頭の位置が高く，口蓋垂と喉頭蓋の距離が近い．それにより正中部に壁ができ，母乳やミルク（黄色矢印）は壁をよけて食道へ流れるため吸気の通り道（青矢印）と交差することがない．この構造により，新生児は鼻呼吸をしたまま，誤嚥することなく飲み続けることができる．

は，胎生期にみられる自発運動について検証し，胎齢7～8週ころから種々の自発運動が観察されるようになることを報告している（➡188頁図4-15参照）[9]．そのなかには，呼吸運動や嚥下運動などの生命維持に欠くことのできない運動や，手を顔にもっていく，上肢と下肢を単独で動かすといった，あとに続く協調運動に不可欠な運動も含まれている．母親が胎動を感じることができる胎齢18週ころまでには，新生児期にみられる動きの大半を観察できる．

プレヒテルらは，胎生期にみられる運動のなかで，**全身運動（general movements；GMs）**について，縦断的に分析を行った．GMsは胎齢8週ころから出現し，生後4か月ころまでみられる全身の自発運動であり，生後2か月ころから運動の質的変化をおこす（▶図3-12）．GMsは「全身を含む粗大運動で，2～3秒から1分程度持続する．特徴的なのは上肢，下肢，頭部，体幹の運動が変化しながら連続することである．運動の強さ，振幅，速度は漸増，漸減し，運動は徐々に始まり，徐々に終わる．上肢や下肢の伸展運動と屈曲運動の順序は複雑であり，回旋運動や運動の方向のわずかな変化を伴うことにより，運動は流暢で優美なものとなり，複雑で多様性がある印象をつくりだす」と定義されている[10]．

新生児のGMsは，writhing movementsと呼ばれ（▶動画3-1），出生時から生後2か月ころまでみられる，全身に及ぶ粗大運動である．運動の振幅は小さいものから中等度，速度はゆっくりから中等度を特徴とする．上肢では速くて振幅の

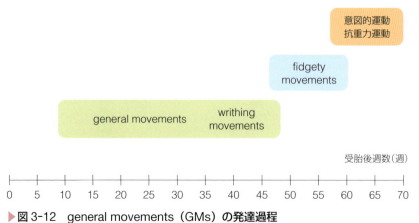

▶図 3-12　general movements（GMs）の発達過程

大きな伸展運動が現れることがある．典型的な場合，楕円を描く運動となるので writhing，すなわち，もがくような運動となる[11]．

（3）腹臥位での姿勢運動

　生理的屈曲により，上肢は肩関節内転，屈曲，肘関節屈曲，下肢は股関節屈曲，軽度外転，外旋，膝関節屈曲となり，四肢を身体に引きつける姿勢をとる．股関節の屈曲により，骨盤は床面から持ち上がっている．また，頭部が大きく重いため，体重の多くは頭部と上肢にかかっており，頭部は左右どちらか一側を向いている（▶図3-13）．

　頭部と上肢に体重がかかっているため，運動は上肢よりも下肢に多くみられ，一側もしくは両側の下肢を伸ばすことができるが，屈筋の筋緊張が高いためにすぐに屈曲位に戻る（伸展方向に比較し，屈曲方向の運動速度のほうが速い傾向がある）．

　頭部の回旋や回旋を伴う挙上運動も多くみられる．頭部の回旋は，左右どちらも可能であるが，主に伸筋を使用するため，顎をこすりつけるような回旋運動となる．頭部の挙上は，抗重力運動の始まりであり，ここから頭尾方向へ抗重力運動が

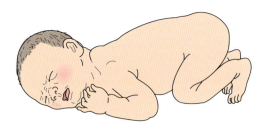

▶図 3-13　新生児の腹臥位姿勢
生理的屈曲姿勢．体重の多くは頭部と上肢にかかっており，頭部は左右どちらか一側を向いている．

発達していく．頭部の挙上運動は，重力を感知することにより引き起こされる迷路性の頭部の立ち直り反応であり，誕生直後から存在する重要な姿勢反応である．

　人の感覚系は，早期に機能するものほど成熟が早い．重力への適応と栄養摂取（食べること）は誕生後すぐに機能しなければならないため，重力を感知する前庭感覚〔受容器は三半規管・耳石器（迷路）〕と口のまわりの触覚に関する神経系の成熟は早い．

　新生児は，頭部の挙上運動は可能であるが，重力に抗して保持しておくことはできず，挙上してもすぐに落ちてしまう間欠的な運動となる．間欠的な運動が繰り返されることで，持続的な保持が可能となる．筋の機能からみた運動発達（➡45頁参照）において安定性は運動性の次に発達するということを思い出してほしい．

　動画 3-1

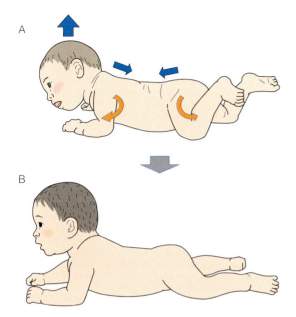

▶図 3-14 新生児の腹臥位姿勢での頭部挙上
A：新生児．B：3 か月児，on elbows.
頸部のみでなく体幹の筋も収縮させることで頭部を挙上する（青矢印）．上肢は前方（肩関節屈曲方向），股関節は伸展方向の運動をおこしやすくなる（オレンジ矢印）．

頭部の挙上は頸部の伸筋のみでなく体幹の伸筋も用いて行う．このことで，上肢は前方（肩関節屈曲方向），股関節は伸展方向の運動をおこしやすくなり，生理的屈曲姿勢から次の on elbows の姿勢へと発達する引き金となる（▶図 3-14）．

腹臥位では，上肢は体重がかかっているため，下肢と比較して運動はきわめて少ない．しかし，上肢に体重がかかることは，上肢の支持機能の発達を促す．

人は直立二足歩行により，上肢（手）は支持・移動から解放され空間で自由に扱えるようになり，対象物に手を伸ばす「リーチ（到達，reach）」，対象物に合わせて把持する前に手のかまえをつくる「接近（approach）」，対象物をもつ・つまむ「把持（grasp-pinch）」，対象物を操作する「操作（manipulation）」の 4 つの上肢機能を発達させた（➡59 頁図 3-20 参照）．

しかし，歩行に不可欠な抗重力姿勢を獲得できていない乳児において，身体を重力に抗して持ち

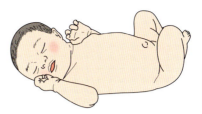

▶図 3-15 新生児の背臥位姿勢（ 動画 3-2）
生理的屈曲姿勢は，重力の影響により腹臥位と比べ弱くなる．腹臥位同様，頭部は正中位で保持することができないため，一側に回旋している．
（※動画ではキッキングや recoil 現象がみられる）

上げる上肢の支持機能は，発達的に非常に重要である．また，支持機能の発達は，リーチ，接近，把持，操作の基盤となる中枢部の安定性を保障する．

(4) 背臥位の姿勢運動

生理的屈曲姿勢は，重力の影響により弱くなる．そのため，腹臥位と比較し上肢は肩外転，外旋がやや強くなる．股関節の屈曲も弱くなるが，足底が床につくことはほとんどない．腹臥位同様，頭部は正中位で保持することができないため，伸展位で一側に回旋している（▶図 3-15, 動画 3-2）．頭部の左右への回旋は可能であり，頭部の回旋運動は，**新生児の頸の立ち直り反射**（➡108 頁表 3-3 参照）を誘発し，側臥位になることもある．

腹臥位と比べ四肢は体重負荷の影響を受けないため，目覚めて機嫌がよいときには，運動が活発になる．下肢は両側もしくは片側の屈曲，伸展運動（**キッキング**）を行うが，完全に股関節，膝関節が伸展することはない．また，屈筋の筋緊張が強いため，伸展に比べ屈曲方向の運動は速い運動となり（**recoil 現象**），動きも滑らかではない（安定性のない運動）．体幹にも左右の側屈運動がみられる．

(5) 座位の姿勢運動

新生児にとって座位は機能的な姿勢ではない．体幹を支えることで，瞬間的に頭を挙上するが，すぐに落ちてしまう．体幹の支えがない状態では

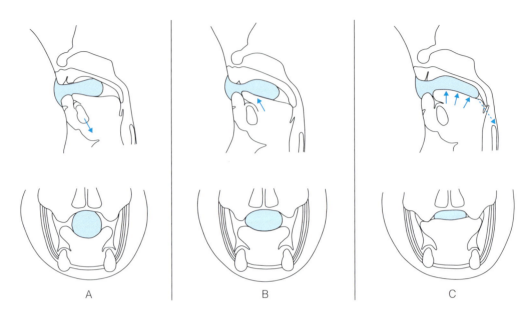

▶図 3-16 新生児の吸啜運動
口唇を乳房に密着させ,上下は口蓋(吸啜窩)と舌により,横側はビシャの脂肪床で乳首を包み込むように固定する.下顎と口唇が開き(下がり),舌の後方と軟口蓋が下へ下がり始め,同時に吸引圧も大きくなる(A).舌の後方の位置が最も下がったとき,吸引圧は最大となり,乳管は拡張し,乳汁が口腔内へ流れ込む.下顎と口唇が閉じ(上がり),舌の後方はやや上昇し,吸引圧は低下する.このとき口腔内の乳汁は軟口蓋の下を流れる(B).舌と軟口蓋はもとの位置に戻り,乳汁は咽頭を通り食道へ流れ込む(C).
〔椎名英貴,他:標準言語聴覚障害学 摂食嚥下障害学 第2版.p58,医学書院,2021より転載〕

股関節から曲がって前に崩れてしまう(▶動画 3-3).

(6) 立位の姿勢運動

自分で立位をとることは不可能であるが,腋窩で子どもを支えて立位にすると,原始反射である**陽性支持反射**により下肢で体重を支えることができる.また,この状態で前方に重心を傾けることで,左右交互の歩行運動がみられる(**自動歩行**)(→108頁表3-3参照).

C 上肢・手指の運動

腹臥位,背臥位とも肩甲骨挙上,肩関節内転,肘関節屈曲し,体側に上肢があることが多い.腹臥位では,上肢は体重負荷されているため運動は少ないが,背臥位では重力やGMsにより,自分の身体から離れていく方向に動かすことができる.しかし,屈筋の筋緊張が高いため上肢の全可動域範囲の運動は難しく,肩関節を90°以上に動かすことはまれである.

手指は屈曲していることが多いが,肩関節の外転,肘関節の伸展に伴い手指の屈曲が緩むことはある.新生児の上肢,手指の運動,たとえば目で見たものに手を伸ばしたり(リーチ),把持したりすることは観察されない.また,物が手掌に触れたときに反射的に物を握る**手掌把握反射**(→108頁表3-3参照)があるが,握った物を随意的に離すこと(リリース)はできない.

しかし,新生児でも,重力の影響を最小限にし,姿勢を安定させ(半座位でチャイルドシートにもたれて座っているような姿勢),対象物を手の届く範囲に置くことで,手を伸ばす行動がみられる.これは**プレリーチング**(pre-reaching)と呼ばれ,脊髄の central pattern generator (CPG) により発現されていると考えられており,3~4

▶動画3-3

か月ころから始まるリーチとは中枢神経系のメカニズムが異なるとされている[12]（➡NOTE **7**）.

d 口腔運動 （➡50 頁参照）

　新生児の摂食は，前述した口腔形態と原始反射による自動的な運動により保障されている．舌や下顎の運動，吸啜運動，嚥下は胎齢 10〜20 週ころよりみられるようになるが，反復した吸啜と嚥下の協調運動がみられる時期は 31 週ころである[13].

　摂食に重要な原始反射は，**探索反射**，**吸啜-嚥下反射** （➡108 頁表 3-3 参照）である．探索反射は口周辺の触覚刺激により，刺激の方向に顔を向ける反射であり，視覚機能が十分に発達していない新生児が乳房や哺乳瓶を探索し口にふくむことに役立つ．吸啜-嚥下反射は，乳首や哺乳瓶を口にふくむことで自動的に下顎，口唇，舌が吸啜運動を開始し，取り込んだミルクを嚥下する反射である．

　新生児は吸啜反射によりミルクを取り込むが，その際の口腔運動は**サックリング**（suckling）といわれる．サックリングは下顎と口唇の上下運動と舌の前後運動（蠕動様運動）を特徴とし，下顎，口唇，舌がそれぞれ一つの単位として働く．下顎と口唇が開くと舌の後方が下がり（舌の前方への運動）ミルクを吸い，下顎と口唇が閉じると舌の後方が上がり（舌の後方への運動）嚥下するという 2 つのパターンをリズミカルに繰り返すことでミルクを取り込む（▶図 3-16）[14].　新生児は 1 回の吸啜で 1 回の嚥下が引き起こされる.

●引用文献

1) 今川忠男：運動学習・5 運動発達と運動学習；発達知識の理学療法・作業療法への応用．PTOT ジャーナル，307-313, 1988

2) Bly L：Motor skills acquisition in the first year：A nillustrated guide to normal development. pp137-211, TherapySkill Builders, 1994

3) Davis BE, et al：Effects of sleep position on infant motor development. Pediatric 102：1135-1140, 1998

4) Evolution of the spine. Savitri Cultural Journals #482, 2015

NOTE

7 central pattern generator（CPG）
　主に脊髄にある決まった運動パターンを生成する神経回路網である．歩行，呼吸などのリズミカルな運動をつくり出している．上位の中枢神経からの命令がなくとも運動パターンを生成できるという特徴がある.

https://savitri.in/blogs/savitri-cultural/51-evolution-of-the-spine（2024 年 5 月 29 日閲覧）

5) Álvares BR：Normal findings on chest x-rays of neonates. Radiol Bras 39：435-440, 2006

6) リリー・M・S・デュボヴィッツ，他（著），奈良勲，他（監訳）：早産児と満期産児のためのデュボヴィッツ新生児神経学的評価法　原著第 2 版．p66, 医歯薬出版，2015

7) イリングワース RS：山口規容子（訳）：ノーマルチャイルド．p116, メディカル・サイエンス・インターナショナル，1994

8) de Vries JIP, et al：The emergence of fetal behaviour. I. Qualitative aspects. Early Hum Dev 7：301-322, 1982

9) de Vries JIP, et al：Normal fetal motility：an overview. Ultrasound Obstet Gynecol 27：701-711, 2006

10) Prechtl H：Qualitative changes of spontaneous movements in fetus and preterm infant are a marker of neurological dysfunction. Early Hum Dev 23：151-158, 1990

11) Einspieler C, et al：Prechtl's assessment of general movements：a diagnostic tool for the functional assessment of the young nervous system. Ment Retard Dev Disabil Res Rev 11：61-67, 2005

12) von Hofsten C：Eye-hand coordination in the newborn. Developmental Psychology18：450-461, 1982

13) Nyqvist KH：Early attainment of breastfeeding competence in very preterm infants. Acta Paediatr 97：776-781, 2008

14) 椎名英貴，他：標準言語聴覚障害学　摂食嚥下障害学　第 2 版．p58, 医学書院，2021

2 1〜2 か月

a 姿勢と粗大運動

(1) 全身運動（GMs）

　出生時から 8 週ころまでみられる全身運動

(GMs) が writhing movements であるが，6週以降（通常は9週ころ）から徐々に fidgety movements（動画 3-4）と呼ばれる新たなパターンをもったGMsへと変化する．

fidgety movements は，頭部，体幹，四肢が速度を変化させながら，あらゆる方向の円を描くような運動であり（図 3-17）[1]，子どもが何かに注意を集中している間を除いて，覚醒中は連続してみられ，15～20週ころまで観察される．fidgety movements の出現は，脳の皮質と皮質下における活動性の同期やシナプス形成の急速な増加などに基づくと考えられている．

(2) 腹臥位の姿勢運動

生理的屈曲は新生児に比べ減少し，上肢は外転，外旋，下肢は伸展が増大し四肢が体幹から離れて運動をする．下肢の伸展により股関節，膝関節の屈曲は残るものの骨盤が床につくようになる（図 3-18，動画 3-5）．

新生児よりも，回旋を伴う頭部の挙上は高くできるようになり，間欠的な挙上から徐々に持続的な挙上が可能となってくるが，頭部を垂直に挙上した位置で保持することはまだできない．頭部の挙上により，体重はより尾部（体幹，下肢）へと移動するが，しばしば，頭部の挙上に伴い，股関節が屈曲し骨盤が持ち上がることで頭部に体重が移動することがある．これは，頭部の挙上と体幹の伸展により，頸部，体幹，下肢（股関節）の屈筋が伸ばされたこと（伸張）によって屈筋の収縮を引き起こしたためである．

2か月ころまでは，頭部の挙上を主とした抗重力の伸展運動により生理的屈曲を壊すとともに，姿勢保持や運動のための屈筋の発達を開始する時期である．姿勢運動の発達は，伸筋による伸展運動が先行するが，追いかけるように屈曲方向の運動も発達し，伸筋と屈筋が協調的に作用すること

動画 3-4

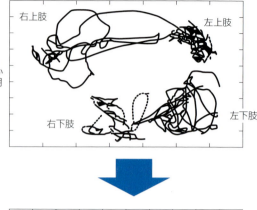

▶図 3-17　生後1か月児と2か月児の全身運動（GMs）の軌跡

背臥位で四肢の運動の軌跡を撮影している．2か月になると円を描くような fidgety movements となる．
〔小西行郎：赤ちゃんと脳科学．p101，集英社新書，2003より一部改変して転載〕

で重力に抗する姿勢（抗重力姿勢）が可能となる．もし，伸筋のみが働けば，頭と背中がつく弓反りのような姿勢となってしまうであろう（図 3-19）．

体幹の伸展を伴う頭部の挙上を繰り返す運動は，上肢の外転，屈曲を促通し，体幹から上肢を離し支持としての機能も発達させる．しかし，この時期は自身の身体を持ち上げるための支持機能としてはまだ不十分であり，前腕で体重を支持し，頭部，上部体幹を保持するだけの肩甲骨の安定性は十分ではない（図 3-18，動画 3-6）．

(3) 背臥位の姿勢運動

生理的屈曲が新生児に比べ減少したため，四肢は伸展，外転，外旋し，床についている．そのため，新生児の背臥位と比較し重力に抗していない

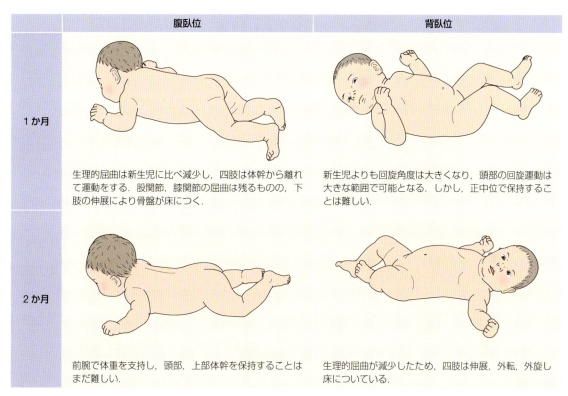

▶図 3-18　1〜2 か月児の腹臥位と背臥位（ 動画 3-5〜7）

ようにみえる（▶図 3-18， 動画 3-7）．頭部は安静時，左右どちらかを向いているが，生理的屈曲の減少により新生児よりも回旋角度が大きくなる．この可動域の増加に加え，頭部の抗重力運動はより発達するため，頭部の回旋運動は大きな範囲で可能となる．しかし，正中位で保持することはまだ難しい．

頭部の回旋は**非対称性緊張性頸反射**（asymmetric tonic neck reflex；ATNR）（➡108 頁 表 3-3 参照）を誘発する．ATNR は新生児では著明ではないが，2 か月くらいから明らかとなる．頭部の回旋範囲の拡大や屈筋の筋緊張（生理的屈曲）の減少が要因の一つかもしれない．

四肢の運動は，fidgety movements も含めかなり多様な運動となる．上肢は床の近くでの肩関節の内外転・内外旋の運動が多く，肩を中心とし上肢が一つのユニットとして動く．しかし，上肢を重力に抗し持ち上げる運動は肩甲骨の安定性（➡68 頁参照）が未発達なため，わずかな範囲にとどまる．

下肢のキッキングは伸展方向の可動域が増し，2 か月になると足底の外側をつけた状態で休むこともできる（ 動画 3-7）．これは下肢の伸展のみでなく腰椎の伸展の増加とも関係している．新生児では，屈筋の筋緊張が強いため，伸展に比べ屈曲方向の連動が速くなる recoil 現象がみられたが，2 か月ではこの傾向は少なくなる．

(4) 座位の姿勢運動

新生児と同様に 1〜2 か月児にとっても座位は機能的な姿勢ではない．胸郭を支えることで，頭部を重力に抗して挙上し，前後にぐらぐらと揺らしながら保持しようとするが，持続的に保持することは難しく最終的には倒れてしまう．

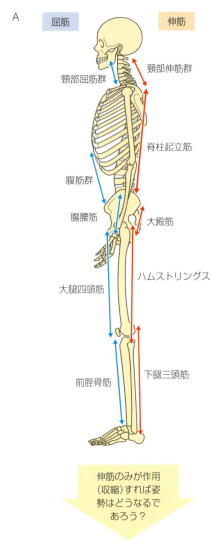

> NOTE
>
> **8 失立（astasia）期**
> テーレンらは，乳児の脚におもりをつけるとステップの回数が減少し脚の屈曲運動も弱くなるが，下半身を水中に沈め浮力を与えたところ，ステップは増加し脚の屈曲運動が強くなることを発見した．この結果から，生後2か月ころに自動歩行がみられなくなるのは，中枢神経系の影響だけでなく，この時期に生じる体重の増加によって筋力が不足するためとした．

(5) 立位の姿勢運動

新生児にみられた陽性支持反応と自動歩行はみられなくなり，下肢は体重を支えることができなくなる．この時期を**失立（astasia）期**[2)]という（→NOTE 8）．

b 上肢・手指の運動と眼球運動

1か月児は把握反射の影響がまだみられるが，新生児期よりも手で握ったものを大人が取ることは容易となる．2か月になると大人が手に置いた物に気づき短時間ではあるが見ようとする．しかし，随意的に物を握り続けることはなく落としてしまう（手関節の掌屈運動に伴い落とすことが多い）．

上肢・手指の運動の多くは意図的であり，私たちは目で見た物に対して手を伸ばし（リーチ），手のかまえをつくり（pre-shaping）（→83頁参照），把持し，操作する（▶図3-20）．そのため，上肢・手指の運動機能と視覚機能は生活を行ううえで関連しなければならない機能である．

新生児の眼球は調整能力がないため，約20〜30cmの距離でのみ焦点が合う．また，対象物の色や形などの情報を鮮明に処理する**中心視**と関連する網膜の中心窩は未成熟な状態である．さらに，中心窩から脳に伝達する視覚経路の発達も誕生後から始まる（→NOTE 9）．

それに対し，**周辺視**に関連する脳の視覚経路は，出生の2か月前から始まり生後3か月までに完成する．このことから，新生児の視覚は主に周

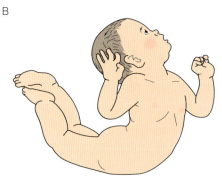

▶図3-19 抗重力姿勢の発達に必要な伸筋と屈筋の協調
A：屈筋と伸筋の作用．B：伸筋のみが働くと，頭と背中がつく弓返りのような姿勢となってしまう．

2 運動機能の発達 59

リーチ(到達)機能 reach	接近機能 approach	把持機能 grasp, pinch	操作機能 operation
対象物に対し方向や距離を調整する機能（主に肩・肘関節の運動）	対象物の形や向きなどに応じて手のかまえ(pre-shaping)をつくる機能（主に前腕，手関節，手指の運動）	対象物をつかむ，つまむ機能（主に手指の運動）	対象物を操作，使用する機能（主に前腕，手関節，手指の運動）

▶図3-20　上肢・手指の機能

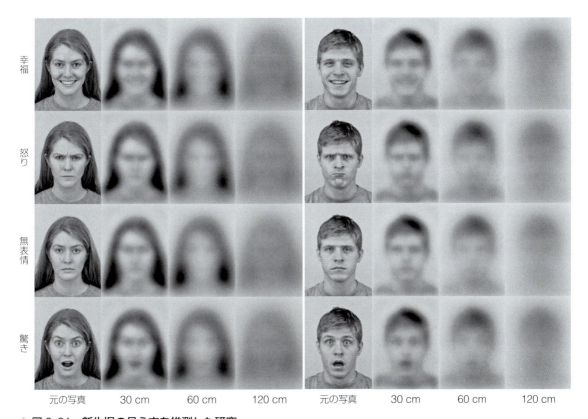

▶図3-21　新生児の見え方を推測した研究
30 cmが焦点が合う距離といわれているが，30 cmでもぼやけている．しかし，幸福（笑顔），驚きの表情はとらえることができる．
〔von Hofsten O, et al：Simulating newborn face perception. J Vis 14, 2014 より　一部改変して転載〕

NOTE

9 中心窩

中心窩は明るい環境で働く錐体細胞が網膜上で最も多い部分である．また，視覚的解像度が高い領域で色や形を把握するうえで重要な部分である．視線を向けたものは，中心窩においてとらえられ脳に伝達される．

辺視によるものであると考えられている．中心視は視力（新生児の視力は0.01～0.02程度）とも関連するため，新生児は，焦点が合う距離でも，解像度が低くぼんやりとした像を見ている（▶図3-21）[3]．

5週ころから単眼ではあるが，ある程度の固視（じっと見る）が可能となる．物を詳細に見るためには固視が重要であるが，動く物体を見る，見

ている視点を移すには眼球運動が必要となる．新生児はスムーズに対象物を追う追従性眼球運動（追視）は難しいが，**衝動性眼球運動（saccade movement）**はみられる．通常，衝動性眼球運動は，固視していたものからほかのものへ視線を移す両眼性の運動であるが，2か月未満の児では，1回の衝動性眼球運動で視線を移すことができず，小さい衝動性眼球運動を繰り返すことでほかの対象物に視線を移す．

2か月を過ぎるころになると**両眼固視**がみられるようになり，頭部と眼を対象物に向け，あたかも上肢でとろうとしているかのように上肢の運動が活発になる（▶動画3-8）．しかし，この運動はランダムな動きで対象物に向いていない．

動いている物を目で追う追視は，頭部の回旋運動を伴うため，頭部の運動発達と関連して2か月ころよりみられるようになる．背臥位で追視が180°可能となる時期は，頭部を正中位で保持できる3か月ころである．2か月では追視は90°程度可能となるが，左右両端各約45°，合わせて約90°の範囲である（▶図3-22）．

頭部は楕円形をしているため，背臥位では正中線に近いほど頭部の回旋運動をコントロールすることは難しい．そのため，追視も正中線に近いほど難しく，頭部の回旋運動コントロールの発達と同様に，左右耳側から正中位方向（鼻側）に向かって制御できるようになる．正中位方向から耳側への追視がスムーズになるのは生後6か月ころである．

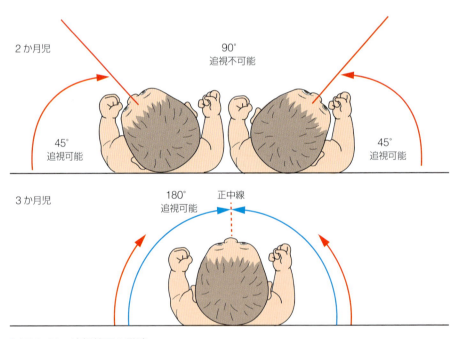

▶図3-22 追視範囲の発達
頭部の回旋運動コントロールの発達とともに正中線に向かって追視範囲は広がる（赤矢印：2か月児の追視可能範囲，青矢印：3か月児の追視可能範囲）．

▶動画3-8

c 口腔運動

新生児と同様にサックリングによりミルクを取り込むが，頭部の運動が増加することで，吸啜-嚥下と呼吸のタイミングが合わず，むせることがある．また，2か月ころになると外界の刺激（母親の顔，テレビや人の音など）により哺乳が中断されやすくなる「遊び飲み」がみられるようになる．これは，刺激によって自動的に引き起こされる吸啜-嚥下反射に続く随意的な摂食行動の始まりとも考えることができる．

● 引用文献

1) 小西行郎：赤ちゃんと脳科学．p101，集英社新書，2003
2) Thelen E, et al：The relationship between physical growth and a newborn reflex. Infant Behav Dev 7：479-493, 1984
3) von Hofsten O, et al：Simulating newborn face perception. J Vis 14：16, 2014

3 3〜4か月

a 姿勢と粗大運動

1〜2か月は，背臥位で全身運動（GMs），腹臥位では頭部の挙上を主とした運動が活発にみられる時期であった．

3〜4か月は，これらの運動を基盤とし姿勢が正中線上で対称的に安定する（midline stability）時期である．筋の機能からみた運動発達（➡45頁参照）において，運動性のあとに安定性が発達することを説明したが，新生児と1〜2か月は運動性，3〜4か月は安定性にあたる時期である．

(1) 定頸

3〜4か月の代表的な運動のマイルストーンとして定頸（一般的には「首がすわる」）がある．定頸により，頭部を重力に抗して垂直に保持し，さまざまな方向に運動を行うことができる．頭部には，外界を把握するために不可欠な目，耳，鼻

などの感覚器官がついている．定頸はこの機能を有効に発揮するために必要となる．音の方向に振り向く，興味のある物に目を向け，じっと見続けるなど，外界を把握・探索するには感覚器官と運動器官（頭部の運動と安定）が一緒に働かなければならない．

定頸の定義は定まっておらず，体幹を垂直にしたときに頭部を垂直に維持できること，外乱（外部からの力）により頭部の位置が垂直位から偏位した際，この傾斜角度を感じとり，素早く垂直位を保つことができることなどさまざまな定義がある．前者は重力に抗し保持できる能力，後者は**迷路性・視覚性立ち直り反応（➡111頁表3-4参照）**の成熟を定頸と定義していると思われる．

小児リハビリテーションでは，定頸と類似した用語として，頭部のコントロール（head control）を使用することも多い．頭部のコントロールには，以下の3つの要素が必要である．

①重力に抗して頭部を挙上し保持できる
②頭部の位置が垂直位から偏位した際，この傾斜角度を感じとり，垂直位を保つことができる（迷路性・視覚性立ち直り反応）
③ほかの身体部位の運動と分離して自由に運動ができる

①②は前述の定頸にあたるが，頭部のコントロールには③が含まれる．たとえば，机の上で文字を書く際，頭部は下を向いている．もし③の機能がなければ，②により，頭部の位置は垂直位から偏位しているため，この傾斜角度を感じとり，垂直位に戻そうとするだろう．①②は頭部を重力に抗して保持し，バランスを保つには必要な機能であるが，日常生活をするうえでは③の能力が不可欠である．

(2) 腹臥位の姿勢運動

3〜4か月は，左右の前腕で身体を支持し，正中位で頭部の挙上を保持することができるようになる．この姿勢を on elbows（puppy position）という（▶図3-23BC，▶動画3-9，NOTE⑩）．

新生児の上肢は，内転し体幹についている状態

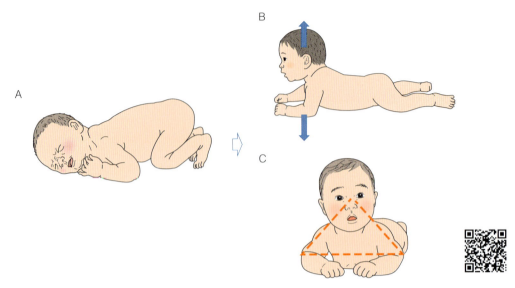

▶図 3-23　3〜4 か月児の腹臥位（ 動画 3-9〜11）
A：新生児．上肢は内転し，肘は後方で体幹についた状態．B：3〜4 か月．上肢は外転・挙上し，体幹から離れ肘は前方に位置することで左右の前腕で対称的に体重を支持できる．前腕での支持は頭部，上部体幹を重力に抗し上方へ押し上げる．C：3〜4 か月．正面から見ると頭部，両肘関節を結ぶ対称的な三角形の形となる．両肘関節を支持基底面とし，その上に頭部が位置することで安定した姿勢となる．

NOTE

10 on elbows（puppy position）
puppy は子犬という意味であり，子犬の腹臥位に似ていることから，このようにいわれている

であるが，3〜4 か月児は，上肢は外転，挙上し体幹から離れ，肘は前方に位置し，前腕で身体を支持できる．前腕での支持は，頭部，上部体幹を上方へ押し上げることを促通し，頭部の挙上と挙上した位置での保持をより発達させる．

また，前腕での支持とそれに伴う抗重力方向への押し上げ能力の発達は，頭尾方向への脊柱の伸展を促し，重心を尾部に移動させ胸椎，腰椎の伸展活動をも引き起こす（ 動画 3-10）．3〜4 か月では，抗重力の伸展が頸椎から胸椎へ発達し，頭部，上部体幹まで伸展が可能となり，5〜6 か月では腰椎まで抗重力の伸展が可能となる．

on elbows の姿勢で頭部を挙上したまま回旋することも可能であるが，回旋時に頭部が下方に落

ち，挙上の高さが低くなることも多い．これは，安定性の次の発達段階である安定性のうえに築かれた運動性（→46 頁参照）が不十分なために生じる現象であり，頭部，上部体幹，肩甲骨のさらなる安定性が獲得されることで，挙上した高さの位置を保ったまま頭部を回旋することが可能となる．

前腕での支持とそれに伴う身体を抗重力方向へ押し上げる能力は，肩甲骨の安定性の発達と関連する．肩甲骨の安定性には外転筋である前鋸筋が重要となるが，この時期から前鋸筋の働きは活発となり，肩甲骨は胸郭上に安定するようになる．しかし，前腕で床面を押し，頭部，上部体幹を持ち上げ，下部体幹や大腿部に体重移動をすることはかなりの努力を要する．

それでも，頭部，身体を持ち上げ，その姿勢を保持しようとする理由は，周囲を見たいという探索欲求があるためである．子どもは，見るために頭部，身体を持ち上げ，見続けるためにその姿勢を保持する（ 動画 3-11）．そして，運動を繰

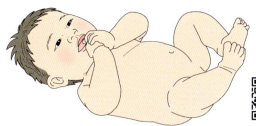

▶図 3-24　3～4 か月児の背臥位（▶動画 3-12, 13）
頭部は正中線上で保持できる（対称的に安定する）．上肢と下肢も身体の正中線上に近づき，上肢・下肢の両側性の屈曲方向への抗重力運動が可能となる．両上肢を内転させる運動が可能となり，胸の前で手を合わせる，両手を口にもっていくなどの運動がみられるようになる．

り返すことで，より持続的な姿勢保持が発達する．

(3) 背臥位の姿勢運動（▶図 3-24）

3～4 か月児は，身体の正中線上に上肢と下肢が近づき，上肢・下肢の両側性の屈曲方向への抗重力運動が可能となる（▶動画 3-12, 13）．

1～2 か月児は，頭部は伸展を伴う回旋や側屈となることが多かったが，3 か月ころになると頭部を正中線上で保持する（対称的に安定する）ことが可能となる．この際，頸部は過伸展することなく伸筋と屈筋の両方が協調的に働くことで，下顎を軽く引いた状態で頭部を保持できる．

体幹においても胸筋や腹筋といった屈筋が活動することで，正中線方向に両上肢を内転させる運動が可能となり，胸の前で手を合わせる，服を触る，両手を口にもっていくなどの運動がみられるようになる．下肢も股関節屈曲，内転の運動が可能となり，短時間であれば左右対称的に空間で保持できる．

下肢の対称的な空間での保持は，4 か月になるとより高い位置で持続的に持ち上げられるようになる．このことで，支持基底面が狭く，重心が高くなることで姿勢は不安定となり，骨盤と下肢が一側に倒れてしまい側臥位になることもある．これは，**偶発的寝返り**（accidental rolling）といわれ，活発な児では，この運動を楽しみ繰り返す．

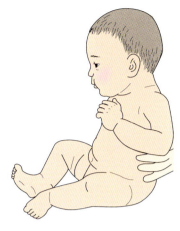

▶図 3-25　3～4 か月児の座位
肩甲骨の挙上と内転，肩関節の伸展を用い，代償的に頭部と体幹を抗重力位に保持する．

(4) 座位の姿勢運動

3～4 か月では，自分では座位になることはできない．3 か月は，大人が座位にし，胸郭を垂直に支えれば，頭部を挙上し保持することができる．また，見たいものがあれば，頭部を回旋することも可能である．

3 か月児にとって，座位で頸部の伸筋と屈筋を協調して活動させ，頭部を重力に抗して保持することは難しい活動である．そのため，肩甲骨の挙上と内転，肩関節の伸展を用い，代償的に頭部と体幹を保持することもみられる（▶図 3-25）．このような，上肢の**ハイガード**（high guard）姿勢は，抗重力姿勢の保持がより必要となる立位や歩行の開始時期にも繰り返しみられる代償運動である（→NOTE 11．90 頁図 3-56 参照）．

4 か月ころになると，体幹の抗重力伸展活動

> **NOTE**
>
> #### 11 肩甲骨・肩関節筋群による体幹の保持
>
> 本来は上肢に作用する筋であるが，頸部，体幹の伸展にも作用する，広背筋，僧帽筋（広背筋：肩関節伸展，僧帽筋：肩甲骨挙上，内転）を用いることで頸部，体幹を抗重力に保持しようとする．

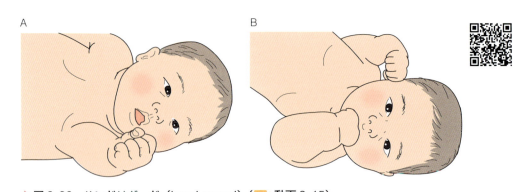

▶図3-26 ハンドリガード（hand regard）（ 動画 3-15）
A：自分の手を動かしながら比較的長い時間じっと見る（ハンドリガード），B：ハンドリガードのあと，口にもっていく．

は，さらに尾部まで発達し，腹部を支えることで10分程度，座位姿勢を保持できるようになる．また，3か月でみられたハイガードもほとんどみられなくなる．

（5）立位の姿勢運動

1～2か月の失立期の時期を過ぎ，3か月児は体幹を支えることで，短時間ではあるが再び立位で体重を支えることができるようになる（ 動画 3-14）．4か月になると，立位の安定性はやや高まり，手や前腕を支えるだけで立位の保持が可能となるが，座位姿勢と同様に，上肢は肩甲骨の挙上と内転，肩関節の伸展による代償運動がみられることも多い．

b 上肢・手指の運動と眼球運動

粗大運動と同様に上肢の運動，眼球運動も，身体の正中線に向かい始める．生活動作における上肢の活動の多くは，身体の正中線付近で行われる．そのため，3～4か月の上肢機能の発達は，小児リハビリテーションを行ううえで非常に重要となる．

この時期から，意図的に対象物に働きかけようとする様子が観察されるが，対象物にリーチし，把持できるほどの発達段階ではない．3か月では，背臥位で子どもの胸部上に物（おもちゃ）があると，両手をおもちゃにぶつけるようなリーチとなる（側方から回しこむような肩関節の外転-内転を主とした速い速度の両側性の運動であり，肘関節も屈曲している）．このような上肢の運動を **swiping** という．これは，肩甲骨を中心とした中枢の安定性が十分でなく，重力に抗してまっすぐにリーチすることが難しいために生じる運動である．

4か月になると対象物へ両手を伸ばす両側性のリーチはより強くなり，肘の伸展も100°程度（肘の完全伸展を180°とした場合）となる．リーチに失敗することもあるが，何度も繰り返しリーチを試みようとする．対象物に触れ続けるためには，上肢を空間で保持し続けることが必要となるが，4か月児は対象物に触れているわずかな時間，空間で保持することができる．また，リーチも外転-内転方向ではなく，上方に向かう（肩関節屈曲）直線的なリーチをするようになる．これらは，肩甲骨を中心とした中枢の安定性の発達と関連する．

手指の把持機能は，3～4か月児はまだ機能的ではない．3か月ではガラガラなどを手に置かれると，しばらくは把持することが可能となるが，操作することは少なく，肩，肘，前腕が運動することで把持がゆるんで落としてしまう．4か月に

動画 3-14

なると，対象物に触れると手指は開くことが多いが，自分で把持することはまだ難しい．しかし，把持した対象物を肩，肘の屈伸で振ることや，口にもってくることは可能となる．片手で把持した際に，反対側の手も対象物にもってくることもあるが，持ち替えや両手での操作はできない．

(1) ハンドリガード（hand regard）

この時期は，自分の手を比較的長い時間じっと見るハンドリガードを行う（▶図 3-26, ▶動画 3-15）．多くの場合は，じっと見るだけでなく，手を動かし，その後，手を口にもっていく．ハンドリガードは，「目に見える手」と「運動の感覚（固有受容感覚）として感じている手」を同一化するプロセスであり，自分の身体を自分の身体であると知覚するうえで重要である．最後に，手を口にもっていくことは，この時期の子どもにおいて優れた感覚器官である口を用いて自身の身体を触覚により確認するプロセス（「動いていた手は自分の手である」）であるとも考えられる．

自分の身体の知覚を身体図式という．**身体図式**は，「脳に備えられている身体の地図である．これらの地図には身体各部の情報と各部間の関係に関する情報，そして各部が行うことのできた運動すべてについての情報が含まれている」[1]と定義されている．子どもが外界にかかわるうえで，正確な自己の身体の地図（身体図式）は重要となる．

たとえば，座位で手を伸ばして前にある物を取るには，自分の腕の長さや座位のバランス能力などの正確な身体図式が必要となる．もし，身体図式が正確でなければ，物に手が届かなかったり，手を伸ばした際にバランスを崩して倒れてしまうかもしれない．

(2) 目と手の協調（eye hand coordination）

目と手の協調とは「目と手の動きが時空間的に協調する仕組み」であり，3〜4 か月から目で見た物に対し手を伸ばす（リーチ）ようになる．

新生児は単眼固視であるが，2 か月児は両眼固視，追視機能が発達し，頭部と眼を対象物に向け

> **NOTE**

> **12 融像**
> 左右の網膜像に映った像を一つにまとめて一つの像として認識する働きのことである．

> **13 輻輳運動**
> 近くの物を見るときに両眼を寄せ（内側へ向くように眼球が内転する）焦点を合わせる運動である．

ることが可能となる．しかし，2 か月児は手でとろうとするかのように上肢の運動は活発になるが，手を伸ばすことはできなかった．

2〜4 か月にかけて両眼固視が可能となることで両眼の融像が発達する（➡NOTE 12）．このころに眼球の輻輳運動も発達する（➡NOTE 13）．また，追視も 3 か月には 180° 可能となり，対象物の動きに追従した眼球運動が可能となる（➡60 頁図 3-22 参照）．

上肢・手は，全身運動（GMs）や身体の支持，ハンドリガードなど多様な感覚運動経験により運動機能，感覚機能を発達させると同時に，「自分の上肢・手」として身体図式に取り込む．

このように，目と手は別々の発達過程を経て，3〜4 か月で目と手の協調運動が始まる．この時期の目と手の協調運動の特徴は，視野のなかに手と対象物の両方が入っているときに対象物に手を伸ばすことである．もし，視野のなかに対象物しか入っていなければ，手ではなく口で取りにいくことも多い．手が視野外にあっても，見た対象物に手を伸ばすことができるようになるのは，6 か月ころである．

(3) 手と口（hand to mouth）

3〜4 か月は「手と手」（▶図 3-24），「手と口」（▶図 3-26B），「手と目」（▶図 3-26A）の 3 つの関係がみられるが，そのなかでも手を口にもっていく（hand to mouth）「手と口」が多くみられる．これは，口周囲の三叉神経領域の感覚の成熟が早く，子どもにとって口が環境の探索器官として非常に優れているためである（➡NOTE 14）．

NOTE

14 手の感覚の発達

手の感覚（脊髄視床路の髄鞘化）は口の感覚（三叉神経）と比較して成熟が遅く，手の運動機能も対象物を操作し探索するほどの機能を有していない．

また，背臥位では，重力に抗して上肢を空間で保持することが難しいため，胸，口に手がくることが多いことも理由の一つとしてあげられる．

手と口との関係は，**自己調整機能**（self-regulation）とも関連する．乳児が自分を落ち着けたい，鎮めたいときに手を口にもっていき指しゃぶりを行う．指を吸うことで得られる触圧覚刺激は抱っこされる感覚と同様に，鎮静に働く感覚刺激である．また，吸う運動は一定のパターン化されている運動リズムであり，これも鎮静に働く作用がある．

手を口にもっていくことが難しい運動障害がある児のなかには，寝つくことが難しい児や，泣き始めると母親がずっと抱っこしなければいけない児もいる．

さらに，手と口の関係は口腔運動の発達においても重要な役割を果たす．

C 口腔運動

舌の前後運動と下顎・口唇のリズミカルな上下運動が特徴であるサックリングが優位であるが，口腔，咽頭の構造が変化し始めること，定頸し頭部が安定すること，口唇も正中線での安定性が増すことで摂食に変化がみられるようになる．

口腔，咽頭の構造の変化として，ビシャの脂肪床が消失し始め，上顎骨の形状が変化することで口腔内の容積が広くなってくる．この時期までは，口腔内が狭いことが舌の運動方向を制限し母乳や哺乳瓶からの吸啜運動を有利にしていた．しかし，半固形物や固形物を咀嚼し嚥下するには，舌の上下，側方への運動が不可欠である．口腔内の容積拡大は，舌の運動範囲を拡大するうえで重要な発達である．

成人の咽頭の長さは，新生児の約3倍である．3か月ころより咽頭が下降し，伸張し始める．このことで，中咽頭の幅が拡大し吸気と食物の通り道は交差するため，むせることも増えてくる（➡ 51頁図3-11参照）．

定頸し頭部が安定することは，舌や下顎の運動発達において重要な役割を果たす．舌は複数の筋肉で構成されている筋肉の塊であるが，舌の筋肉は，舌の位置を動かす外舌筋と舌の形を変える内舌筋に分かれる．そのうち外舌筋は頸部にある舌骨を起始とするものがあるため，外舌筋が機能的に運動するためには頸部の安定性が重要となる．定頸により頸部の安定性が得られることは，舌の運動において非常に重要である（安定性のうえに築かれた運動性）．

3か月ころになると自身の手を口に入れることができるようになるが，これまで乳児の口に入るものは乳房や哺乳瓶であった．これらは乳児の口の大きさと比較するとかなり大きく，口に入れば吸啜-嚥下反射により母乳やミルクを得ることができた．しかし，自身の手を口に入れ吸っても母乳やミルクは出てこない．このことは，**吸啜反射**の統合（消失）と関連する．また，手は乳房や哺乳瓶に比較し大きさが小さいため，手を口にくわえた（口唇を閉じた）まま，舌や下顎を動かすなど，口唇，下顎，舌の運動に多様性が出てくる．

この運動の多様性は，4か月ころの哺乳時の口腔運動にもみられ，上唇と下唇の中央で乳首や哺乳瓶を保持したまま下顎を上下に動かすことができるようになる．持続的な口唇の閉じは，このあとの，固形物の嚥下やスプーンでの摂食において重要な役割を果たす．

●引用文献

1) A・ジーン・エアーズ（著），佐藤剛（監訳）：子どもの発達と感覚統合．p96，協同医書出版社，1982

4 5〜6か月

a 姿勢と粗大運動

3〜4か月は, on elbows や背臥位で両手を合わせるなど正中線上での対称的姿勢の安定性(midline stability)を獲得する時期であった.

5〜6か月は, 屈筋と伸筋の筋活動が増すことで, 背臥位, 腹臥位での重力に抗した姿勢運動が最大となり, 対称的な姿勢運動はより発達する. また, それを基盤とした側方への体重移動や姿勢コントロールが発達し, 多様な姿勢運動がみられる時期である. さらに, 寝返りが可能となることで, 背臥位でとどまることは少なくなる. 背臥位の粗大運動の発達はこの時期に終了する.

(1) 腹臥位の姿勢運動

腹臥位での代表的な姿勢運動として, on hands (▶図3-27B, ▶動画3-16), airplane (swimming) (▶図3-27 C, 図3-29), on elbow (▶図3-28) がある. 3〜4か月ころより腹臥位は子どもにとって機能的な姿勢となり始め, 5〜6か月で遊ぶ際の主な姿勢となる.

頭部から尾部方向への抗重力伸展運動は3〜4か月で頸椎から胸椎まで発達し, on elbows の姿勢が可能となった. 5〜6か月ではさらに尾部方向(腰椎, 股関節)まで抗重力伸展運動が発達し, on hands, airplane が可能となる.

on hands と airplane は独立した姿勢運動ではなく, 子どもはこの2つの姿勢を繰り返し行き来する. on hands の姿勢から手の支持をはずし airplane となり, 再び身体を手で持ち上げ on hands となる(▶図3-27, ▶動画3-17). on hands になる際に床を押す力が強い場合, 後方へ身体が移動することもある. 子どもは, この活動を感覚運動遊びとして, 声を出しながら楽しみ繰り返す. また airplane も, この姿勢で静止しているわけではなく, 脊柱を伸展した状態のまま泳いでいるかのように上肢・下肢を交互に動かす. そのため, airplane を swimming と呼ぶこともある.

on elbow は片方の前腕・肘で支持する姿勢で

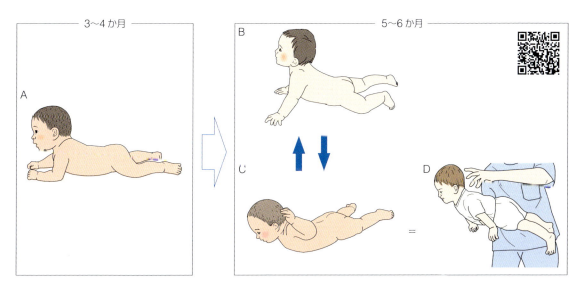

▶図3-27 5〜6か月児の腹臥位
A: on elbows. 頸椎から胸椎へ抗重力の伸展運動が発達することで頭部, 上部体幹まで伸展が可能となる. B: on hands (▶動画3-16). C: airplane (swimming). 頸椎から腰椎, 股関節まで抗重力の伸展運動が可能となる. 子どもは楽しみながら, BとCの姿勢を繰り返し行き来する(感覚運動遊び) (▶動画3-17). D: 姿勢反射・反応としてはランドー(Landau)反応がある.

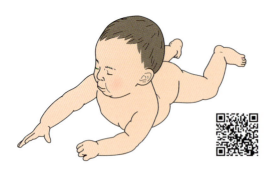

▶図 3-28　on elbow（動画 3-18）

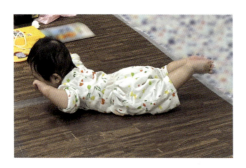

▶図 3-29　airplane（swimming）

あり，腹臥位で興味あるものに手を伸ばす際にみられ（動画 3-18），この時期にみられるほかの腹臥位姿勢（on hands, airplane）とは異なる要素をもつ．5～6 か月は，対称的な姿勢運動がより発達する時期であるが，on elbow は非対称な姿勢運動である．人は空間で姿勢を安定させるだけでなく，ほかの姿勢に移行すること（姿勢変換）や移動することも必要である．

　人の移動手段としては，ずり這い，四つ這い，歩行などがあるが，いずれも上肢・下肢の左右どちらか一側で体重を支持し，もう一方の上肢・下肢を振り出すことが必要となる．振り出した上肢・下肢は，次には体重を支持する側となり，支持側は振り出す側となる．支持側と振り出す側，すなわち安定性と運動性を交互に繰り返すことで移動は起きる．また，座位から四つ這いや膝立ちから立位などの姿勢変換は，一側の坐骨や下肢に体重を移動させること，すなわち側方への体重移動が不可欠である．

　on elbow は，腹臥位で興味のあるものを触ろうと手を伸ばすために行う姿勢運動であるが，どのようにして獲得するのであろうか．通常，私たちが腹臥位（on elbows）で手を伸ばすには，左右どちらかに体重移動をしたのち手を伸ばす．しかし，側方への体重移動を意図的に行ったことがない子どもに，この新しい方法は不可能である．

　子どもは，これまで行ってきた対称的な抗重力伸展運動を用い，より高く身体を持ち上げることで一側の上肢を浮かし，手を伸ばす．しかし，側方へ体重移動していないため，手を伸ばした側に姿勢は崩れる（動画 3-18）．ここで重要なことは，姿勢は崩れるものの，瞬間的には一側で体重を支持する経験ができたということである．

　子どもは繰り返しこの方法で手を伸ばそうとし，一側で体重を支持する感覚運動経験を積み重ねていくことで，意図的に側方に体重移動し手を伸ばすことが可能となる．運動発達の原則の一つである，矢状面（伸展屈曲）から前額面（側方）そして水平面（回旋）への姿勢制御を思い出してほしい（➡45 頁参照）．

①肩甲骨の安定性

　3～4 か月の on elbows と同様に on hands も上肢の支持機能（特に肩甲骨の安定性）の発達に重要な姿勢運動であるが，上肢操作においても重要な意味をもつ．手指を中心とした末梢の操作性には中枢部の安定，なかでも肩甲骨の安定性は不可欠である．

　上肢と体幹をつなぐ肩甲骨は，鎖骨を介して連結している．しかし，連結する 2 つの関節（胸鎖

> **NOTE**
>
> **15 不安定な関節構造**
>
> 　不安定な関節構造は関節可動域を拡大するという利点もある．肩の運動は肩関節（肩甲上腕関節）の運動のみでなく肩甲骨と胸郭で構成される肩甲胸郭関節の可動域も重要である．肩甲骨の筋は肩甲胸郭関節の運動性と安定性に関与する．

関節,肩鎖関節)の関節面は非常に狭く,不安定な関節構造である(▶図3-30,➡NOTE15)ため,筋肉で安定させる必要がある.乳児のon elbowsやon handsに代表される上肢の支持を伴う姿勢運動は,肩甲骨周囲筋の発達において重要である.

5~6か月のairplaneとon handsを連続的に繰り返す姿勢運動は,肩甲骨に焦点をあてると,肩甲骨の内・外転の運動を繰り返しているといえる(▶図3-31).このような運動を繰り返すことで,肩甲骨の安定性を発達させる.

② **呼吸の発達**(▶図3-32)

主な呼吸パターンは,まだ腹式呼吸であるが,胸式呼吸に変化するための準備として5~6か月

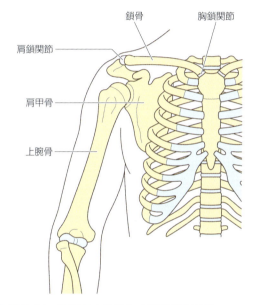

▶図3-30 **肩甲骨と体幹との解剖学的連結**
上肢と体幹をつなぐ肩甲骨は,鎖骨を介して連結している.しかし,連結する2つの関節(胸鎖関節,肩鎖関節)の関節面は非常に狭く,不安定な関節構造である.そのため,肩甲骨に付着する周囲の筋肉が運動を制御するうえで重要となる.

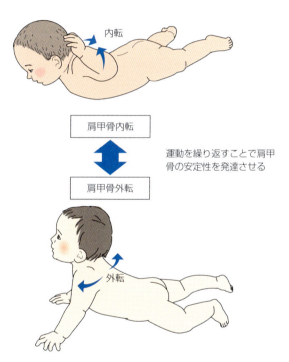

▶図3-31 **姿勢運動と肩甲骨の安定性**

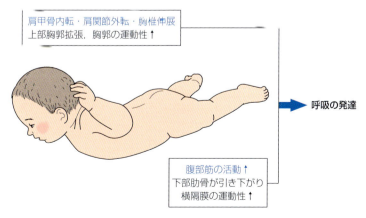

▶図3-32 **姿勢運動と呼吸の発達**

の腹臥位での姿勢運動は重要である．

airplane, on hands を繰り返すことで胸椎，腰椎，股関節は伸展する．airplane の胸椎の伸展と肩甲骨内転，肩関節の外転は上部胸郭を拡張し胸郭の運動性を高めることで胸式呼吸の発達を促す．さらに，胸椎，腰椎，股関節の伸展と同時に腹部の筋が引き伸ばされることで腹部の筋活動が高まり，下部肋骨が引き下がる（下部肋骨に腹部の筋がついているため）．さらに，座位，四つ這い移動，立位・歩行と体幹筋が発達することで，肋骨の位置は成人の斜め下向きに近づいていく（胸郭の形状が成人に近づき，成人と同じ胸式呼吸に移行するのは 7 歳ころである）．

新生児の肋骨は成人と比較して水平であるため，横隔膜の上下運動が少なく呼吸の効率が悪いことを思い出してほしい（➡47 頁図 3-5 参照）．下部肋骨が引き下がることで，下部肋骨に付着している横隔膜の上下運動も大きくなるため腹式呼吸が発達する．

胸郭の輪郭と角度の変化，横隔膜の位置の変化は胸式呼吸を発達させるだけでなく，大きく腹部を膨らませることでより大きく息を吸えるようになる．このことで，長く持続した大きな声を出すことも可能となる．

③平衡反応の発達

人が空間のなかで姿勢を制御するにはバランス能力が必要である．バランス能力は，姿勢が不安定になった際に要求される能力であり，安定した状態であれば必要はない．そのため，バランス能力の発達には，姿勢が不安定となることが不可欠である．姿勢の安定は，支持基底面の広さと重心の位置が関係し，支持基底面が狭く重心が高いほど姿勢は不安定となる．airplane は，支持基底面が狭く，重心が高いため，不安定な腹臥位姿勢である．腹臥位の**平衡反応**（傾斜反応）の出現時期（➡113 頁表 3-5 参照）は 5〜6 か月であり，これは airplane の時期と一致する．

さらに，バランスを大きく崩した際に上肢で支え，身体を保護する**保護伸展反応**も 5〜6 か月に出現する．これは，不安定な姿勢である airplane と上肢で身体を支持する on hands を繰り返すなかで発達する．

(2) 背臥位の姿勢運動

背臥位での代表的な姿勢運動として，bottom lifting（▶図 3-33A）と bridging（▶図 3-33B）がある．

bottom lifting は，背臥位で骨盤と両下肢を持ち上げ両足を空間で保持する抗重力の屈曲姿勢運動である（▶動画 3-19）．足を手でつかんだ

A. bottom lifting

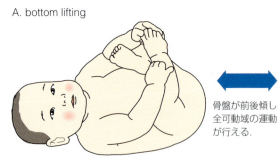

骨盤が前後傾し，全可動域の運動が行える．

骨盤：後傾
股関節：屈曲，外転
膝関節：伸展

B. bridging

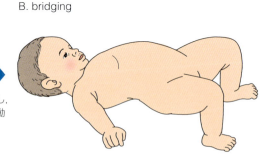

骨盤：前傾
股関節：伸展，内転
膝関節：屈曲

▶図 3-33　5〜6 か月児の背臥位（骨盤の安定性）（▶動画 3-19）

り，足を口にもっていくこともある．骨盤・下肢の持ち上げに比較し頸部を屈曲し空間で保持することは，少しあとになり7か月ころに可能となる．

生後4か月ころより両下肢を持ち上げる運動を行うが，このころは腹筋を用いた骨盤後傾と下肢の屈曲を用いる．また，骨盤を体幹に固定するための体幹筋が未発達であるため，下肢を持ち上げた状態で保持することが難しく，一側に倒れてしまうことも多い．5～6か月になると，骨盤後傾を伴わずに対称的に両下肢を空間に持ち上げられるようになり，膝関節を伸展し下肢を垂直に保持することもできるようになる．これは，体幹筋の発達により骨盤が安定したことで，下肢の運動の多様性や自由度が増したためである．

下肢のみでなく上肢の運動範囲も拡大する．3～4か月は，肩甲骨を中心とした中枢の安定性が十分でないために，重力に抗して上方へまっすぐにリーチすることが難しかったが，5～6か月では，物をつかむために上方に向かって片手もしくは両手を自由にあげることができるようになる（▶動画3-20）．つまり，下肢と同様に上肢を空間で保持できるようになる．

bridging は，両足底を床につけた状態で股関節を対称的に伸展する姿勢であり，立位・歩行において重要な股関節伸展筋の発達のみでなく，足関節の安定性の発達に重要である．bridging で殿部を持ち上げた際，足底が支持点となるには足関節が安定しなければならない．また，bridging で殿部を持ち上げる際の足関節の運動は，歩行中（踵接地時）の足関節と同じ運動パターンである．

①骨盤の全可動域の運動性と安定性

子どもは，腹臥位と同様に，bottom lifting と bridging の2つの姿勢を繰り返し行き来する．この2つの姿勢運動を骨盤に注目して分析する

▶動画3-20

NOTE

16 骨盤の運動性と安定性

骨盤は体幹と股関節に挟まれている骨であるため，骨盤の運動性と安定性は，股関節筋と体幹筋により決まる．

と，bottom lifting では腹筋と股関節屈筋が働き骨盤後傾，bridging では背筋と股関節伸筋が働き骨盤前傾となり，骨盤の全可動域の運動を行っている（▶図3-33）．この運動を繰り返すことで骨盤の運動性と安定性を獲得する．

子どもの運動発達において，座位の獲得は重要なマイルストーンであるが，座位が安定するには床との支持点となる坐骨（骨盤）の安定性と運動性が不可欠となる．bottom lifting と bridging は，座位の発達の基盤となる骨盤の運動性と安定性の発達に重要な姿勢運動である（→NOTE 16）．

②肩甲骨の安定と体幹筋

背臥位で物をつかむために上方に向かって片手もしくは両手を自由に持ち上げることができるには，肩甲骨を外転位で保持する必要がある．人は生活のなかで，上肢を身体前方の空間で使用することが多いため，この運動機能は重要である．肩甲骨の外転は，前鋸筋が主動作筋として働き，on hands での体重支持や airplane と on hands を繰り返すなかで発達する．

しかし，前鋸筋のみが収縮しても肩甲骨の外転を保持することは難しい．前鋸筋は肋骨の外側で外腹斜筋と筋連結し，さらに外腹斜筋は腹直筋と筋連結している（▶図3-34）．そのため，前鋸筋が効率よく働くには，腹直筋と外腹斜筋も同時に働く必要がある．bottom lifting は，下肢を挙上することで腹直筋を主とした体幹筋が働く姿勢である．5～6か月で肩甲骨の外転を保持し，前方に手を伸ばすことが可能となる背景には，体幹筋の発達も関連する．

③平衡反応の発達

腹臥位の airplane と同様に，bottom lifting は

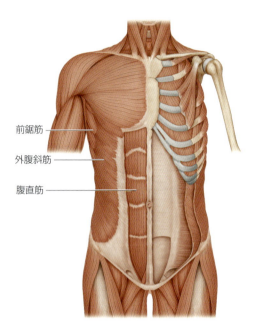

▶図 3-34　肩甲骨の安定と体幹筋
前鋸筋は外腹斜筋と肋骨の外側で筋連結し，さらに外腹斜筋は腹直筋と筋連結している．そのため，前鋸筋が効率よく働く（収縮する）には，腹直筋と外腹斜筋も前鋸筋を固定する役割として同時に働く必要がある．
〔坂井建雄，他：系統看護学講座-専門基礎分野 解剖生理学 第11版．p302，医学書院，2022より一部改変して転載〕

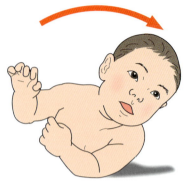

▶図 3-35　寝返り（腹臥位から背臥位）
（動画 3-21）
側方へ体重移動し，on elbow で一側の上肢を持ち上げた際に，体幹・頭部の伸展と頭部が側方に倒れることで寝返りがおきる．

支持基底面が狭く，重心が高い，不安定な背臥位姿勢である．そのため，バランス能力の発達と関連する．背臥位の平衡反応（傾斜反応）の出現時期（➡113頁表3-5参照）は5〜6か月であり，これは bottom lifting の時期と一致する．

④水平面（回旋）の姿勢運動コントロール

　bottom lifting は，体幹の回旋を用いた水平面（回旋）の姿勢運動コントロールの発達と関連し，下肢を持ち上げるだけでなく，持ち上げた下肢を手でつかむ，口に入れるなども行う．一側の手で反対側の下肢をつかむ，触るなどの対角線上（斜め）の運動は，回旋の姿勢運動コントロールの発達と関係する．対角線上の運動は寝返りによっても強化される．

⑤下肢の身体図式

　3〜4か月でみられるハンドリガード（➡65頁参照）は，自分の身体を自分の身体であると知覚（身体図式）するうえで重要な感覚運動である．

ハンドリガードと同様に bottom lifting は下肢を自分の身体であると知覚するうえで重要である．5〜6か月までは背臥位で下肢を動かすキッキングなどによる運動の感覚（固有受容感覚）として下肢を知覚していたが，触覚（足を手で触る，口に入れる）と視覚（足を見る）が加わることで，身体図式がより明確なものとなる．

(3) 寝返り

　寝返りは，子どもが行う最初の自発的な姿勢変換である．5〜6か月で背臥位，腹臥位で抗重力の姿勢運動が可能となった子どもは，座位，四つ這い移動，立位，歩行につながるより高いレベルの抗重力の姿勢運動を目指す．これらの姿勢運動は，腹臥位を起点としているため，腹臥位から背臥位よりも背臥位から腹臥位への寝返りのほうが頻度が高い．

　しかし，獲得する時期は，腹臥位から背臥位への寝返りのほうが早い．発達が早い子どもであれば4か月ころになると，腹臥位から側臥位，時には背臥位まで寝返る．腹臥位から背臥位への寝返りは，重心を持ち上げることと側方への体重移動が重要となる．5〜6か月で側方へ体重移動し on elbow で一側の上肢を持ち上げた際に，体幹・頭部の伸展と頭部が側方に倒れることで寝返りがおきる（▶図 3-35，動画 3-21）．最初の寝返りは子どもにとって偶発的な経験であるが，この

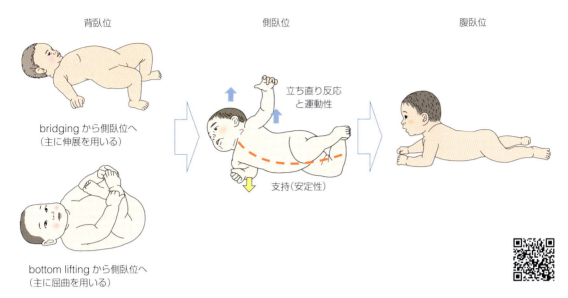

▶図 3-36. 寝返り（背臥位から腹臥位）（▶動画 3-22）
側臥位から下になった側（右半身）の上肢を抜くには頭部と体幹の側方の立ち直り反応（青矢印）と下になった側の上肢の支持（黄矢印）が必要である．主に下になった側は支持（安定性），上になった側は運動性（腹臥位へ重心を移動）が重要となる．身体の左右で安定性と運動性が分化することは次の移動の発達において重要である．

感覚運動経験を積み重ねることで，自発的な寝返りへと移行する．

腹臥位から背臥位への寝返りと比較し，背臥位から腹臥位への寝返りは，複雑な運動コントロールを必要とし，①背臥位から側臥位，②側臥位から腹臥位の2つのプロセスに分けることができる（▶図 3-36，▶動画 3-22）．

①背臥位から側臥位へのプロセス

このプロセスは，bridging もしくは bottom lifting を起点とする（▶図 3-36 左）．bridging は，一側の足底で床を押しながら，体幹，股関節，膝関節を伸展することで側臥位になる．bottom lifting は，骨盤後傾，股関節屈曲により支持基底面が狭く重心が高くなり姿勢が不安定になる．この際に，バランスを崩し下肢が一側に倒れることで側臥位となる．

②側臥位から腹臥位へのプロセス

bridging は主に伸展を，bottom lifting は主に屈曲を用い側臥位になる．bottom lifting により側臥位になった場合，屈曲した体幹，下側の上肢，下肢が邪魔になり，側臥位までは可能であっても腹臥位となることはできない．また，bridging を起点として側臥位になっても腹臥位になるには下側の上肢を抜く必要がある．そのために必要となるのは，頭部と上部体幹の側方の立ち直り反応と下側の上肢の支持である（▶図 3-36 中央）．

別の視点から分析すると，側臥位から腹臥位になるには，下側を支持基底面とし，上側を動かす．身体の左右で安定性と運動性が分化することが必要なプロセスである．この分化は，移動の発達において重要となる．

(4) 座位の姿勢運動

5～6か月になると，大人が子どもを座位にする機会が増える．座位の発達は，子ども自らが座位になるのではなく，大人が子どもを座位にセットすることから始まる．これはほかの姿勢にはない特徴である．

5～6か月は，3～4か月と同様に，一人で座位を保持することは難しい．大人が下部体幹や手を保持することで可能となる（▶図 3-37A）．このころの座位の姿勢は，胸腰椎の屈曲，骨盤の後傾

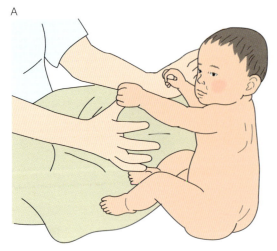

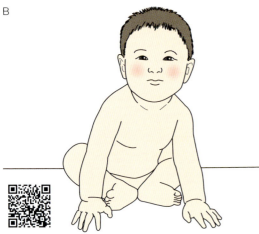

▶図3-37　5〜6か月の座位（動画3-23）
A：下部体幹が保持されているときや，手を保持した際に座位は可能となる．B：前方での上肢支持により短時間一人で座ることができる．

が少なくなり，骨盤が垂直位から前傾位まで動くようになる．その結果，頭部，肩，上部体幹を支持基底面のなかに入れることが可能となる．また，前方での上肢支持により短時間一人で座ることができる（▶図3-37B，動画3-23）．

6か月になり，両上肢支持での座位が安定すると，片手で支持をしたまま，もう一方の上肢で物に対し手を伸ばす（リーチ）（動画3-24）．

座位の長所は，上肢を空間で自由に使用できることである．しかし，発達過程において，はじめは上肢を支持に使用し，自身の身体を重力に抗し

持ち上げ座位を安定させる．支持基底面となる坐骨と下肢に加え上肢を用いることで座位を学習し，最終的には上肢の支持がなくても座位が可能となる（7か月）ことで，上肢は本来の機能であるリーチや操作に使用できる．

（5）立位の姿勢運動

5〜6か月は腹臥位で重力に抗し頭部から下肢まで伸展するairplaneが可能となる．立位においても体幹と下肢の伸筋群の強い活動により，大人が両手を持てば立位姿勢が可能となる．5か月児よりも6か月児のほうが，より体幹，下肢の伸展が強くなり支持性が高まるため，狭い支持基底面（下肢をより閉じた状態）で立位が可能となる．また，弾むように股関節・膝関節を連続して屈伸させ下肢の運動を楽しむようになる．

b 上肢・手指の運動

3〜4か月の背臥位でのリーチは側方から回しこむようなswipingが主であったが，5〜6か月で体幹，肩甲骨を主とした中枢部が安定することで，物に対し直線的にリーチできるようになってくる（動画3-25）．また，6か月でリーチ時の肘の完全伸展が可能となる．両側性のリーチは5か月ころまで継続するが，6か月になると片手を伸ばす一側性のリーチとなる．上肢運動に着目してon hands, on elbowを背臥位姿勢で行うとどうなるであろう．on handsは肘を完全伸展した両側性のリーチ，on elbowは一側性のリーチに対応することが理解できる．

3〜4か月では，視野のなかに手と対象物の両方が入っているときに対象物に手を伸ばすが，5〜6か月では，手が視野外にあっても対象物に対しリーチすることができる．

手掌により身体を持ち上げ支持するon handsは，肩甲骨，肩，肘の動作であるリーチのみでな

 動画3-24　　 動画3-25

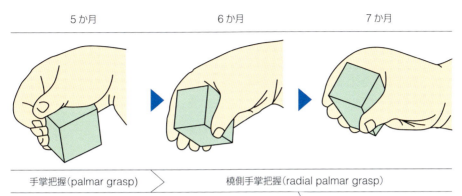

▶図 3-38 把持の発達（ 動画 3-26, 27）

く，手関節や手の筋肉（手内筋）の発達も促進し，把持機能はかなり機能的になる．ガラガラの柄など子どもの手の大きさと手掌面に適合する形状の物を持続的に把持し，肩と肘の運動により空間で振って音を出したり，口に入れたり，目で見たりなど積極的に対象物を探索するようになる．

把持のパターンは，5 か月は手関節の掌屈を伴う**手掌把握（palmar grasp）**であり，母指は内転し把持にはほとんど関与しない．6 か月になると母指を対立して把持する**橈側手掌把握（radial palmar grasp）**が可能となる（▶図 3-38，動画 3-26, 27）．橈側手掌把握も手関節の掌屈を伴う．物を把持する際には手関節の背屈が重要である．把持は，手指の屈曲に対し手掌が物を押すことで手掌と手指の間で物をはさむ運動である（▶図 3-39）．手掌で物を押す運動は，on hands など上肢支持とともに発達する．

3〜4 か月の**リリース（把持したものを離す）**は不随意であり，子どもは随意的にリリースすることはできない．5〜6 か月は，リリースの発達

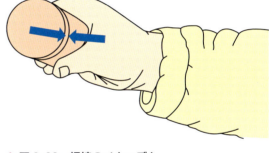

▶図 3-39 把持のメカニズム
把持は，手指の屈曲に対し手掌が物を押すことで手掌と手指の間で物をはさむ運動である．手関節の背屈は，手掌が物を押す方向に力を作用させるために不可欠な運動である．

において重要な，左右の手での持ち替えができるようになる．

5 か月は，一側で把持していた物を反対側の手で把持したあと，取りあげるようにすることでリリースする（ぎこちない 2 段階の持ち替え）．すなわち，リリースは反対側の手により発達する．6 か月になると，一側で把持していた物を反対側の手で把持するとリリースが可能（取りあげなくてもよい）となり（2 段階の持ち替え，動画 3-28），7 か月で反対側の把持と同時にリリースができるようになる（1 段階の持ち替え）．リリースは把持に比較し発達的に難しく，その発

動画 3-28

達には両手が必要である.

C 口腔運動

5〜6か月は,摂食の大きな転換点となる離乳食が始まる.子どもは,哺乳瓶や乳房から液体を摂取していたが,離乳食では,スプーンからピューレ,ペースト状の半固形物を食べる.

口腔内も,徐々に副歯槽堤やビシャの脂肪床が吸収されていき,口腔の容積が広がり,固形物を取り込む空間ができていく.また,固形物を食べるうえで不可欠な,2本の乳歯が下顎前歯より萌出し始める(個人差があり5〜9か月,1歳を過ぎる場合もある).

離乳食の最初は,食具も食物形態も異なるため,それまでのサックリング(下顎口唇の上下運動と舌の前後運動)ではうまく食べることができない.スプーンが口唇に触れると,サックリングが始まる.通常,スプーンでの摂取は口唇が持続的に閉じ上唇で食物を取ることで口腔内に食物を取り入れる.しかし,口唇を持続的に閉じることは難しいため,口を開いた時に,大人が歯肉の上端部や上唇で食物をこすり落とすようにして口に入れる必要がある.口の中に入った食物も,舌の前後運動によって外に押し出されてしまい,わずかな食物しか嚥下することができない.

6か月になると,スプーンを視覚的に認識し,近づいてくると,食物が入るまで口を開けていることができるようになる.口に入ると下唇でスプーンを持ち上げるように支え上唇を閉じることができ,子ども自身が口唇を使い食物を取り込めるようになる.舌の運動も前後から上下の運動に変化し,口唇の持続的な閉じが可能となることで半固形物の嚥下はスムーズになってくる.

嚥下は,5〜6か月ころに乳児嚥下から成人嚥下へと変化する.3か月ころより咽頭が下降し,伸張し始め中咽頭の幅が拡大することで,むせることが増える(➡51頁図3-11参照).これを防ぐには,嚥下の際に喉頭蓋で喉頭口を閉じ,呼吸を止めた瞬間に食物を食道に通過させる必要がある.

▶表3-1 乳児嚥下と成人嚥下

	乳児嚥下	成人嚥下
呼吸	嚥下の際も呼吸している	嚥下の際は呼吸は停止する
下顎	開いた(哺乳瓶,乳首をくわえた)状態で嚥下	嚥下の際は閉じる
口唇	開いた(哺乳瓶,乳首をくわえた)状態で嚥下	持続的に閉じる
舌	前後運動(蠕動様運動)	挙上運動

この嚥下を成人嚥下という.乳児嚥下と成人嚥下の違いを▶表3-1にまとめている.

成人嚥下への移行には,下顎と口唇の閉じ,舌の挙上運動が不可欠である.口唇の持続的な閉じと舌の挙上運動には,頸部と体幹の軸性伸展を伴う抗重力伸展運動(上に伸びるような運動)が必要となる.口腔運動と粗大運動の発達は関連し,重力に抗した姿勢運動が最大となる5〜6か月に,舌にも重力に抗す挙上運動が出現し始める.口唇の持続的閉じと,舌の重力に抗す挙上運動はサッキング(sucking)という.

5 7〜9か月

a 姿勢と粗大運動

5〜6か月は,背臥位,腹臥位において重力に抗した姿勢運動が最大となり,それを基盤とした側方への体重移動や姿勢運動コントロールが発達し,多様な姿勢運動がみられる時期であった.

7〜9か月は,側方に加え回旋の姿勢運動コントロールが発達し,座位から臥位への姿勢変換や,ずり這い移動(creeping)や四つ這い移動(crawling)が可能となる.また,つかまり立ちを始める児もいる.

遊ぶ姿勢も,それまでは,大人が座位(ベビーチェア含む)にしない限りは,臥位で過ごすことが多かったが,自ら座位へと起き上がり座位で遊ぶ時間が増える.身体を持ち上げ,支持に使用してきた手は,座位の獲得により自由となり,本来

の手の機能である操作機能を発達させる.

(1) 側臥位 (sidelying) の姿勢運動

寝返りは,途中で側臥位となるが,5～6か月児は,側臥位で体幹,骨盤が前方,後方に倒れるように寝返っていた.7か月になると,体幹伸筋群と屈筋群が協調し働くことで,側臥位で体幹,骨盤が倒れることなく止めておくことができる.そのため,側臥位で遊ぶことも多くなる(▶図 3-40, 動画 3-29, 30).

側臥位は,下側の上肢,下肢,体幹が支持となるため,上側の上肢,下肢は運動性を得ることができ,左右の身体が安定性と運動性の異なる役割をもつ.側臥位は左右どちらでも可能であるため,運動性と安定性の役割は固定的ではなく,左右両方が運動性と安定性の役割をもつ.移動は,運動性と安定性が左右交互に切り替わる運動であることから,側臥位は移動の発達に重要な姿勢である.

(2) 腹臥位の姿勢運動

①ずり這い (creeping)

腹臥位での on hands, on elbow は,子どもにとってはじめての移動手段であるずり這いへと発達する.

移動の発達は,運動機能のみでなく,子どもが外界に対し興味や関心をもつことが不可欠となる.子どもは,さまざまなものに興味をもち,見るだけでなく,手を伸ばし (リーチ),把持し,口に入れる,振る,叩くなど自身ができるさまざまな方法で対象物を探索する.もし,手を伸ばしても届かないところに対象物があればどうするだろうか.移動を行い,取るであろう.移動は,手を伸ばして (リーチ) も届かない対象物との距離を埋めるための手段である.

最初の移動は,偶発的に起きる.たとえば on hands で目の前に興味をひくおもちゃがある.子どもは,近づこうと前に重心を移動したことで,前方に移動し (▶図 3-41A, 動画 3-31),おもちゃを手にすることができる.5～6か月児は,on hands で後方に移動することはあっても前方

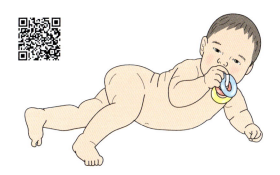

▶図 3-40 側臥位 (sidelying) (動画 3-29, 30)
7か月になると,体幹伸筋群と屈筋群が協調し働くことで側臥位で体幹・骨盤が倒れることなく止めておくことができる.側臥位は下側が支持となるため上側の上肢,下肢は運動性を得ることができる.

への移動は困難である.前方に移動するには,より強い上肢での押し上げ (push up) が必要であり,そのためには肩,肘の筋のみでなく,上腕の内転 (大胸筋),肩甲骨の外転筋群が必要となる.

また,別の方法として,腹臥位で前方のおもちゃに片手を伸ばし (リーチ) (on elbow),手を伸ばした側に重心が移動した場合,対側の下肢は屈曲運動をしやすくなる.屈曲した下肢を再び伸展することで床を蹴って前方に移動し,おもちゃを手に入れる場合もある (▶図 3-41B, 動画 3-32).方法は異なっていても,このような成功体験は,運動を繰り返すきっかけとなり,その結果,移動という運動を学習する.

②ピボットターン (pivot turn)

腹臥位で腹部を中心とし,回るような移動運動をピボットターンという.

子どもが興味をもつものは,前方にあるとは限らない.側方のものに興味を示した場合,頭部の回旋と側屈,体幹の側屈により視線を向ける.この運動は,顔面側 (側方) への体重移動を生じる.このとき上肢は,顔面側の肩関節は内転位で体重を支持し (この状態で上肢の支持が難しければそのまま側方に姿勢が崩れてしまう),後頭側の肩関節は外転位で体幹を押すことにより円を描くように身体の向きを変える (▶図 3-42, 動画 3-33).

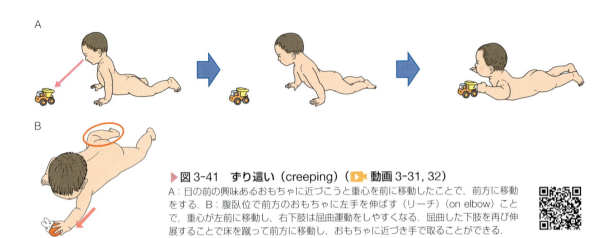

▶図3-41 ずり這い（creeping）（▶動画3-31, 32）
A：目の前の興味あるおもちゃに近づこうと重心を前に移動したことで，前方に移動をする．B：腹臥位で前方のおもちゃに左手を伸ばす（リーチ）（on elbow）ことで，重心が左前に移動し，右下肢は屈曲運動をしやすくなる．屈曲した下肢を再び伸展することで床を蹴って前方に移動し，おもちゃに近づき手で取ることができる．

③四つ這い位（all fours position）から四つ這い移動

6〜7か月ころになるとon elbowsで前腕支持しながら，対称的に両下肢を屈曲し両膝を身体の下に入れたあと（→NOTE 17），両上肢を片方ずつ伸展させ身体を押し上げ四つ這い位をとろうとする（▶図3-43，▶動画3-34）．この運動を行うには下肢，上肢の筋だけでなく胸筋群，腹筋群の働きが重要である．また，前後のバランスを保ちながら身体を持ち上げることが必要となるため，最初はバランスを失い前方に倒れることも多い．活発な子どもであれば，前腕と両膝を床についた状態から前方に突っ込むように下肢を伸展し移動することもある．

7か月を過ぎると両上肢を同時に伸展させ，四つ這い位になることが可能となる．四つ這い位が安定すると，前後に身体をゆする**ロッキング**を始

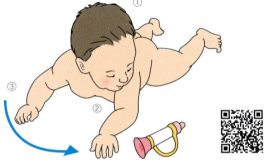

▶図3-42 ピボットターン（pivot turn）（▶動画3-33）
①頭部の回旋と側屈，体幹の側屈により視線を向ける．②顔面側への体重移動により，肩関節は内転位で体重を支持する．③後頭側の肩関節は外転位で体幹を押すことで身体の向きを変える．

める（▶動画3-35）が，はじめはバランスを崩すことも多い．ロッキングは四つ這い移動の姿勢コントロールの準備として重要である．

四つ這い移動を始めたころは，ゆっくりと慎重に上肢と下肢を動かす．まず一側の上肢を動かし，次に反対側の下肢を動かすというように，バランスを保持しながら一つずつ四肢を動かす．しかし，上肢を動かす際，支持側の上肢と両膝の3点でバランスをとることが難しく，姿勢が崩れることも多い．姿勢が崩れながらも何度も繰り返すことで運動学習が成立し，徐々に上肢と反対側の下肢を同時に動かす，滑らかな交互性の四つ這い

> **NOTE**
>
> **17 四つ這い位になるための下肢の屈曲とbottom lifting**
>
> 5〜6か月のbottom liftingは，背臥位で股関節を屈曲する．腹臥位から四つ這い位への姿勢変換において，on elbowsで前腕支持しながら，対称的に両下肢を屈曲することは，このbottom liftingを腹臥位で行っていると考えることもできる．

2 運動機能の発達 ● 79

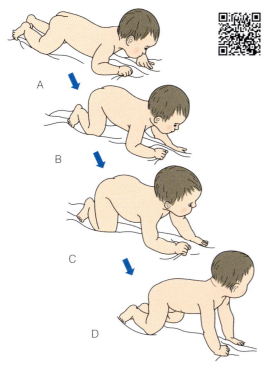

▶図 3-43 腹臥位から四つ這い位へ（ 動画 3-34）
前腕支持しながら対称的に両下肢を屈曲し（A），両膝を身体の下にいれたあと（B），両上肢を片方ずつ伸展させ身体を押し上げ（C）四つ這い位をとる（D）．活発な子どもであれば，前腕と両膝を床についた状態（B）から前方に突っ込むように下肢を伸展し移動することある．

移動が可能となる．

　このような交互性の運動は，回旋が必要な対角線上の運動であるため，10 か月以降にできるようになる．7～9 か月児は，上下肢の運動は交互であるが体重移動に伴い体幹の側屈を伴う．

(3) 座位の姿勢運動―ほかの姿勢から座位へ，そして座位からほかの姿勢へ

　7 か月を過ぎると，主に腹臥位（四つ這い位）から座位へ，座位から腹臥位への姿勢変換が可能となる（ 動画 3-36）．また，座位で両上肢を空間で自由に使用することもできる．座位姿勢が可能となったと判断するには，①ほかの姿勢から座位になる，②座位で両手を機能的に使用できる，③座位からほかの姿勢になる，の 3 つができなければならない（➡NOTE 18）．

　7 か月ころの座位は両手を自由に使用できるが，リーチの際には一側上肢を支持に使用することがあるかもしれない．上肢が空間で自由に使用できるためには，座位が安定する必要がある．座位の支持点は坐骨（骨盤）であるため，骨盤の安定が不可欠となる．そのためには，体幹の伸筋群と屈筋群に加えて股関節の筋，特に伸筋群が重要となる（➡NOTE 19）．

　子どもは興味のあるものを見つけ，さまざまな空間へリーチし，引っ張る，振る，叩くなどの操作を行う．これにより，さまざまな方向への体重移動を学習することで座位はより動的な安定を高めていく．骨盤の安定性が増し体重移動が可能となることで，上肢のみでなく下肢も運動の多様性が増える．7～8 か月ころは ring sitting（▶図 3-44A）が主であったが，9 か月ころになると側方，後方への体重移動により，体重支持側の股関節はより外旋し，反対側の股関節は内旋することで，**横座り**（▶図 3-44B）をし始める．

　7 か月を過ぎるころは，ほかの姿勢から座位になるが，その多くは四つ這い位から側方への体重移動により行われる（▶図 3-45，➡NOTE 20）．座位から腹臥位への姿勢変換もこの時期に可能となる．座位での動的な安定性の発達と，それに伴

NOTE

18 座位が可能となる条件
　①head control，②体幹の抗重力伸展運動，③骨盤の安定性，④上肢の支持，⑤体幹の回旋がある，それぞれが出生からどのような過程で発達するのか整理してみるとよい．

19 骨盤の安定性
　骨盤の安定には，骨盤を上方で支える体幹筋と下方で支える股関節筋の働きが重要である．

 動画 3-35   動画 3-36

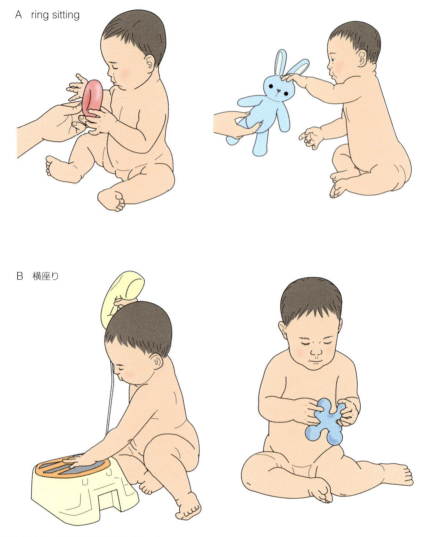

▶図3-44 座位のバリエーション
A：7〜8か月児にみられる典型的な座位姿勢．対称的な股関節の屈曲・外転・外旋と膝関節屈曲を特徴とする．上方へのリーチにより，体幹（脊柱）の最大伸展がみられる（右）．B：骨盤の安定性が増し体重移動が可能となることで，下肢の運動のバリエーションが増える．右に体重移動することで左股関節が内転・内旋する（左）．

い上肢の活動が活発となる．上肢の活動に伴って子どもは側方へ重心を移動する．その際，両上肢を下肢外側の床につくが，体重を支持しきれず倒れてしまい腹臥位となる．このことを繰り返し，体重と重心移動をコントロールしながら姿勢変換を学習する．

8か月ころには，座位から四つ這い位への姿勢変換が可能となる（▶図3-46）．このことで，子どもの探索活動を保証する．興味のあるものへの移動→対象物へのリーチ→四つ這い位から座位への姿勢変換→座位姿勢での操作→座位から四つ這い位への姿勢変換→新たな興味のあるものへの移動，が可能となる．

(4) 立位─床からのつかまり立ち

ずり這いや四つ這い移動ができると，子どもはベッドの柵やソファ，低いテーブルなどに，上肢

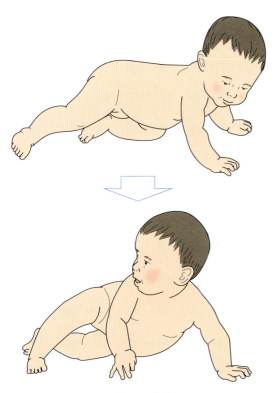

▶図 3-45 四つ這い位から座位へ
四つ這い位から左下肢（膝から下腿）へ体重を側方移動させる。体重移動は，骨盤と体幹の回旋や上肢（特に左）の支持と身体の押し上げも必要となる．体重移動した側の体幹は伸展し，反対側は側屈する．殿部が床に近づくにつれ，支持（左）側の股関節は屈曲，外転，外旋が強くなる．子どもは左右交互に上肢をついて起き上がってくる．

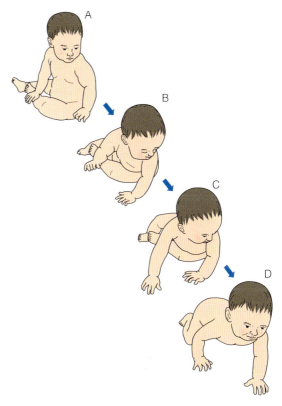

▶図 3-46 座位から四つ這い位への姿勢変換
8か月ころになると，座位から四つ這い位への姿勢変換ができるようになる．体幹を回旋し，回旋した側に体重を側方移動させ（A），上肢を床につき（B），両上肢で体重を支えながら（C），骨盤を持ち上げ四つ這い位となる（D）．

NOTE

20 姿勢変換と保護伸展反応

側方の保護伸展反応の出現が7〜8か月ということを思い出してほしい．姿勢変換は能動的に保護伸展反応を用いているとも考えることができる．

を使って身体を引き上げ立位となる．大人が座っていれば，大人の膝を支持にして立ち上がろうとする．このとき，大人が子どもを引き上げて立ち上がりを助けることも多い．ずり這い移動の時期に，大人の助けにより立ち上がることを学習した場合，四つ這い移動をしないまま，つかまり立ち，歩行を獲得する子どももいる．

つかまり立ちを始めたころは，両下肢を対称的に伸展し立ち上がるという特徴がある．詳しく分析すると，立つ前には，上肢支持での膝立ちとなるが，体幹と股関節は垂直な位置ではなく，両股関節と膝関節は肩の位置よりも後方にある．この姿勢で前方に寄りかかりながら，両下肢を対称的に伸展する．体重のほとんどは上肢と上部体幹にかかっているため，下肢を前方に動かし床から垂直の位置にする．そして両上肢を伸展し，頭と上部体幹を起こしてつかまり立ちとなる（▶図 3-47，動画 3-37）．

片膝立ちを経由してのつかまり立ちは，10か月以降となる．片膝立ちとなるには，側方へ体重移動し片側で体重支持したあと，他側の下肢を前

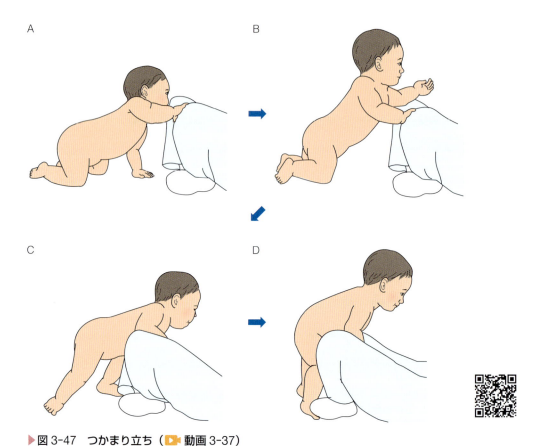

▶図3-47　つかまり立ち（ 動画3-37）
四つ這いから上肢支持での膝立ちとなる（A）．膝立ち姿勢は体幹と股関節が垂直な位置ではなく，両股関節と膝関節は肩の位置よりも後方にある（B）．この姿勢で前方に寄りかかりながら，両下肢を対称的に伸展する（B→C）．体重のほとんどは上肢と上部体幹にかかっているため，下肢を前方に動かし床から垂直の位置にする（C→D）．両上肢を伸展し頭と上部体幹を起こしてつかまり立ちとなる．

に出さなければならない．姿勢運動のコントロールを獲得していく順序は，身体の矢状面（伸展屈曲）から前額面（側方），そして水平面（回旋）である．臥位や座位と同じようにつかまり立ちにおいても，この順序で姿勢運動コントロールを発達させる．

(5) 立位―つかまり立ち

　つかまり立ちのはじめは，一側の上肢を支持として使用するため，両手で遊ぶことは難しい．このころのつかまり立ちは，両下肢が適切でない位置にあり，姿勢が不安定となることも多い．体幹を机などによりかからせ，下肢を動かし姿勢を安定させる．
　子どもは机などの上にある物を取ろうと上体（頭部，上肢，上部体幹）が先行して動き，それに下肢の運動が続く．下肢の運動が遅れる場合は，転倒することもある．このように，子どもは，つかまり立ちで止まっていることは少ない．積極的に動くことでさまざまな方向への重心移動とそれに伴う下肢の運動を学習し，つかまり立ちを安定させていく．
　また，つかまり立ちのはじめは，立つことはできるが，しゃがむことはできない．これは，立ち上がることが股関節，膝関節伸筋の求心性の筋活動を使用するのに対し，しゃがむことは遠心性の活動を使用しなければ対応ができないこと，しゃがむための足関節のコントロールが難しいことなどがある（→NOTE 21）．そのため，この時期は立

位のまま後方に倒れたり，膝関節を伸展したまま股関節を屈曲し座ってしまうことが多い（▶動画3-38）．子どもは，倒れることにおそれを覚えることなく，何度もつかまり立ちを行う．

D 上肢・手指の運動

7〜9か月は移動手段の獲得により，興味のあるもののところへ行き，手に入れることができるようになる．さらに，座位の獲得により，上肢が体重支持から解放され，空間で自由に操作できるようにもなり，大人の手を借りなくとも自由に遊ぶことが可能となる．

(1) リーチ

8か月になると，物に向かいまっすぐに**リーチ**することが可能となる．また，すべての方向と全範囲で可能となり，遠くにあるものに対し，リーチすれば届くのか，移動しなければならないのかの判断もするようになる．これは，これまでの感覚運動経験の積み重ねにより身体図式（上肢の長さやバランス能力など）が発達し，自己の身体の大きさや機能が正確にとらえられるようになったためである．

(2) 手のアーチと橈側と尺側の分離

対象物の形状や大きさ，操作方法により手の形状を変える能力は，発達において重要である．鉄アレイを持つ際は全指を使い把持するが，米を一粒把持したい場合は母指と示指のみを用い指先でつまむ．はさみを使用する場合と鉛筆を使用する場合では，把持も操作の仕方も異なる運動となる．

このように，さまざまな手の形状や操作が可能となるには，**手のアーチ**が重要である（▶図3-48）[1,2]．5〜6か月の on hands，四つ這い位でのロッキング，四つ這い移動，姿勢変換などさまざまな姿勢運動のなかで，手掌や手指は体重支持とさまざまな方向への体重移動を行う．四つ這い位での前後のロッキングは，縦のアーチの形成に，姿勢変換における側方や斜め方向の体重移動では横，斜方向のアーチの形成に関連する．

手は，橈側（母指，示指，中指）の機能と尺側（環指，小指）の機能が異なり，橈側は運動性，尺側は安定性に関与する（**橈側と尺側の分離**）．文字を書く際，橈側で筆記具を把持し操作するが，その際，尺側の手指は屈曲し，机につけ安定させている．橈側と尺側の分離も体重支持や体重移動に伴う手のアーチの形成と密接に関連する．四つ這い移動をし始めたころは，手指は屈曲し手根（手掌の手関節に近い側）での支持となるが，支持性が発達するにつれ尺側での体重支持が可能となり，橈側でおもちゃを持ち尺側で体重支持しながらの四つ這い移動が可能となる（▶動画3-39）．

(3) 手のかまえ

人は，対象物に手を伸ばし（リーチ）ている途中から，対象物の形，大きさ，向きに適した**手のかまえ (pre-shaping)** をつくる．対象物により手の形状を変える必要があるため，手のかまえは手のアーチの発達と密接に関連する．そのため，手のアーチが形成され始める7か月ころになると，なじみのあるものでは大きさ，形，向きに合わせた手のかまえができるようになる．

(4) 把持

把持 (prehension) は，手掌を対象物と接触させる**把握 (grasp)** と，接触させない**つまみ (pinch)** がある．この時期までは把握が主で

NOTE

21 収縮と関節運動の方向

求心性の筋活動は筋肉の収縮方向と関節運動が同じ方向となるが，遠心性の筋活動は筋肉の収縮方向と関節運動が反対方向となる．つまり筋肉が伸びながらも筋肉が収縮している状態である．代表的な例として，立位から椅子にゆっくりと座る，階段を降りる際の支持側の膝関節伸筋（大腿四頭筋）が遠心性の筋活動である．

 動画3-38　　 動画3-39

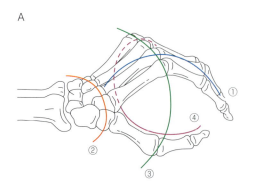 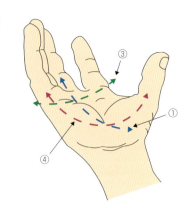

▶図 3-48 手のアーチ
①縦のアーチ，②③横のアーチ，④斜方向のアーチ．
〔A：中村隆一，他：基礎運動学　第 6 版．医歯薬出版，2020/B：Sangole AP, et al：Arches of the hand in reach to grasp. J Biomech 41：829-837, 2008 より一部改変して転載〕

あったが，7～9 か月は手のアーチの発達とともに母指の対立運動が可能となり，つまみがみられるようになる．

5 か月の手掌把握から**橈側手掌把握**（➡75 頁図 3-38 参照）へと移行し，8 か月では母指とほかの 4 指の指尖で把持する**橈側手指把握（radial distal grasp）**が可能となる．これは縦と斜方向の手のアーチの発達と関連する．

つまみは，橈側と尺側の分離と関連する．7 か月で内転を伴い屈曲した母指とほかの手指で手掌に物をかき集めることを始める．8 か月では**側方つまみ（lateral pinch, side pinch）**（動画 3-40）が可能となるが，母指と示指を対立するつまみは 10 か月以降となる（➡91 頁図 3-57 参照）．つまみが可能となる時期は，小さい物へ興味をもち始める．運動が先行するのか興味が先行するのかは定かではないが，床に落ちている小さな紙切れや糸などを見つけ，つまみ上げようとする遊びを好む．また，示指での指さしも 10 か月ころから始まる．

 動画 3-40

(5) リリース

リリースは，両側の手により発達する運動であり，5 か月は，一側で把持していた物を反対側の手で把持したあと，取りあげるようにすることでリリースをしていたが（ぎこちない 2 段階の持ち替え），7 か月で反対側の把持と同時にリリースができるようになる（1 段階の持ち替え）．これは，リリースをするためには安定性が必要だということである．7 か月では机などに物を押しつけるなどの，外的な安定性がある状態であればリリースができる．また，容器のふちに手を置きリリースすることもある．これも安定性を得るための方法である．

8 か月になると，空間で随意的にリリースすることが可能となるため，大きな容器へ積木などをリリースすることが可能となるが，小さな容器ではまだ成功しない．

(6) 操作

対象物の**操作（manipulation）**は，運動機能と認知機能の両方が関与する．7～8 か月は，ひっぱる，叩く，ひっくり返す，払いのける，押すなどの操作が主である（ピアジェの感覚運動期第 3 段階第 2 次循環反応➡30 頁表 2-3 参照）．

タンスの引き出しや棚のおもちゃ箱をひっぱり出しひっくり返す，ティッシュをひっぱり出す，

机の上の物を払いのけて下に落とすなどの子どもにとっては楽しい遊びであるが，大人にとっては困ったいたずらが始まる．叩く遊びは，ピアノのおもちゃを叩き音を出す（動画 3-41），手にもった積木や棒をテーブルに打ちつけるなどである．

c 口腔運動

7～8か月は，離乳食の中期にあたり，より固形に近い，豆腐やマッシュ状の食物を食べることが可能となる．これは舌前方部と口蓋で，食物を押し潰す動きができるようになるためであり，舌の挙上運動と下顎の上下運動の発達による．口の動きを外からみると，噛んでいるようにみえる．この運動は，**マンチング（munching）**という初期の咀嚼運動である．

下顎の上下運動により，赤ちゃんせんべいやたまごボーロなどを噛むことができるようになる．さらに，9か月過ぎから下顎の上下運動のみでなく，前後，側方，対角線方向の運動を含む咀嚼運動や，食物を歯茎奥（将来，奥歯が生える場所）にもっていくための舌の側方への運動が始まる．

スプーンでの食物の取り込みに必要な口唇も機能的な動きとなる．スプーンが口に入る際，口唇を前方に突き出しスプーンを迎えにいくようになる．これは，対象物に手を伸ばすリーチに対応する口腔運動であるため lip reach（動画 3-42）と呼ばれる．スプーンを抜かれる際は，上唇は閉じるだけでなく歯茎に向かって内側へ巻き込む動きをすることにより，スプーンの抜き取りを手助けしてくれる．この口唇（上唇のみでなく下唇も含め）を巻き込む動きは，食物が口腔内にあるときや嚥下のときにもみられる．

●引用文献
1) 中村隆一，他：基礎運動学　第6版．医歯薬出版，2020
2) Sangole AP, et al：Arches of the hand in reach to grasp. J Biomech 41：829-837, 2008

6 10～12か月

a 姿勢と粗大運動

10～12か月は，人の特徴である直立二足歩行が可能となる．また，手の基本機能である手を伸ばす（リーチ），把持，リリースが完成し，おもちゃや道具でさまざまな操作方法を試すことを楽しむようになる．

(1) 腹臥位の姿勢運動

四つ這い移動（crawling）は，対角線（回旋）での姿勢運動コントロールが可能となり，交互の四つ這い移動となることで，移動速度は速くなる（▶図 3-49，動画 3-43）．また，平面のみでなく，階段を這って上がるようになる（動画 3-44）．

(2) 座位の姿勢運動

座位は，より機能的な姿勢となる．姿勢を安定させるため，これまでは下肢の側面，後面を床につけて座っていたが（ring sitting），この時期になると足部のみをつけた座位が可能となる．座位における下肢の運動は多様となり，横座り，長座位，割り座などさまざまな座位をとる．また，下肢を交互にキックする児や，持ち上げて靴下を引っ張る児もいる．

座位の多様性は，遊びの多様性とも関連する．子どもは遊びを遂行するうえで，より機能的な座位姿勢を選択するため，同じ座位姿勢で遊び続けることはない（動画 3-45）．遊びが座位の多様性を引き出し，座位バランスを発達させ，座位バランスの発達がさらなる遊びの発達を引き出すという，相互関係となっている．

興味のあるものを見つけて移動し，手に取って

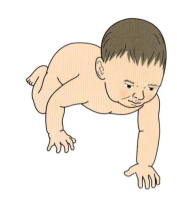

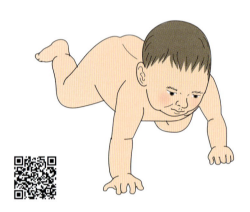

▶図 3-49　四つ這い移動（ 動画 3-43, 44）
対角線での姿勢運動コントロールの発達により交互の四つ這い移動となる.

座位となり遊ぶ．また新たなものを見つけ移動し，手に取り遊ぶ．この時期は，座位と四つ這い移動との間の姿勢変換が最も多くなる．姿勢変換は，回旋方向の姿勢運動コントロール（特に骨盤と股関節）や側方，後方への上肢の保護伸展反応を促進させ，さらに，このことが，座位姿勢の安定や上肢操作の発達につながる．

動画 3-45

（3）床から立位へ
①床からのつかまり立ち

7〜9か月の床からのつかまり立ちは，上半身を低いテーブルやソファなどにもたれかけ，主に上肢により身体を引き上げていたが，10〜12か月児は下肢を使うようになる．また，両側同時の下肢の伸展ではなく，膝立ちで側方に体重移動し片膝立ちとなり立ち上がる（▶図 3-50， 動画 3-46）．片膝立ちは支持側の伸展と反対側の屈曲という左右異なる下肢の運動を行い，体幹の回旋も必要となる．さらに，片膝立ちからの立ち上がりは，一側の足底のみで床反力を知覚して体重を支持し，立ち上がらなければならない．これは，歩行の準備として重要な感覚運動を含んでいる．

②支えなしでの立ち上がり

11か月までに，多くの子どもは人や家具などの支えがない状態でも床から立ち上がろうとする（▶図 3-51， 動画 3-47）．四つ這い位から片足を前に出し，そこに体重を移動し下肢を伸展しながら反対側の下肢も伸展させ高這い姿勢となる．この過程は，つかまり立ちの際に経験している運動パターンで対応することができる．ここから，後方に体重を移しながら，しゃがみ姿勢になるが，このとき，後方に体重が移動しすぎないように足関節の背屈筋と大腿四頭筋，腹筋群の働きが必要となる．

立ち上がりの**支持基底面**が足底部であることから，特に足関節の背屈筋が重要な役割を果たす．最初のころは，この過程で後方に体重が移動しすぎてしまうため，尻もちをつくように姿勢が崩れてしまう．しゃがみ姿勢から，前後方向のバランスを維持しながら対称的に両股関節と膝関節，体幹を伸展させ立ち上がるが，ここでも姿勢を後方に崩してしまう．後方に体重が移動しすぎたときに，**足底把握反射**を用い足趾を屈曲させ姿勢を保持しようとするかもしれない（→108頁表3-3参照）．

ほかの姿勢運動と同様に，何度も失敗を繰り返しながら，運動を繰り返すことで安定した立ち上

がりができるようになる．

(4) つかまり立ちとつたい歩き

つかまり立ちは安定し，体幹を支えている面（机など）から離れてもつかまり立ちが可能となる．つかまり立ちの安定を土台にし，上肢もより広い範囲で使用できるようになる．この時期のつかまり立ちでの遊びとして，机の上の物を把持し身体を後方に回旋させ，床に落とす遊びがある（▶図3-52）．落とすことで音が鳴る，落としたものを拾うなど，目的と手段が分化した遊びを楽しむようになる．

また，落とす物や高さを変え，その変化を楽しむなど，ピアジェの認知機能の発達の感覚運動期第4段階もしくは第5段階に相当する遊びを行う（➡30頁表2-3参照）．運動機能は単独で発達するのではなく，さまざまな機能が相互に作用しながら発達していく．また，この遊びのなかで立位で体幹を回旋する能力は，次の発達段階である歩行において重要である．体幹の回旋運動は，側方の重心移動を円滑に行う，歩幅の増大，歩隔の減少など，歩行を安定し効率よく行うために重要である．

つたい歩きもほかの移動手段と同様に手を伸ばす（リーチ）ことから始まる．欲しいものが横に

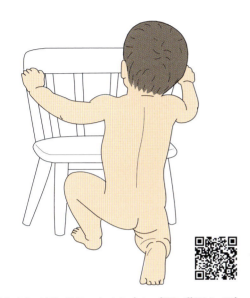

▶図3-50 床からのつかまり立ち（動画3-46）
膝立ちで側方に体重移動し片膝立ちとなり立ち上がる．

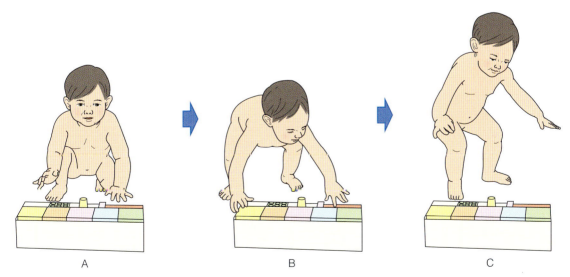

▶図3-51 支えなしでの立ち上がり（動画3-47）
四つ這い位から右下肢を前に出して体重移動し（A），右下肢を伸展しながら左側の下肢も伸展させ，高這い姿勢となる（B）．しゃがみ姿勢になるが，このとき，後方に体重が移動しすぎないように足関節の背屈筋と大腿四頭筋，腹筋群の働きが必要となる．なかでも足関節の背屈筋が特に重要な役割を果たす．しゃがみ姿勢から，前後方向のバランスを維持しながら対称的に両股関節と膝関節，体幹を伸展させ立ち上がる（B→C）．後方に体重が移動しすぎたときに，足底把握反射を用い足趾を屈曲させ姿勢を保持しようとするかもしれない（Bの左足趾）．

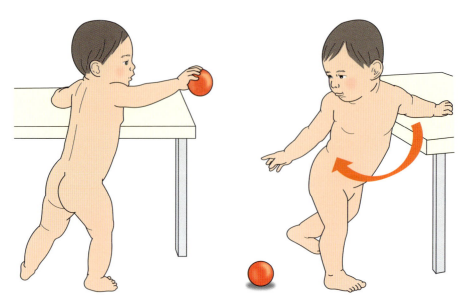

▶図3-52　つかまり立ちと体幹の回旋運動
机の上の物を把持し身体を回旋させ，床に落とす遊び．この遊びに含まれる，立位で体幹を回旋する能力は，次の発達段階である歩行において重要となる．

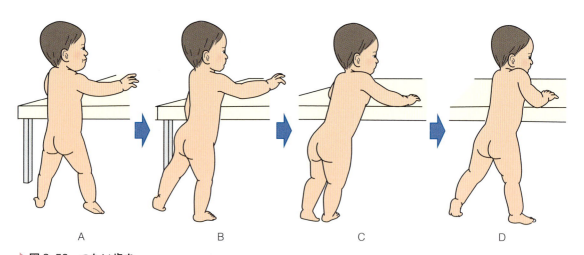

▶図3-53　つたい歩き
右側に欲しいものがあると，手を伸ばし右へ体重移動する（A→B）．左下肢は体重支持から解放され動きやすくなり（B），左下肢を持ち上げ右下肢に近づける（B→C）．両下肢がそろい，わずかな体重移動で左下肢に体重が移動し，右下肢を側方に動かすことができる（C→D）．このことを繰り返すことで側方に進んでいく．

ある場合，子どもは自身の姿勢の**安定性限界**（→107頁参照）を探りながら，手を側方に伸ばして取ろうとする．自身が姿勢を保持できるバランスの範囲内（安定性限界のなか）であれば，手に入れることができる．しかし，それよりも遠くにある場合には，**つたい歩き**により移動することが必要となる．

右横に欲しいものがある場合，子どもは右側に手を伸ばし右へ体重移動する．左下肢は体重支持から解放され動きやすくなり，左下肢を持ち上げ

2 運動機能の発達 ● 89

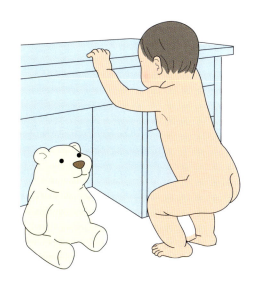

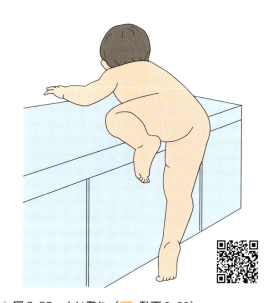

▶図3-55 よじ登り（動画3-50）
よじ登りは運動機能のみでなく，運動企画能力や，身体図式の発達とも関連する．

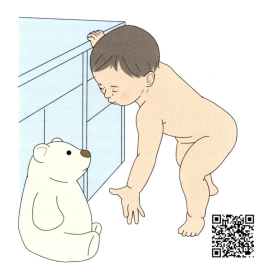

▶図3-54 しゃがみ込み（動画3-48, 49）
しゃがみ込みは，下肢の筋，なかでも大腿四頭筋により膝の屈曲を段階づけていく遠心性収縮が必要となる．

右下肢に近づける．両下肢がそろうことで，わずかな体重移動で左下肢に体重が移動し，右下肢を側方に動かすことができる．このことを繰り返すことで側方に進んでいく（▶図3-53）．つたい歩きを繰り返すなかで，重心移動や下肢の運動は滑らかになっていく．

つかまり立ちで自分の進もうとする方向を見るため，身体を回旋したまま前方に下肢を踏み出すこともある．また，不安定な椅子や手押し車につ

かまり立ちをした際に，前方に押すことで前方に歩けることに気づくことも多い．また，大人に片手を持ってもらい歩くことを好む子どももいる．片手を持ってもらい歩く際は，下肢を振り出そうと側方へ体重移動する際に，身体の回旋運動が難しいため，支持脚を軸にして身体が回ってしまい姿勢を崩してしまうこともある．このようにして，前方への移動も発達させていく．

(5) つかまり立ちからのしゃがみ込み

立位から効率よく安全にしゃがみ込み，座れるようになる（▶図3-54，動画3-48, 49）．しゃがみ込みは，大腿四頭筋の遠心性の筋活動により，膝関節を段階的に屈曲することが必要である．子どもは机から落とした物や床にある物を拾うために，最初は上肢の支持（両上肢から一側上肢へ）を使いながらしゃがみ込み，物を拾い再び立ち上がることを繰り返す．こうした感覚運動経験を繰り返すことで，効率よく安全な立位から座位への姿勢変換が可能となる．

(6) よじ登り

机やソファなどへよじ登ることを楽しむようになる（▶図3-55，動画3-50）．ずり這い，

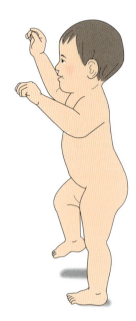

▶図 3-56　歩行
歩き始めの子どもの歩行の特徴として，①ワイドベース（歩隔が広い），②ハイガード，③歩幅が狭い，④全歩行周期で股関節の屈曲を示す，⑤足底全体で接地する（成人は踵から接地する）などがある．

四つ這い移動により平面での探索活動（移動）が可能となった子どもは，さらに三次元空間での探索活動を目的とし高所へよじ登る．よじ登るには，一側の下肢をより高く持ち上げる（股関節の屈曲，外転，外旋）必要があり，側方への体重移動，支持側の下肢の伸展が不可欠である．また上肢の引き込みと下肢を同時に動かし身体を押し上げる，運動の時間空間協調（**協調運動**）も必要である．よじ登った場所から降りることも行う．降りる際は上体を机やソファに預けて後ろ向きに降りる．下肢を床に降ろしながら床面を足先で探り，触れた時点で下肢に体重を負荷しながら床に降りる．

よじ登りは，運動機能のみでなく，目的や環境に合わせ，どのように自身の身体を動かすのかという運動企画能力や，自身の身体の大きさや運動機能をとらえる身体図式の発達とも関連する．

（7）歩行

歩行の最初は，安定性を得るためにそれまで獲得してきたさまざまな運動パターンを使用する．側方へのバランスに対応するため，両股関節は屈曲，外転し広い支持基底面となるように両足を開き**ワイドベース**にする．歩行は前方への重心移動が必要となるため，体幹の伸展，肩甲骨の内転，両上肢の外転（両上肢は肩よりも上にあげる**ハイガード**である）により全身の伸展を強め，前方へのバランスを制御する．特に，下肢の振り出し時はこのパターンをより強める（▶動画 3-51）．

運動発達の原則の一つである，矢状面（伸展屈曲）から前額面（側方）そして水平面（回旋）への姿勢制御を思い出してほしい（→45 頁参照）．子どもは，新しい姿勢運動を学習する際は，常にこの順序で学習を行う．歩行も同様であり，下肢を振り出す際は，側方の体重移動を使用せず，全身の伸展を使用する．これは，立位で airplane（→67 頁参照）を行っていると考えることもできる．

一歩を踏み出すことは，安定した立位姿勢から不安定な立位姿勢へ，そして再度，安定した立位姿勢へ変化させる過程である．一歩の踏み出しを交互に繰り返すことで歩行となる．はじめは，踏み出したあとに姿勢がぐらつき，姿勢を安定させるための時間が必要となるため，運動が止まってしまう．姿勢を安定させたあと，再度，下肢を踏み出すため，タイミングは一定ではなく，歩行はリズミカルではない．

歩き始めの歩行の特徴として，①ワイドベース（歩隔が広い），②ハイガード，③歩幅が狭い，④全歩行周期で股関節屈曲を示す，⑤足底全体で接地する（成人は踵から接地する）などがある（▶図 3-56）．歩き始めると，子どもは日に日に歩数を増やし，約 1 か月で家のなかを歩き回れるようになる．伸展屈曲から側方，回旋の姿勢制御が可能となることで歩行はより効率的に滑らかになる．歩隔も狭くなり，上肢によるバランス制御

　動画 3-51

A 側方つまみ　　　　　　　　　B 指腹つまみ　　　　　　　　　C 指尖つまみ

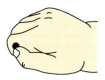
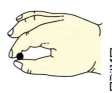

▶図3-57　つまみ（pinch）の発達
A：8か月．母指と示指の側腹でつまむ．B：10か月．母指と示指の指腹でつまむ（動画3-52）．C：12か月．母指と示指の指尖でつまむ．母指の遠位関節は屈曲する．

も不要となるため，ミドルガード，ローガードと手は下がり，3歳ころには成人とほぼ同様の直立二足歩行となる．

B 上肢・手指の運動

（1）把持

つまみのパターンは，母指と示指の指腹で小さなものをつまむ**指腹つまみ**（pulp pinch, pincer grasp）（動画3-52）が10か月ころに，指の先端でつまむ**指尖つまみ**（tip pinch）が12か月ころに可能となる（▶図3-57）．子どもは，より小さなものをつまむことが可能となり，床や机の上にあるさまざまなものを見つけつまみ，時には口に入れてしまうこともある．

また，小さなものをつまめるだけでなく，意識的に手指で把持の強さを調整することもでき始める（例：食事の際，切ってある豆腐を崩さずにつまめる）．

（2）リリース

10か月では，小さな容器へリリースすることが可能となるが，外的な安定性を得るために，手関節を容器の縁やテーブルの上に置くかもしれない．12か月になると，位置やスピードを調節して空間の目的のところにリリースすることが可能となる．そのため，小さな容器への正確なリリースができる．

（3）操作

10〜12か月は，把持やリリースの正確性が向上することと認知機能の発達（ピアジェの感覚運動期第4段階　二次的シェマの協応➡121頁参照）により2つの物を関連づけた遊びが可能となり，一人で長い時間，集中して遊ぶことができるようになる．2つの物を関連づけた遊びの代表が，容器に物を入れる，物と物を重ねる・積む遊びである（積む遊びは成功しないことも多い）．

これらの遊びは，両手を使用し，物を操作する．容器に物を入れたあと，すぐにひっくり返して取り出し，また入れるなど両手で操作をすることを楽しむ．両手での操作は，身辺処理（食事のスプーン操作と食器の固定，更衣動作など）に不可欠な能力である．

C 口腔運動

食事は，一人で座り，手づかみ食べとスプーンを用いた介助により食べる．スプーンを自分で持ちたがる子どもも多いが，機能的な使用は困難であり，片手でスプーンを持ち，他方で手づかみ食べをすることも多い（動画3-53）．

下顎前歯に続き，9〜10か月ころに2本の上顎前歯が，11〜12か月ころには上下4本ずつの前歯が生え揃う．これにより，上下の前歯により食物をかじりとることができる．しかし，手づかみ食べを始めたころは，大きな食物であっても手のひら全体で口の奥へ押し込んでしまう，指で口の

動画3-53

なかに入れ込んでしまうなど，かじりとることをしない．

口いっぱいに食物を詰め込む過程は，口のなかで処理できる食物の大きさを把握できるようになるために必要なプロセスかもしれない．このプロセスを経て，前歯を使って自分の口に合った適量の食物をかじりとることを学習していく．前歯でかじりとることは，前歯の歯根膜から食物の固さを感知し，それに応じて噛む力を変えることにつながる．

スプーンでの食物の取り込みに必要な口唇もより機能的な動きとなる．スプーンを抜かれる際は，上唇だけでなく下唇も内側へ巻き込むように動き，スプーンに残さず食物を取ることができる．固形物に関しては，舌の側方運動と下顎の上下，側方，対角線方向の運動を使い一側の奥（将来奥歯が生える部分）で咀嚼する．この時期の舌の側方運動は，端から端（右から左もしくは，左から右）へと食物を移動させることは難しく，いったん口腔の中央に溜めて移動させる（左→中央→右，右→中央→左）（➡NOTE㉒）．

咀嚼の間，咀嚼している側の頬の筋は収縮を強め，食物が頬と歯茎の間に落ちないようにする（食物を咬合する場所にとどめようとする）．また，口唇もより活発に働き，食物や唾液をこぼさないように閉じようとするが，12か月でもこぼすことがある．

咀嚼運動は，口唇，下顎，舌と頬の運動の高度な協調運動が必要であり，端から端への舌での側方移動や下顎の円弧を描くような滑らかな回旋運動が可能となるのは2歳ころである．

また，この時期は哺乳瓶での水分摂取に比べコップでの水分摂取が増える．吸い口のついたコップで飲むことは8～10か月ころから行われるが，通常のコップの使用はこの時期からとなるこ

📱 動画 3-54

NOTE

㉒ 舌の側方運動の見方
舌の側方運動は，上方，側方，回旋の複合運動である．機会があれば，食物を奥歯の上に置く自身の口腔運動を鏡で見ると良い．

とが多い．哺乳瓶や母乳の飲み方は吸啜であり，下顎と舌の動きは連動し，舌の前後運動（蠕動様運動）により口腔内を陰圧にしながらミルクを圧搾していた．しかし，コップでの成人嚥下による飲み方は，口腔内に水分を取り込む際，舌は後方の位置で舌根部を上下運動させ，水分を吸い込むようにして飲む．この際に重要なのは，下顎と下唇でコップを保持し（下顎と下唇が安定性として働く），上唇で水分をすする（上唇が運動性として働く）という上下の口唇で異なった運動を行うことである．

コップを使い始めたばかりの子どもは，飲んでいる間，下顎の上下，前後運動が伴うため，こぼすことや嚥下できないほどの量が入り吐き出すことも多い．コップでうまく飲めるようになるのは，下顎の動きのコントロールがうまくなり始める9～11か月ころからである（📹 動画 3-54）．下顎の安定性が発達することで，上唇ですする（運動性）ことができる．このような成人の飲み方に近づくのは2歳ころである．コップで飲むことは，発達的に難しい課題の一つである．1歳から2歳の子どもは，コップの縁を噛んで下顎を安定させるなどの方法をとることも多い．

7 幼児期・学齢期

文部科学省は，幼児期の基本的な運動として「体のバランスをとる動き」「体を移動する動き」「用具を操作する動き・力試しの動き」の3つに分け合計36の運動をあげている（▶図3-58）[1]．これらの運動は運動機能の発達のみでなく，認知機能や心理社会的機能の発達や社会文化的背景と

も関連するため，発達の個人差は大きくなる．

a 粗大運動

歩行は平地での移動において不可欠であるが，生活では，段差や階段，坂道，凸凹道などの移動も必要となる．また，急いで移動するために走る，溝を越えるためにジャンプすることもある．さらに，保育所，幼稚園，学校では，片足立ちでのケンケンやスキップもするであろう．ここでは，床から立位への立ち上がり，走行，階段，片足立ち，スキップの発達について説明する．

（1）床から立位への立ち上がり

椅子座位での生活が多くなったとはいえ，日本の生活において床からの立ち上がりは不可欠である．背臥位からの立ち上がり動作の運動パターンは，年齢とともに変化する．2歳までは背臥位から腹臥位，2～5歳は側臥位を経由するが，5歳以降は背臥位から起き上がり，立ち上がることができる（▶図3-59[2]，動画3-55～57）．この運動パターンは，加齢に伴い逆の方向に変化する．

（2）走行

歩行は常に片方の足が床についているのに対し，走行は両足が同時に床から離れる過程があることを特徴とする．子どもにとって走行は，移動手段だけでなく，走ることそのものが楽しみ（感覚運動遊び）であったり，走ることを手段とした遊び（鬼ごっこ）やスポーツへと展開していく．走行は，生涯を通じたさまざまな活動で使用される．走行時の姿勢運動の発達過程を▶図3-60に示す[3]．個人差，性差はあるものの第4段階は5歳過ぎとなる．

走る速さも中高生までは年齢に伴い速くなるが（▶図3-61）[4]，性差や運動経験の違いなど個人差が大きい．

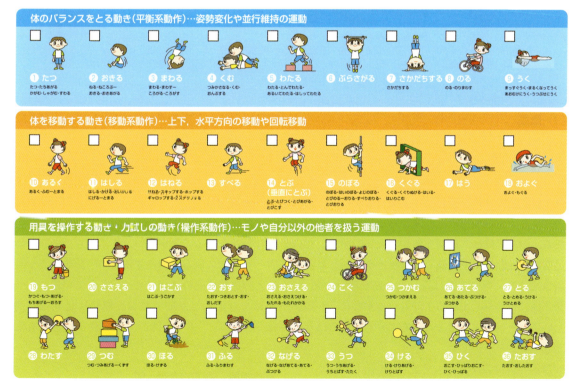

▶図3-58　幼児期に身につけたい36の基本動作
〔スポーツ庁：運動あそびBOOK．2020より転載〕

180°回旋(腹臥位) つかまり立ち	10か月〜1歳2か月	
180°回旋(腹臥位) 高這い	1歳2か月〜2歳	
180°回旋(腹臥位) 膝立ち	2〜3歳	
部分的回旋(側臥位) 高這い	2〜3歳	
部分的回旋(側臥位) 膝立ち	2歳6か月〜4歳	
部分的回旋(側臥位) しゃがみ	3歳6か月〜5歳	
回旋なし(背臥位) 膝立ち	5歳〜	
回旋なし(背臥位) しゃがみ	5歳〜	

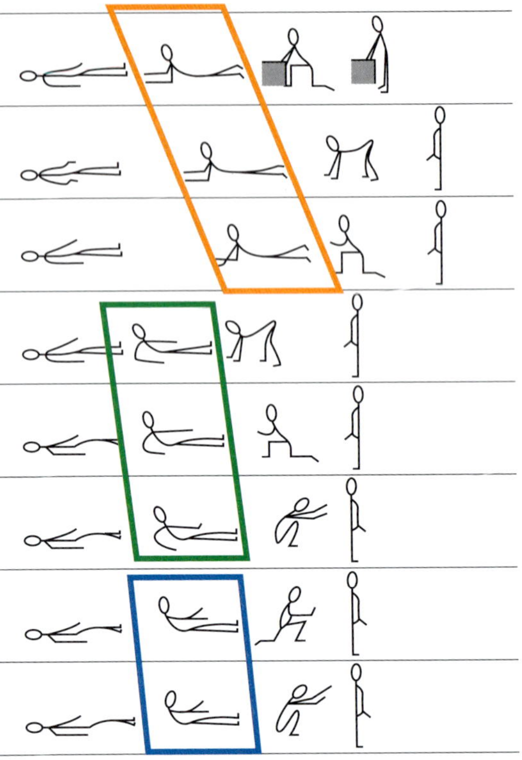

▶図3-59 背臥位からの立ち上がり（▶動画3-55〜57）
2歳までは背臥位から腹臥位（オレンジ枠）を，2〜5歳は側臥位を経由し（緑枠），5歳以降は背臥位から対称的（青枠）に起き上がることができる．
〔中村隆一（編）：中枢神経疾患の理学療法―姿勢・運動異常とその治療．pp1-45，医歯薬出版，1977より一部改変して転載〕

(3) 階段

階段昇降は，歩行や走行と異なり，垂直方向〔正確には鉛直方向（重力が働いている方向）〕のコントロールが必要となる．階段を昇る際には，重力に抗して身体を持ち上げ，降りる際には，重力による下方の加速度を減速させる制御が必要となる．階段昇降は，膝関節伸筋（大腿四頭筋）と足関節底屈筋（ヒラメ筋）が重要となるが，昇る際は求心性，降りる際は遠心性の筋活動となる．発達的には，立ち上がるよりもしゃがむほうが難しいことと同様に，階段は昇るよりも降りるほうが難しい．

階段の昇降の仕方は，交互に足を出していく一足一段と，一段ずつ足をそろえながら昇降する二足一段がある（▶動画3-58〜60）．二足一段が両足で支持する時間があるのに対して，一足一段は常に片足のみの支持となり，筋力とバランス能力が必要となるため，一足一段のほうが難しい（▶表3-2）．

(4) 片足立ち

片足立ちは，幼児期のリトミックや運動遊びでとりあげられることが多い．片足立ちは下肢の筋力とバランス能力が関連するため，発達検査や高齢者の運動機能の評価にも活用されている．5〜6歳児を対象とした研究では，開眼片足立ち時間は，25m走，立ち幅跳び，両足跳び越しと有意

▶動画3-58〜60

第1段階
- 体幹は前傾姿勢ではなく直立位，重心は高い位置にある
- 上肢はハイガード
- 膝を高く上げ，短い歩幅，広い歩隔
- 足底全体で接地する
- 転倒することが多い

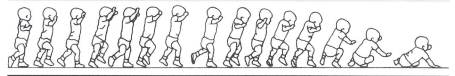

第2段階
- 体幹は前傾姿勢ではなく直立位，重心はまだ高い位置にある
- 上肢はミドルガード
- 腕の振りと脚の動きが反対になっていないこともある

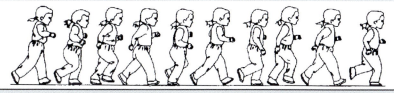

第3段階
- 歩隔は肩幅ぐらいになる
- 腕の振りと脚の動きは反対になるが，肘は伸展傾向にある
- 踵から接地する

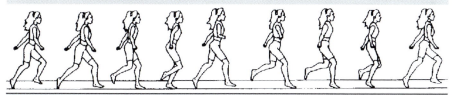

第4段階
- 腕の振りと脚の動きは反対になり，肘は屈曲する
- 体幹は前傾し始め，腰から肩を結ぶラインは約10°の前傾がみられるようになる
- 歩幅は長くなる

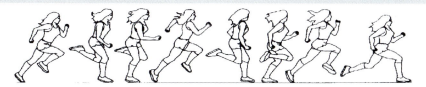

▶図3-60 走行の発達
〔Goodway JD：Understanding Motor Development, 8th edition. p224, Jones & Bartlet Learning, 2019より一部改変して転載〕

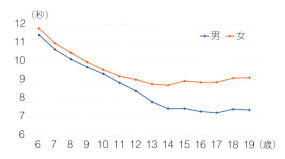

▶図3-61 性別・年齢別50m走のタイム
〔E-Stat 政府統計の窓口：体力・運動能力調査令和5年度（速報）をもとに作成〕

▶表3-2 階段昇降の発達

		KIDS 乳幼児発達スケール（1989）	DENVER II（通過率75%）（2003）	遠城寺式乳幼児分析的発達検査法（1977）	Peabody Developmental Motor Scales 2nd（PDMS-2）（2000）
支えがあっての階段昇降	1歳3〜4か月				壁，手すりを支えにして階段を4段昇る
	1歳4か月	片手をもてば階段を昇る 片手をもてば階段を降りる			
	1歳5〜6か月				大人の指をもって，階段を4段降りる（交互でなくてもよい）
支えなしでの二足一段での階段昇降	1歳6〜8か月			一人で物につかまらず1段ずつ足をそろえながら（二足一段）階段を昇る	
	1歳8か月		階段を昇る（足は交互でなくてもよい）		
	1歳11か月〜2歳0か月				一人で物につかまらず階段を4段昇る（交互でなくてもよい）
	2歳1〜2か月				一人で物につかまらず階段を4段降りる（交互でなくてもよい）
一足一段での階段昇降	2歳2か月	階段を交互に昇る			
	2歳3〜4か月				壁，手すりを支えにして足を交互に出し，階段を4段昇る
	2歳3〜5か月			足を交互に出して階段を昇る	
	2歳11か月〜3歳0か月				壁，手すりの支えなしに足を交互に出し，階段を4段昇る
	3歳7〜8か月				壁，手すりの支えなしに足を交互に出し，階段を4段降りる

な相関が認められており[5]，開眼片足立ちは多くの運動機能を反映している．

　片足立ちは，3歳ころから開眼で可能となる．一方，閉眼で10秒以上の片足立ちが可能となるのは学齢期以降であり，小学校低学年でも難しい（▶図3-62）[6]．片足立ちの持続時間は開眼・閉眼ともに年齢と比例して長くなるが，閉眼片足立ちは，高校生がピークとなる（開眼片足立ちは持続時間が長いため研究データはない）．

　開眼片足立ちが可能となった初期は，両上肢を側方に挙上し，体幹を支持脚側に大きく移動させ

ること（体幹を傾けることも多い）で，重心が支持脚にかかるようにする（▶図3-63A，🎥動画3-61〜63）．そのため，重心を移動させすぎることで支持脚側にバランスを崩したり，逆に重心移動が足りず，すぐにあげた脚を床につけてしまうことも多い（▶図3-63B）．姿勢の揺れは，前後よりも左右が大きい．年齢とともに体幹の傾き，上肢の挙上，左右の揺れは少なくなる．片足立ちの安定には筋力の要因も大きく，特に股関節の外転筋（中殿筋）が働くことで骨盤の傾きを抑え姿勢を安定させる．

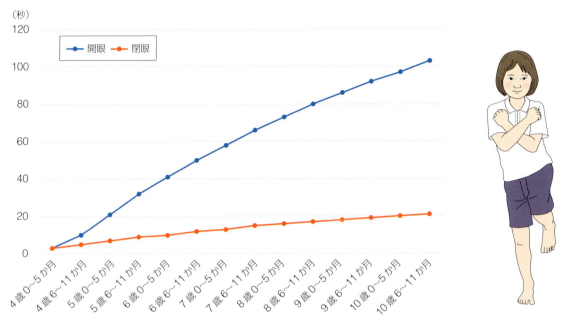

▶図 3-62　片足立ち（開眼・閉眼）左右合計時間の発達
上肢を前で交差する姿勢で測定しているため，上肢を自由にした片足立ちよりも難易度は高い．
〔「JPAN 感覚処理・行為機能検査解析 CD-ROM」をもとに作成〕

(5) スキップ

　スキップは，幼児期に保育所や幼稚園において，リトミックや運動会をとおして繰り返し行われる運動であり，4歳児で可能となる（→NOTE ㉓）．

　スキップは，右右・左左・右右とホップ（片足跳び）とステップ（脚の踏み替え）動作を長短のリズム（「タッタ・タッタ・タッタ」）で交互に繰り返す移動運動である．また，脚を2回ステップする間に，同側上肢を1回前方へ振り出す，歩行とは異なる上下肢の協応性が必要である．スキップは，歩行とは明らかに異なる運動パターンであるため，学習（運動企画能力）が不可欠な移動運動である．そのため，成人でも難しい人もいる．
▶図 3-64 にスキップの発達を示す[3]（▶動画3-64, 65）．

D 巧緻運動

　幼児期・学齢期は乳児期に獲得した上肢・手指機能を土台にし，さまざまな物や道具を操作する

> **NOTE**
>
> ▶ ㉓ スキップの開始時期
> 　4歳0〜3か月で42.9%，4歳4〜7か月で62.2%，4歳8〜11か月で71.9%の児が可能となる（遠城寺式乳幼児分析的発達検査法）．

時期となる．操作する物は，日常生活活動（身辺処理），遊び（制作活動含む），スポーツ，学習に関する物や道具である．そのため，運動機能のみでなく認知機能や感覚機能の発達とも関連する．

　また，友だちや大人が行っている姿を見て学ぶことも多いため，対人関係を主とした心理社会的機能も重要となる．日常生活活動や遊びの発達については第4章の幼児期・学齢期で解説する．ここでは，乳児期後半から遊びとして始まり，学齢期にはスポーツへと移行するボール遊び・運動と手内操作について解説する．

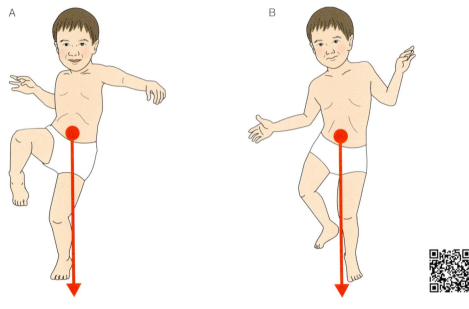

▶図 3-63　初期の片足立ち（▶動画 3-61〜63）
A：重心を支持脚に大きく移動させることでバランスを保持する．また上肢の挙上もみられる．
B：重心移動が足りず，あげた脚を床につけてしまいそうになる．

（1）ボール遊び・運動

　ボールを使用した遊びや運動は，乳児期後半から学齢期までのどの年齢でも行われる活動の一つである（▶図 3-65）．運ぶ，転がす，投げる，捕る，蹴る，打つなど多様な動きを引き出すことができるため，保育所，幼稚園，学校でも頻繁に用いられる．また，行う活動や子どもの年齢によって扱いやすいボールや興味をもつボールは異なるため，大きさ，素材，重さなどさまざまなものがある．

①投げる（投球）

　投球は，保育所，幼稚園，学校での活動や遊び，スポーツ活動に使用されることが多い技能である．投球には，下から投げるアンダーハンドスロー，両手投げ，上から投げるオーバーハンドスローなどの種類がある．発達的には，柔らかい素材でできたボールを両手で下から投げることから始まり，オーバーハンドスローへと移行する．

　また，投球は，上肢のみでなく下肢，体幹も含めた全身の協調運動が必要となる動作である．

▶図 3-66[3]の発達段階を見ても，発達とともに協調できる身体部位が増加していくことがわかる．また，ボールを遠くに正確に投げるには，腕の振りとタイミングを合わせ，ボールを手からリリースすることも必要である．そのため，投球動作は協調運動の発達検査に含まれていることが多い．

　▶図 3-66[3]にオーバーハンドスローの投球動作の発達段階を示す（▶動画 3-66, 67）．投球動作の発達には性差があり，この差は基本的な運動技能のなかで最大であるといわれており[7]，男児の 78.8％が 10 歳までに第 5 段階の投球パターンを獲得していたのに対し，女児は 47.0％にすぎなかったことが報告されている[8]．性差は，投球動作のパターンのみでなく投球距離にもみられる（▶図 3-67）[4]．

②捕る（捕球）

　投球と同様に，捕球も遊びやスポーツでよく使われる技能である．捕球は，空間にある対象物（ボール）を目でとらえ，ボールの速度と軌道を

| 第1段階 | スキップはあまり滑らかではなく，ステップとホップという構成要素に分解されているようにみえる．連続して一貫したホップ・ステップのリズムを維持することができず，ホップ・ステップ・パターンを維持するのに苦労し，「認知的負荷」(必要な集中力)も高い．初期には，身体の片側だけでホップし，同側性パターン(同じ腕と同じ脚が一緒に上がる)になる「片側スキップ」もみられる |

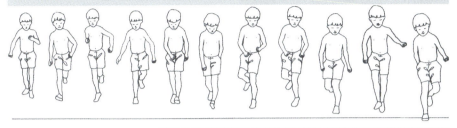

| 第2段階 | リズミカルなホップ・ステップ・パターンを維持できるが，身体を上に過剰に持ち上げる垂直成分が高く，身体を持ち上げる腕の上方への運動が大きく，膝も高く上げる．上肢の振りは左右同時となることも多い |

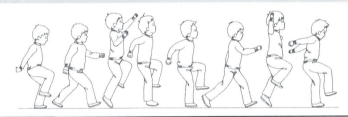

| 第3段階 | 努力なく流れるようなパターンを示し，以下の特徴がある
①垂直成分は限定的であり，身体の上下の変動が少ない
②腕を力の発生源として使うことは限定的であり，腕は脚と反対に振られることが多い
③つま先からの着地と踏み出しがみられる |

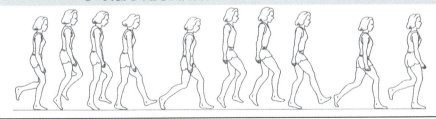

▶ 図3-64 スキップの発達（ 動画3-64, 65）
〔Goodway JD：Understanding Motor Development, 8th edition. p224, Jones & Bartlet Learning, 2019 より一部改変して転載〕

推測し，タイミングを合わせ対象物を捕る動作である．どのような捕球をするかは，ボールの位置や速度，ボールの形や大きさ，ボールの軌道などにより異なるため，捕球は片手で行うこともあれば，両手で行うこともある．そのため，投球と同様に協調運動，なかでも視覚と運動の協調が必要となる動作である．

発達的には，最初は風船，大きなボールやビーチボールなどを腕全体で抱きかかえるように捕球する．小学生になると，さまざまな大きさ，形，速さのボールを，片手でも両手でも捕球できるようになる．また，はじめは自分の身体に近い位置で捕球することを学び，のちに頭上や身体の横など身体から離れた位置で捕球できる．野球などのスポーツに参加している場合は，走りながらの捕球やジャンプして捕球することも可能となる．

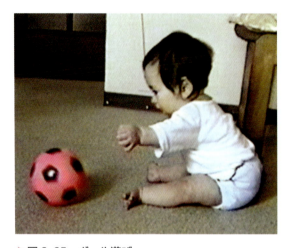

▶図3-65　ボール遊び
8か月児．ゆっくり転がってくるボールを捕ろうとする．

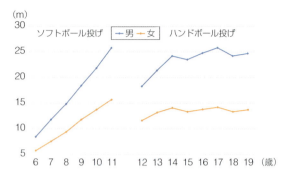

▶図3-67　性別・年齢別投球距離
〔E-Stat 政府統計の窓口：体力・運動能力調査令和5年度（速報）をもとに作成〕

▶図3-68[3]に捕球動作の発達段階を示す（▶動画3-68, 69）．捕球動作の性差については，捕球動作の第5段階に達する月齢が，女児で6歳4か月，男児で6歳10か月とやや女児のほうが早い傾向がある[9]．

③蹴る

ボールを蹴ることも遊びでよく行われる．学齢期になるとスポーツとしてサッカーを行う児もいる．▶図3-69[3]にボールを蹴る動作の発達段階を示す（▶動画3-70, 71）．

(2) 手内操作（in-hand manipulation）

幼児期，学齢期では，乳児期で獲得した基本的な把持能力を土台にし，対象物を手で操作する能力を発達させる．そのためには，対象物を把持したあとに手内で操作し，使用しやすいような位置にすることが重要である．この操作を手内操作といい，エクスナーは「把持後の手内での対象物の調整プロセス」と定義している．エクスナーは手内操作を**移動**（translation），**シフト**（shift），**回転**（rotation）の3つに分類し，さらに回転を単純なものと複雑なものに分類している（▶図3-70，▶動画3-72〜81）．

手内操作が何歳で可能になるのかは，使用する対象物や方法の違いにより一貫していない．移動は手指から手掌への移動に比較し，手掌から手指への移動のほうが難しい（▶図3-71）[10]．手指から手掌への移動は，2歳児の半数以上で可能となる[11,12]．回転の操作は，4歳から急速に向上する[10]．

●引用文献

1) スポーツ庁：運動あそびBOOK. 2020
2) 中村隆一（編）：中枢神経疾患の理学療法—姿勢・運動異常とその治療. pp1-45, 医歯薬出版, 1977
3) Goodway JD：Understanding Motor Development, 8th edition. p224, Jones & Bartlet Learning, 2019
4) E-Stat 政府統計の窓口：体力・運動能力調査令和5年度（速報）
5) 久保温子, 他：幼児期における開眼片足立ち測定の妥当性の検討. ヘルスプロモーション理学療法研究 4：77-81, 2014
6) JPAN 感覚処理・行為機能検査解析 CD-ROM
7) Nelson KR, et al：Longitudinal change in throwing performance：gender differences. Res Q Exerc Sport 62：105-108, 1991
8) Butterfield SA, et al：Age and sex differences in object control skills by children ages 5 to 14. Percept Mot Skills 114：261-274, 2012
9) Kelso JAS, et al：The Development of Movement Control and Coordination. pp309-318, John Wiley & Sons, New Jersey, 1982
10) Pehoski C, et al：In-hand manipulation in young children：rotation of an object in the fingers. Am J Occup Ther 51：544-552, 1997
11) Exner CE：In-hand manipulation skills in normal young children：A pilot study. OT Practice 1：63-72, 1990
12) Humphry R, et al：Development of in-hand manipu-

第1段階
- 身体は正面向きで足は左右に開いている
- 腕の振り上げは垂直となる
- 投げ方はチョップするように垂直に振り下ろす．その際に体幹が前傾する．
- 足は固定されている
- 体幹の回旋はない

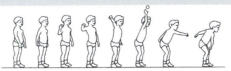

第2段階
- 身体は横向きになる
- 腕を大きく後ろに引き，身体を横切るように水平方向から上にあげて投げる
- 身体全体がひとかたまりになって回転する

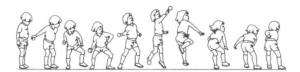

第3段階
- 身体は正面を向く
- 腕の振り上げは高い位置になる（第1段階よりも肘の高さは高い）
- 投げる腕と同じ側の足をステップして投げる
- 身体を横切るフォロースルーとなる

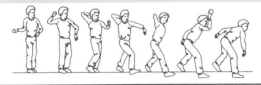

第4段階
- 身体は横向きまたは正面を向く
- 投げる腕と反対側の足をステップして投げる
- 骨盤と体幹の回旋がみられ始める
- 身体を横切るフォロースルーとなる

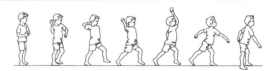

第5段階
- 身体は横向きになる
- 腕の振り上げは，腰の下から肩を回旋し頭の後方まで移動し，高い位置になる
- 投げる腕と反対側の足でステップし投げる．ステップの距離は長くなる（身長の半分以上）
- 骨盤と体幹の分節化された回旋がある
- 投げる腕が反対側の下肢の方向に向かうフォロースルーとなる

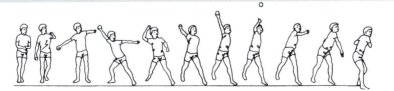

▶図3-66　投球動作（オーバーハンドスロー）の発達（　動画3-66, 67）
フォロースルー：ボールが手から離れて投球動作が終わるまでの間の運動であり，腕を減速させるために重要となる．
〔Goodway JD：Understanding Motor Development, 8th edition. p224, Jones & Bartlet Learning, 2019より一部改変して転載〕

第1段階
・腕をまっすぐに伸ばしている
・手掌は上を向いている
・ボールを目で追うことは難しく，顔は横を向いていることも多い
・腕の動作は遅れ，ボールが身体に触れてから捕ろうとする
・足は止まっている

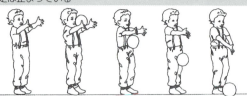

第2段階
・ボールはあまり目で追わない
・ボールが身体の近くに来るのを待ち，ボールを抱きかかえるように捕る
・足は止まっている，もしくは捕る際に一歩前に出す

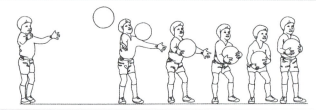

第3段階
・ボールを見て，ボールの下をすくい上げるようにして胸でうける
・一歩前に出てボールに近づくようにして捕ろうとする

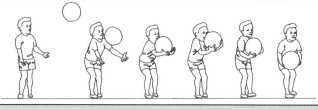

第4段階
・手掌をボールの大きさと飛んでくる方向に合わせることができる
・体幹に向かって投げられたボールは，手だけで捕ることができるが，体幹の外側に投げられたボールは捕ることが難しい
・足は止まっているか，または1歩までボールの方向にステップすることができる

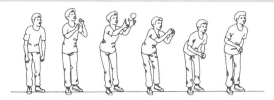

第5段階
・身体を動かしてボールを手で捕ることができるようになる

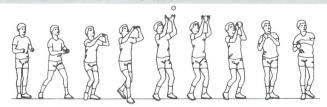

▶図3-68　捕球動作の発達（▶動画3-68, 69）

〔Goodway JD：Understanding Motor Development, 8th edition. p224, Jones & Bartlet Learning, 2019より一部改変して転載〕

| 第1段階 | ・身体が止まった状態で蹴る
・蹴る脚は，後方への伸展運動はほとんどなく，ボールを押すような状態となる
・ボールを蹴った後，蹴った側の脚が後方に戻る（①～②）
・上肢はハイガードとなる |

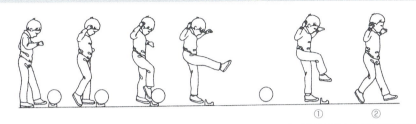

| 第2段階 | ・身体が止まった状態で蹴る
・蹴る脚は後方へ伸展する
・蹴る脚と腕は反対方向の運動となる |

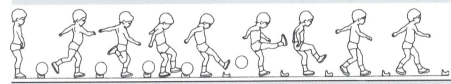

| 第3段階 | ・一歩または数歩動いて蹴ることができる
・蹴る脚と腕は反対方向の運動となる |

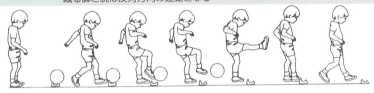

| 第4段階 | ・ボールに向かい速く移動する
・蹴る脚は後方への伸展が大きくなり，体幹も後ろに倒れる
・蹴る前の一歩（③～④）は長くなる
・蹴った後，ホップ（片脚でケンケン）する（⑤～⑥） |

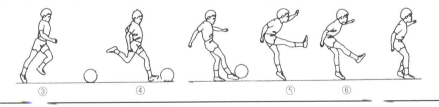

▶図3-69　ボールを蹴る動作の発達（ 動画3-70, 71）
〔Goodway JD：Understanding Motor Development, 8th edition. p224, Jones & Bartlett Learning, 2019より一部改変して転載〕

		定義	例
移動（translation） 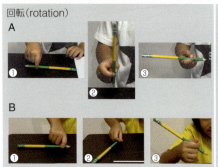		手指から手掌あるいは手掌から手指へと手のなかで対象物を移動する．	手指→手掌：机の上の複数のビー玉を1個ずつつまみ，手掌に移したあと，さらにビー玉をつまむ（写真） 手掌→手指：手掌のなかにある何枚かの硬貨のうちの1枚を手指に移動する
シフト（shift）		母指とほかの手指（通常は示指・中指）の指腹で対象物を直線的に移動する	鉛筆のもつ位置を変える（写真）．トランプを手のなかで広げる
回転（rotation） A B		母指と他指で対象物を回転する．90〜180°の回転を単純回転（A），180〜360°の回転を複雑回転（B）という．複雑回転は対象物が他指と母指によって交互に固定される．対象物が母指によって固定されているときは，他指による運動が生じ，他指により固定されているときは，母指により運動が生じる	単純回転：小さな粘土を指先で丸める．ペットボトルのふたを閉める．置いてある鉛筆をとって書く（小指側に鉛筆の芯側）（写真A） 複雑回転：置いてある鉛筆をとって書く（母指側に鉛筆の芯側）（写真B）

▶図3-70　手内操作の種類（▶動画3-72〜81）

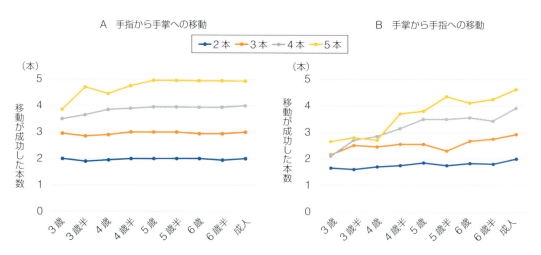

▶図3-71　移動（transfer）の発達

それぞれ円柱の小さいペグを手内で移動させた際に成功したペグの本数．ペグを落とした場合は失敗となる．把持しているペグの本数は2〜5本で本数が多いほど移動が難しくなる．手指から手掌よりも手掌から手指のほうが発達的に難しいことがわかる．

〔Pehoski C, et al：In-hand manipulation in young children：rotation of an object in the fingers. Am J Occup Ther 51：544-552, 1997をもとに作成〕

lation and relationship with activities. Am J Occup Ther 49：763-771, 1995

D 原始反射・立ち直り反応・平衡反応

1 反射階層理論とシステム理論

　新生児には多くの姿勢運動と関連した原始反射が存在する．かつては脊髄，脳幹の原始反射を主とした反射運動から，中脳や大脳皮質を中枢とする立ち直り反応や平衡反応へと発達していくことにより運動発達が進むという考えが主であった（▶図 3-72）[1]．つまり，遺伝的なプログラムに基づく神経系の発達・成熟が下位から上位に向かって階層的に進むという考えである．この考えは，**反射階層理論**と呼ばれ，小児発達の古典的理論である．

　反射階層理論は，神経系の発達・成熟のみによって運動発達を説明しようとするものである．これに対し，**システム理論**は，「運動発達は遺伝的要因に基づく中枢神経系の成熟によるものではなく，新生児，乳児自らがもっている身体構造や運動能力，認知能力などと，子どもが置かれた環境，与えられた課題が相互に作用することで，運動機能を発達させていく」という考えである．つまり，子どもは自らの身体を，自身が置かれた環境のなかで動かすことで，絶えず相互作用を繰り返しながら発達していく．

　システム理論は，神経系もシステムとしてとらえるため，脊髄，脳幹，中脳，大脳皮質は階層的なものではなく，神経系も相互作用しながら運動機能を発達させていくという考えである．システム理論は，姿勢反射・反応を否定しているわけではなく，運動発達のコントロールに対する影響の一つにすぎないという考えである．

2 原始反射とは

　原始反射（primitive reflex）の定義は，「反射が誕生前あるいは誕生時点に存在し，正常には生後 4〜6 か月の期間に統合されるものである．したがってそれは協調運動をする際の最も原始的で未熟な素材である」[2]，「脳幹・脊髄に反射中枢をもち，胎生 5〜6 か月から発達し，より高次（上位）の神経機構の完成という神経学的発達により抑制され，さまざまな時期に消失していく」[3]などさまざまであるが，誕生時点で存在し，統合（消失）される反射であるという点は共通している．

　原始反射は，生後半年でほとんどは統合（消失）されていくが，この間の子どもの発達においては重要な役割を果たす．ここでは主に運動発達との関連について説明する．

a 反射とは

　反射とは，末梢から入った感覚刺激が上位中枢で統合されることなく，定型的な応答（反応のバリエーションや変種はない）をすることを指し，受容器のある部位，反射弓にあるシナプス数，反射中枢のレベル，遠心路の種類など，さまざまな分類方法がある．また，生理学的には無意識に引き起こされるものをいう．

　よく知られている反射として，膝蓋骨の下を叩くと，膝関節が伸展する膝蓋腱反射がある．これは，大腿四頭筋の伸張刺激（大腿四頭筋の腱を叩くことで筋を伸張させている）により，脊髄を介して（上位中枢で統合されない），大腿四頭筋の収縮を引き起こし膝が伸展する反射である．あるときは膝が伸び，あるときは膝が曲がるなどの反応のバリエーションはない．

　原始反射も，末梢から入った感覚刺激が上位中枢で統合されることなく，定型的な応答をするため，反射の一つといえる．しかし，臨床的には，子どもにより反応に違いがある．たとえば

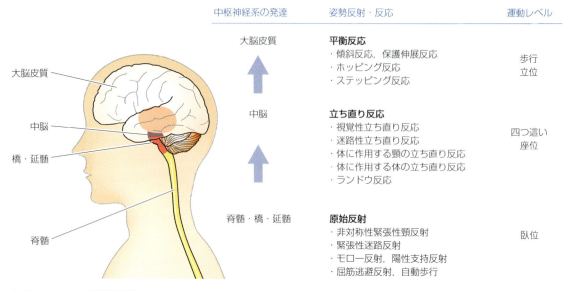

▶図3-72　反射階層理論
新生児の運動は脊髄・橋・延髄の原始反射から中脳，大脳皮質を中枢とするより上位の立ち直り反応，平衡反応へと発達していく．
〔大城昌平：這えば立て，立てば歩め．丸山仁司，他（編）：評価から治療手技の選択［中枢神経疾患編］．pp169-180，文光堂，2006をもとに作成〕

ATNR〔非対称性緊張性頸反射（asymmetrical tonic neck reflex）：頸部の回旋により，顔面側の上下肢の伸筋と後頭側の上下肢の屈筋の筋緊張が高まり，フェンシングをするような姿勢となる原始反射〕であれば，AくんよりもBくんのほうが強く出る．同じ子どもでも反応が出るときと出ないときがある．ATNRから逸脱した姿勢運動もできる（頸部が回旋していても，顔面側の上下肢を屈曲することもできる），月齢により応答が変化するなどの多様性がある（新生児よりも2か月ころから強くなる）．

b 相動性反射と緊張性反射

数多くの原始反射があるが，**相動性（phasic）**と**緊張性（tonic）**に分けて理解するとよい．

新生児の姿勢の特徴は，**生理的屈曲**であり，関節可動域の多くが制限されている．また，四肢はよく動き多様な運動がみられるが，動きに滑らかさはなく，安定性のない運動である．原始反射は，このような姿勢運動に対し発達を促進するような作用がある．

相動性の原始反射は，主として運動の可動域を広げ，運動を活性化する可動性機能に関与する．生理的屈曲姿勢を壊す役割といってもよいかもしれない．相動性の原始反射は，その役割により，①栄養摂取，②刺激からの防御，③四肢の交互運動・運動の活性化に分類できる．たとえば，屈筋逃避反射は，足底への有害刺激により下肢を屈曲させる原始反射であるが，これは，刺激からの防御に加え四肢の運動の活性化と関連する．また屈筋逃避反射は反対側下肢の交差性伸展反射を誘発するため四肢の交互運動とも関連する．このように，一つの原始反射に対応する役割は複数あるものも多い．

緊張性の原始反射は，姿勢運動の安定性機能に関与し，特定の姿勢パターンとなるよう筋緊張を高める．緊張性の原始反射の代表的なものとして，ATNRや陽性支持反射がある．陽性支持反射は子どもを立位にすることで，両下肢の伸筋の筋緊張が高まる反射であり，下肢の筋緊張を変化させる．

このように，緊張性の原始反射はいくつかある

が，それぞれの反射は異なる姿勢パターンとなるように筋緊張を高めることで，姿勢の多様性を発達させる．

c 原始反射の統合とは

反射階層理論に基づくと，脊髄・脳幹レベルで生じる原始反射は，上位の神経系（中脳，大脳皮質）の発達により制御され，出現しなくなるため，「消失」という用語が使用されることもある．しかし，上位の神経系の障害や，随意運動で対応ができない場合は，原始反射が出現することがある〔例：歩いていて素足で尖った物を踏んでしまった場合，素早く足を引っ込め（屈筋逃避反射），反対側の下肢は身体が倒れないように伸展する（交差性伸展反射）〕ため，消失しているわけではなく，「統合」され，出現しなくなっているだけである．

d 臨床的意義（発達への影響）

リハビリテーションにおいて知っておくべき原始反射を▶表3-3にまとめた．各原始反射の誘発方法，反応，統合時期，臨床的意義（発達への影響）を知っておくことが重要である．

このなかで，最も重要なものは臨床的意義である．小児リハビリテーションでは，脳障害がある子ども（例：脳性麻痺）を対象とすることが多く，彼らは原始反射が統合される月齢になっても残存していることが多い．理学療法士・作業療法士は，そのことによる発達への影響を知る必要がある．

③ バランス能力と平衡機能

Ａさんとしさんの2人に片足立ちをしてもらった．Ａさんは身体の動揺がほとんどなく30秒間安定して片足立ちができた．Ｂさんは身体の動揺が大きく，10秒間しかできなかった．ＡさんとＢさんではどちらの「バランス」がよいといえるのか？　また，どちらの「バランス能力」が高い

といえるのか？

「バランス」がよく，「バランス能力」が高いのは，Ａさんであると判断するであろう．「バランス」とは観察してみえる現象であり，歩き方がふらふらしていていまにも転倒しそう，両手で支持しないと座位保持が難しく，片手を離すと倒れてしまうなどを見て「バランス」が悪いと表現するであろう．「バランス能力」とは，「バランス」にかかわる身体機能を主とした能力のことをいう．

バランス能力の定義はさまざまであるが，本書では望月[4]の「バランス能力は身体重心線を支持基底面内に収める身体能力である」とする．支持基底面のなかで姿勢を保った状態で重心を移動できる範囲を**安定性限界**という．安定性限界から重心線が外れると姿勢が保持できなくなるため，安定性限界が大きく重心線が安定性限界の中央に位置して動揺が少ないほど，バランス能力は高い（▶図3-73）．

バランス能力は，重力がある地球環境で生活するうえで不可欠なものであり，バランス能力があることで，①姿勢保持や運動・動作を安全に遂行することを可能とし，②主に上肢の巧緻運動の基盤となる安定した姿勢が保障される．

バランス能力にかかわる中核的な神経機構（**平衡機能**）として反射階層理論に基づく立ち直り反応，平衡反応，保護伸展反応があり，以前はバランス能力＝平衡機能（立ち直り反応，平衡反応，保護伸展反応）と考えられていた．しかし，現在，神経機構のみでなく筋力，関節可動域などの運動機能のほか，感覚機能，認知機能や環境，課題内容もバランス能力に影響を与える要因としてとらえられている．

④ 立ち直り反応

立ち直り反応（righting reaction）は，righting（正しい）の意味どおり，外乱などでバランスが崩れた際に，正しい姿勢に戻す反応である．人にとって正しい姿勢は，「身体の正中線が重心線に

▶表 3-3 原始反射の誘発方法と反応，統合時期，臨床意義（ 動画 3-82～97）

反射名	相動性・緊張性	誘発方法（感覚）	反応
探索反射	相動性	口唇周辺を触れる （触覚：三叉神経領域）	刺激された方向に頸部を回旋する．満腹時は反応しない
吸啜-嚥下反射	相動性	口に指，哺乳瓶を入れる （触覚）	下顎と口唇が開くと舌の後方が下がり（舌の前方への運動）ミルクを吸い（吸啜），下顎と口唇が閉じると舌の後方が上がり（舌の後方への運動）嚥下するという2つのパターンをリズミカルに繰り返すことでミルクを取り込む
咬反射	相動性	検査者の指で臼歯萌出部位を刺激する	下顎が開閉し，弱い力で噛む
屈筋逃避反射	相動性	一側の下肢を伸展させ足底に有害刺激を与える （触覚，有害刺激）	刺激を与えた下肢を屈曲する
交差性伸展反射	相動性	一側の下肢を伸展，他側の下肢を屈曲させ，伸展側の足底に有害刺激を与える （触覚，有害刺激）	屈曲側の下肢が伸展する
陽性支持反射	緊張性	腋窩を支え，立位で保持し，足底が床につくように体重をのせる （固有受容感覚）	両下肢が伸展し，体重を支える
自動歩行	相動性	腋窩を支え，立位で保持し，足底を床につけ身体を前方に傾ける （触覚，固有受容感覚）	歩いているようにリズミカルに下肢を交互に動かす
ガラント（Galant）反射	相動性	脊柱の外側を肩甲骨下から腸骨稜に向かって皮膚をこする （触覚）	刺激された側へ体幹が側屈する
モロー（Moro）反射	相動性	背臥位にて頭部を約30°挙上したあと，急に頭部を放し検査者の手掌のなかに落とす （前庭感覚・固有受容感覚）	上肢の外転，伸展，手指の伸展（第1相）ののち，上肢の屈曲，内転（第2相）が生じる．反射の中心は第1相であり，第2相は生理的屈曲姿勢へ戻ることで生じる
固有受容感覚性台乗せ反射（上肢・下肢）	相動性	腋窩で子どもを支え，手背または足背を台の縁に押しつけて手関節または足関節を掌屈・底屈する （固有受容感覚：手関節または足関節背屈筋の伸張）	上肢または下肢を屈曲して，手または足を台の上に乗せる
非対称性緊張性頸反射（ATNR）	緊張性	背臥位で頭部を一側に回旋させる （固有受容感覚）	顔面側の上下肢は伸展し，後頭側の上下肢は屈曲する
対称性緊張性頸反射（STNR）	緊張性	四つ這い姿勢で，頸部を屈曲，伸展させる （固有受容感覚）	頸部を屈曲すると上肢屈曲，下肢伸展となり，伸展すると上肢伸展，下肢屈曲となる
緊張性迷路反射（TLR）	緊張性	背臥位または腹臥位にする 〔重力（前庭感覚）〕	重力が刺激となり頭部の位置により筋緊張が変化する．背臥位では伸筋が，腹臥位では屈筋の筋緊張が高まる
手掌把握反射	緊張性	検査者の指を子どもの尺側（小指側）から入れ手掌を押す （固有受容感覚）	手指が屈曲・内転し検査者の指を握る
引き起こし反射	緊張性	背臥位で子どもの手関節をもち座位へ引き起こす （固有受容感覚：上肢屈筋の伸張）	上肢全体が屈曲する
足底把握反射	緊張性	背臥位で足趾のすぐ後ろの足底を検査者の母指で押す （固有受容感覚）	足趾が屈曲・内転し検査者の指を握る
新生児の頸の立ち直り反射	相動性	背臥位で頭部を回旋させる	身体全体が丸太のように同方向に回旋する．分節的な運動ではない

統合時期	臨床的意義
3か月	・手・眼を使わずに乳房や哺乳瓶を探すことができる
吸啜反射 5〜6か月 嚥下反射 生涯続く	・探索〜吸啜〜嚥下反射が一連の反射となることで食物摂取が可能となる ・口唇，下顎，舌の多様な運動が困難となるため，食べることができる食物形態に制限を生じる．また，口の多様な運動が必要となる言葉を話すことにも大きな影響を及ぼす
3〜5か月	・残存することで随意的な噛む運動の獲得を阻害する ・脳性麻痺にみられる咬反射は，痙縮の影響により緊張性の咬反射となりやすい
1〜2か月	・残存することで下肢での体重負荷，立位を困難にする ・成人でも足底への強い有害刺激は反射を引き起こす
1〜2か月	・残存することで随意的な下肢の交互運動や下肢の支持性の獲得を阻害する ・成人において立位で足底への強い有害刺激があった際，刺激があった側の下肢はひっこめる（屈筋逃避反射）が，反対側の下肢は身体が倒れないように伸展する
1〜2か月	・随意的な下肢の運動を阻害する ・失立期（体重を下肢で支持しない時期；2か月ころ）を経て陽性支持反応（5か月以降）となる
1〜2か月	・自動歩行の運動は，脊髄にある central pattern generator（CPG）が関与しているといわれている．CPGは歩行運動の基本となる下肢の交互運動のパターンの出力を脊髄運動ニューロンに伝える．上位中枢からの指令なしに歩行の運動パターンを生成することができる
2か月	・残存することで姿勢の対称的安定性の発達が阻害される
5〜6か月	・頭部の立ち直り反応（迷路性，視覚性）の発達により統合される．急に頭部を落とされても落ちることなく立ち直り，空間で頭部を保持できるようになることで統合される
2か月	・視覚性の台乗せ反応（目で見て段差を越える）の出現により統合される ・成人でも段差などにつまずいた際に出現する
4〜6か月	・残存することで姿勢の対称的安定性の発達が阻害される ・筋緊張が低く姿勢バランスが未熟な子どもがバランスを崩した際に緊張性の原始反射であるATNRにより姿勢を安定させようとすることがある
8〜12か月	・定型発達児では著明には出現しない ・四つ這い移動で下肢の屈曲が強くなる ・交互性の四つ這い移動が困難となる
5〜6か月	・抗重力姿勢の発達が阻害される ・統合時期は腹臥位伸展姿勢のairplane，背臥位屈曲姿勢のbottom liftingが可能となる5〜6か月である
4〜6か月	・随意的な把持の発達が阻害される
3〜5か月	・上肢の分離運動の発達を阻害する ・頸部・体幹の立ち直り反応の評価としても使用する
9〜10か月	・平衡反応である背屈反応の出現により統合される
4〜5か月	・出産に適応するための原始反射である ・体に作用する頭の立ち直り反応，体に作用する体の立ち直り反応の発達により統合される

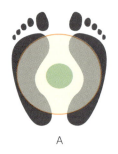 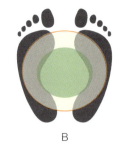 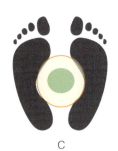

A　　　　　　　　　　B　　　　　　　　　　C

安定性限界（重心を随意的に動かせる範囲）
重心動揺（重心が不随意に動く範囲）

▶図3-73　安定性限界・重心動揺とバランス能力
　Aは安定性限界が広く重心動揺が狭いため，最もバランス能力が高い．Bは安定性限界は広いが重心動揺も広く，Cは重心動揺が狭いが安定性限界も狭いため，B, CはAに比較しバランス能力が低いといえる．

A　身体の正中線（━）と重心線（┅）が一致している　　B　バランスを崩し，身体の正中線から重心線がずれる　　C　身体の正中線と重心を一致させる

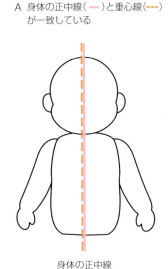 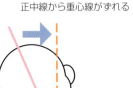 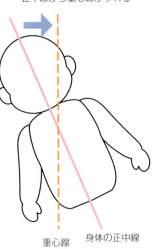 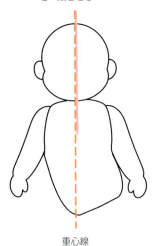

身体の正中線　　　　　　　　　重心線　身体の正中線　　　　　　　　　重心線

▶図3-74　垂直性の立ち直り反応
　垂直性の立ち直り反応は，バランスが崩れた際に身体の正中線と重心線を一致させることで正しい姿勢に戻す反応である．頭部と上部体幹に立ち直り反応が出現している（B→C）．

一致し，身体にねじれのない姿勢」である．立ち直り反応は，**垂直性の立ち直り反応**と**回旋性の立ち直り反応**に分類できる（▶表3-4）．

　垂直性の立ち直り反応は，バランスが崩れた際に身体の正中線と重心線を一致させることで正しい姿勢に戻す反応である（▶図3-74）．垂直性の立ち直り反応は，反応を引き起こす感覚受容器に迷路（前庭），視覚，身体〔固有受容（圧）感覚〕があり，それぞれ**迷路性の立ち直り反応**，**視覚性の立ち直り反応**，**頭に作用する体の立ち直り反応**という．迷路性立ち直り反応は，重力により迷路が刺激されることで，頭を立ち直らせる．視覚性立ち直り反応は，視覚情報に基づき頭を立ち直らせる．頭に作用する体の立ち直り反応は，支持面からの圧力を子どもが受けることで，頭を垂直方向に立ち直らせる．

　垂直性の立ち直り反応は，迷路性の立ち直り反応から発達する．しかし，その後，視覚，圧覚な

2 運動機能の発達 ● 111

▲ 表3-4 立ち直り反応の誘発方法と反応,出現時期と統合時期（動画 3-98〜102）

	反応名	誘発方法（感覚）	反応	出現時期	統合時期
垂直性の立ち直り反応	迷路性立ち直り反応	・子どもを支え目隠しをして，前後左右に身体を傾ける．支える場所が腋窩の場合は頭部の迷路性立ち直り反応が，骨盤の場合は頭部と体幹の迷路性立ち直り反応が評価できる（前庭感覚，重力）	頭部・体幹が垂直になる（身体の正中中線を重心線に一致させる）ように立ち直る	出生時（瞬間的な反応であり，持続はできない．持続的な反応がみられるようになるのは2か月以降）	生涯持続
	視覚性立ち直り反応	・子どもを開眼した状態で支え，前後左右に身体を傾ける．支える場所が腋窩の場合は頭部の迷路性立ち直り反応が，骨盤の場合は頭部と体幹の視覚性立ち直り反応が評価できる ・迷路性の立ち直り反応も作用するため，視覚性立ち直り反応のみを誘発することは不可能（視覚と前庭感覚，重力）	頭部・体幹が垂直になる（身体の正中中線を重心線に一致させる）ように立ち直る	出生時（瞬間的な反応であり，持続はできない．持続的な反応がみられるようになるのは2か月以降）	生涯持続
	頭に作用する体の立ち直り反応	・子どもを腹臥位にする ・迷路性立ち直りに反応，視覚性立ち直りに反応，この反応の立ち直りを誘発することは不可能（支持面からの触圧覚）	支持面に対し，頭部を垂直に保持する	出生時（瞬間的な反応であり，持続はできない．持続的な反応がみられるようになるのは2か月以降）	5歳
	ランドウ（Landau）反応	・子どもの腹部を支えて空間で腹臥位にする ・迷路性立ち直りに反応，視覚性立ち直りに反応，頭に作用する体の立ち直りに反応が複合された反応	頸部，体幹，下肢を伸展．全身の抗重力伸展姿勢．腹臥位でのairplane姿勢と同様の姿勢．	5〜6か月	1〜2歳 伸筋優位ではなく屈筋と伸筋が協調して姿勢調整ができるようになる
回旋性の立ち直り反応	体に作用する頸部の立ち直り反応	・背臥位で頸部を一側に回旋させる（固有受容感覚）	頸部を回旋すると，そのねじれを打ち消すように，身体の残りの部分が下肢に向かい順に回旋する．頸部の回旋から上部体幹は回旋させ，上部体幹は下部体幹を回旋させる	5〜6か月	5歳 背臥位から子どもが体幹の回旋を使用せず垂直に起き上がれるよう判断する
	体に作用する体の立ち直り反応	・背臥位で一側の下肢を屈曲，動かし骨盤を回旋させる（固有受容感覚）	骨盤の回旋により，そのねじれを打ち消すように，身体の残りの部分が頭部に向かい順に回旋する．骨盤の回旋は上部体幹を回旋させ，頸部を回旋させる	5〜6か月	5歳 背臥位から子どもが体幹の回旋を使用せず垂直に起き上がれるよう判断する

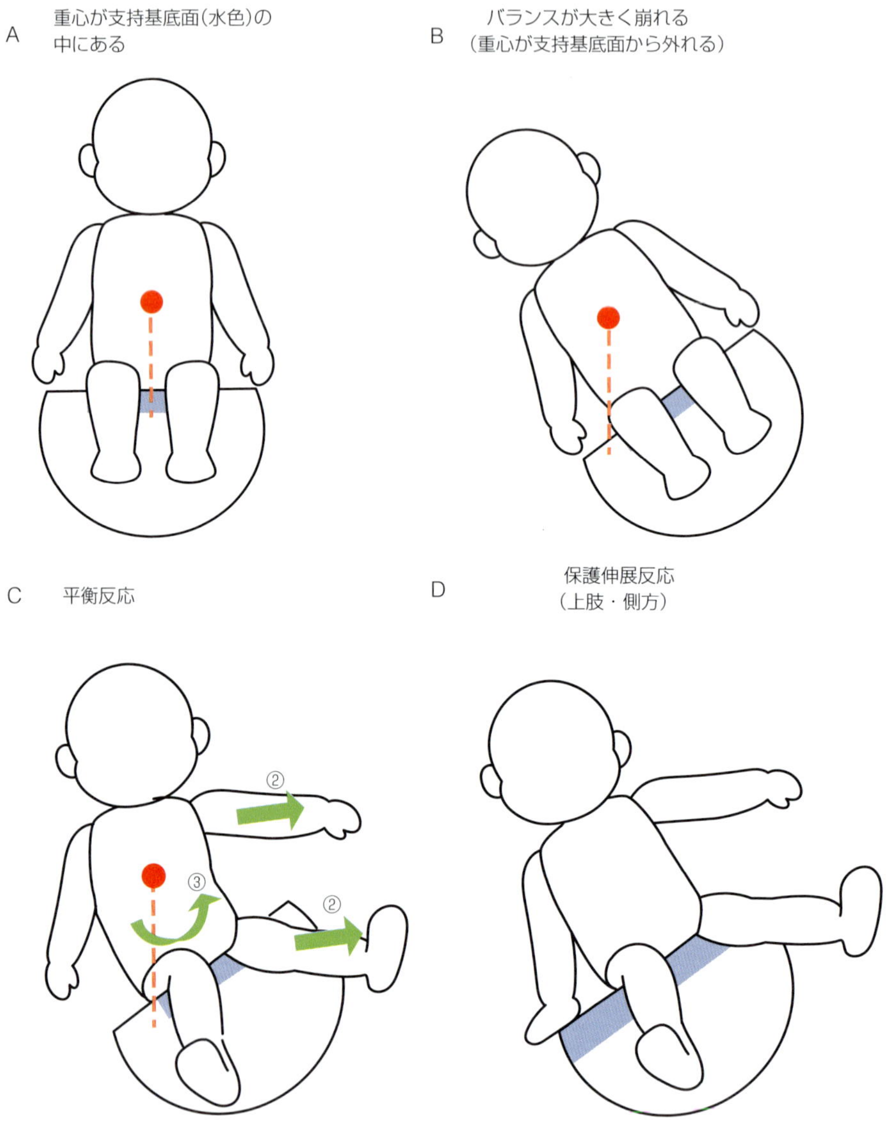

112 ● 第3章：人間発達とリハビリテーション

A　重心が支持基底面(水色)の中にある

B　バランスが大きく崩れる（重心が支持基底面から外れる）

C　平衡反応

D　保護伸展反応（上肢・側方）

② ③ ②

▶図3-75　平衡反応（座位での傾斜反応）と保護伸展反応
C：①頭部と上部体幹の立ち直り反応．上下肢を伸展・外転することで，②上下肢をおもりとして用いて重心を支持基底面に戻そうとする（カウンターウェイト）．③下部体幹の回旋を用いて重心を支持基底面に戻そうとする（カウンターローテーション）．
D：立ち直り反応，平衡反応を用いても姿勢保持ができなくなった際，バランスが崩れた側の上肢は体重支持し，身体を保護するとともに新たな支持基底面をつくり姿勢を安定させる．

どの受容器と統合され，臨床的には区別することは難しくなる．これら3つの立ち直り反応はすべて頭部から始まり，体幹，下肢へと頭尾方向へ発達する．これにより，臥位，座位，立位と，より重心の高い姿勢でバランスを保持することが可能

となる．

回旋性の立ち直り反応も，頭部から始まる（頭尾方向の発達）．これは，頸部が回旋すると，そのねじれを打ち消すように，身体の残りの部分が下肢に向かって順に回旋し，身体分節の正しい状

▶表 3-5 平衡反応の誘発方法と反応，出現時期と統合時期

	反応名	誘発方法	反応	出現時期	統合時期
平衡反応	傾斜反応	子どもを傾斜台の上で背臥位，腹臥位，座位，立位にし，傾斜台を傾ける	・すべての姿勢において以下の同様の反応が出現する．傾斜台を子どもの左側が下になるように傾けると頸部が右回旋，体幹が右側屈，右回旋し，右上下肢が伸展・外転する．右側が下になるように傾けると逆の反応となる ・体幹の回旋反応は，膝立ち位で最もよく観察することができる	背臥位・腹臥位 5～6か月 座位 7～8か月 立位 12か月	生涯持続
	背屈反応	立位で子どもの体幹を保持し後方に傾ける	・両側の足関節が背屈する	10～12か月	生涯持続

態（ねじれのない姿勢）を維持する反応である．頸部の回旋は上部体幹の回旋を，上部体幹の回旋は下部体幹の回旋を引き起こし，その結果，寝返りが可能となる．

その後，子どもは，寝返りを頸部だけでなくどの部位からでも始めることができるようになる．回旋性の立ち直り反応は，**体に作用する頸の立ち直り反応**と**体に作用する体の立ち直り反応**があるが，それぞれの反応はその反応が頸から始まるかあるいは下部体幹から始まるかによりその名がつけられている（▶表 3-4）．

5 平衡反応

立ち直り反応は，バランスが崩れた際に身体の正中線と重心線を一致させることで姿勢を安定させる反応である．しかし，生活では，重心が支持基底面からはずれ，大きくバランスが崩れ，立ち直り反応だけではバランス保持が難しい場合もある．**平衡反応**は，身体の中心のアライメントおよび重心が著しく崩れたときに姿勢の安定を再獲得するための運動であり，観察可能な運動として以下のものがある（▶図 3-75）．

①重心に向かって戻ろうとする頭部や上部体幹の側屈（立ち直り反応），回旋や姿勢の固定
②身体の一側（バランスが崩れた側の逆）の上下肢を伸展・外転することで，上下肢をおもりとして用いて重心を支持基底面に戻そうとする（カウンターウェイト）
③下部体幹も回旋を用いて重心を支持基底面の中に戻そうとする（カウンターローテーション）

平衡反応には，傾斜反応，立位での背屈反応が

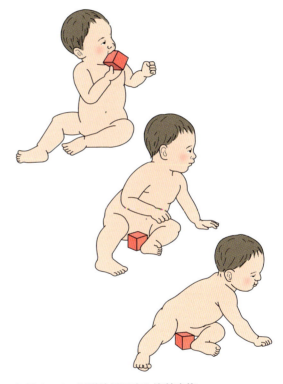

▶図 3-76 保護伸展反応と姿勢変換
座位から四つ這いへの姿勢変換の際に上肢の支持を使用する．これは，保護伸展反応を能動的に使用していると考えることもできる．上肢の側方への保護伸展反応の出現は8か月であるが，この時期に座位から四つ這い姿勢への変換も可能となる．

▶表3-6 保護伸展反応の誘発方法と反応，出現時期と統合時期

反応名		誘発方法	反応	出現時期	統合時期
保護伸展反応	上肢―前方	空間で体幹を保持し，急激に頭部と体幹を前方に倒す	・倒された前方に上肢を伸展し，手をついて身体を支える ・最初に視覚性の立ち直り反応がみられ，そのあとに保護伸展反応が観察される	5～6か月	生涯持続
	上肢―側方	床座位で体幹を保持し，急激に頭部と体幹を側方に倒す	・倒された側方に上肢を伸展し，手をついて身体を支える ・最初に視覚性の立ち直り反応がみられ，そのあとに保護伸展反応が観察される	7～8か月	生涯持続
	上肢―後方	床座位で体幹を保持し，急激に頭部と体幹を後方に倒す	・倒された後方に上肢を伸展し，手をついて身体を支える．両上肢をつく場合もあれば，体幹を回旋し片方の手で支える場合もある ・最初に視覚性の立ち直り反応がみられ，そのあとに保護伸展反応が観察される	9～10か月	生涯持続
	下肢（パラシュート反応）	立位で体幹を保持し，空間に持ち上げ，急激に下に降ろす	・股関節の外転，外旋，膝関節の伸展，足関節の背屈が生じ，下肢で身体を支持する	5～6か月	生涯持続
ステッピング反応		立位で骨盤を保持し，側方に身体を倒す	・重心が移動した側の反対の（体重を支持していない）下肢を踏み出し，新たな支持基底面をつくることで倒れないようにする	10～12か月	生涯持続
ホッピング反応		立位で骨盤を保持し，側方に身体を倒す	・重心が移動した（体重を支持している）側の下肢をジャンプし踏み直すことで，支持基底面を移動させ倒れないようにする	10～12か月	生涯持続

ある（▶表3-5）．

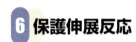

6 保護伸展反応

　保護伸展反応は，立ち直り反応，平衡反応を用いても姿勢保持ができなくなった際，バランスが崩れた側の上下肢が体重を支持し，身体を保護するとともに新たな支持基底面をつくり姿勢を安定させる反応である（▶図3-75D）．保護伸展反応は，身体を保護するのみでなく，姿勢変換においても重要な役割を果たす（▶図3-76）．保護伸展反応には**上肢の保護伸展反応**と**下肢の保護伸展反応**，**ステッピング反応**，**ホッピング反応**がある（▶表3-6）．

●引用文献

1) 大城昌平：這えば立て，立てば歩め．丸山仁司，他（編）：評価から治療手技の選択［中枢神経疾患編］．pp169-180，文光堂，2006
2) M・R・バーンズ，他（著）：眞野行生（監訳）：理学療法・作業療法のための神経生理学プログラム演習第2巻 運動発達と反射．p8，医歯薬出版，1983
3) Capute AJ, et al：Primitive reflex profile：A quantitation of primitive reflexes in infancy. Dev Med Child Neurol 26：375-383, 1984
4) 望月久：バランス評価に含まれるもの．丸山仁司，他（編）：評価から治療手技の選択［中枢神経疾患編］．pp125-137，文光堂，pp125-137, 2006

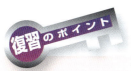

- マイルストーン到達のための発達のメカニズムについて理解する．
- 姿勢運動コントロールの発達過程において，身体の矢状面（伸展屈曲），前額面（側方），水平面（回旋）の3面に関して順序がみられることを理解する．
- 新生児の脊柱，胸郭，大腿骨，口腔形態の特徴について理解する
- 新生児の筋緊張と姿勢運動の特徴（生理的屈曲）について，その関連性も含め理解する．
- 新生児の腹臥位姿勢，背臥位姿勢の特徴について理解する．
- 新生児の運動について全身運動（general movements；GMs）も踏まえて理解する．
- 新生児の口腔運動について解剖学的・構造学的特徴も踏まえて理解する．
- 新生児にみられる原始反射について理解する．
- 3〜4か月児の腹臥位姿勢（on elbowsなど），背臥位姿勢（胸の前で手を合わせるなど）の特徴について理解する．
- 定頸と立ち直り反応について理解する．
- 5〜6か月児の腹臥位姿勢（airplane, on hands, on elbowなど），背臥位姿勢（bottom lifting, bridging）の特徴について理解する．
- 5〜6か月児の粗大運動と上肢機能の発達に重要な肩甲骨の安定性との関連について理解する．
- 寝返りの獲得過程について理解する．
- 上肢の支持機能と手指の把持の発達との関連について理解する．
- 乳児嚥下と成人嚥下の違いについて理解する．
- 姿勢変換と移動（ずり這い，四つ這い移動）の発達過程について理解する．
- 座位が可能となる条件とその発達過程について理解する．
- 上肢・手指の運動（リーチ，把持，リリース，操作）の発達過程について理解する．
- 歩行開始初期の姿勢運動の特徴とその理由について理解する．
- 咀嚼運動の発達過程について理解する．
- 幼児期・学齢期の粗大運動（起き上がり，階段昇降，走行）の発達過程について理解する．
- エクスナーの3つの手内操作と発達過程について理解する．
- 反射階層理論とシステム理論について理解する．
- 各原始反射の統合時期と臨床的意義を理解する．
- 各立ち直り反応と平衡反応の出現時期と臨床的意義を理解する．

③ 認知機能の発達

学習目標
- 知覚の発達について説明できる.
- 言語機能の発達について説明できる.
- 概念形成（カテゴリー化）の発達について説明できる.
- 注意の発達について説明できる.
- 実行機能の発達について説明できる.

A 認知発達とは

　認知は「認識と知識」を合わせた概念であり, 環境からの情報（感覚・知覚）をもとに過去の学習, 経験, 知識などにより解釈し（認識）, さらなる知識を獲得・蓄積し使用する過程である. 米国精神医学会は, 認知を「複雑性注意, 実行機能, 学習と記憶, 言語, 知覚-運動, 社会的認知」の6つの領域に分類している.

　認知発達について, 発達段階を設定してとらえようとしたピアジェの認知発達論（人間の認知の起源を系統発生と個体発生の両面から考察しようとする考え）は, リハビリテーションの分野においても従来から広く用いられてきている（➡27頁参照）. ある時期にみられる特有の質的変化に着目して発達段階を設定する考え方は発達段階説と呼ばれ, ピアジェが提唱した認知発達論もこの発達段階説に含まれる[1].

　近年では, 発達を非連続的で, 社会文化的影響を受けない普遍的なものとしてとらえる発達段階説を疑問視する意見もあるが, 発達段階の理解は, 発達支援の段階的なゴール設定において有用な点も多い. 本項では, 認知と関連が深い知覚の発達, そして高次な認知機能とされる言語, 注意, 実行機能について, ピアジェの発達段階を踏まえつつ, それぞれの発達をみていくこととする.

B 知覚の発達

1 知覚とは

　知覚（perception）は感覚の情報を, 各感覚に特有の感覚要素として識別する過程である. 視覚であれば, 形態や色, 傾き, 奥行き, 動きなどを識別する. 生理学的には大脳皮質の第一次感覚中枢から第二次感覚中枢（連合野）に投射される過程である. 連合野が複数の感覚を統合する働きをしていることから, 知覚は複数の感覚が統合されることにより生じる（傾きや動きは視覚と体性感覚を統合する頭頂連合野で処理される）.

　それに対して, 感覚は環境のなかのさまざまな情報を単純かつ要素的な刺激として感じる仕組みや働きをいう. たとえば, ものが触れたときに, ただ単純に触れたことを感じること, すなわち, どのような物がどのように触れたのかということではなく, 触れたことを感じるまでのプロセスである. 生理学的には感覚受容器から大脳皮質の第一次感覚中枢（視覚であれば第一次視覚野, 触覚であれば第一次体性感覚野）に投射されるまでの過程である. 感覚は, 受容器に対する適切な刺激（適刺激）が存在する. たとえば目（網膜）という受容器に対する適刺激は光, 耳（蝸牛）という受容器の適刺激は音であり, 適刺激以外の刺激では反応しない（耳に光をあてても反応しない）.

知覚は，中枢における高次な認知過程として定義され，感覚に判断を伴った経験といわれることもある[2]．しかし，実際には，感覚・知覚・認知を明確に区別することは困難な場合が多い．また，発達的観点からは，感覚・知覚の経験をとおして認知が発達していくととらえることもできる．

ピアジェの認知発達論における**感覚運動期**（→30頁参照）では，見て，聞いて，触れてといった知覚体験をとおして，外界を認識していくと考えられている．新生児は，五感（視覚・聴覚・触覚・味覚・嗅覚）を備えて誕生するが，一般的に知られている五感以外にも身体機能に関連する固有受容感覚（自己受容感覚と呼ばれることもある）や前庭感覚の発達はリハビリテーションにおいて重要である．ここでは，認知発達と関連づけて考えられることが多い，視知覚，聴知覚，触知覚の発達について記述する．

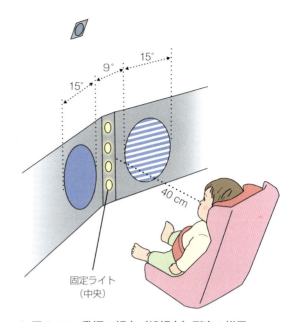

▶図3-77　乳児の視力（縞視力）測定の様子
〔Atkinson J：The developing visual brain. pp10-11, Oxford university press, Oxford, 2000をもとに作成〕

2 視知覚（視覚）の発達

視覚は，五感のなかでも遅い時期に発達する．新生児の視覚を測定する代表的な方法の1つに，選好注視法（左右2つの対刺激を乳児に提示し，一方の刺激を注視する時間が長ければ，その刺激を好んでいると判断する方法）がある[3-5]．

選好注視法を用いたファンツの研究は，乳児が柄のある図形を好み，特に同心円や縦模様の図形，顔刺激などをより好むことを明らかとした．さらに，パターンがある，コントラストが強い，大きい，数が多い，輪郭の形状が曲線といった特徴がある図形を長く注視することも知られている[6,7]．このように，乳児が複雑なパターンの図形を好んで注視する傾向を応用し，空間周波数の異なる（縞の細かさが異なる）刺激を用いて，乳児の視力を測定する方法も開発されている（縞視力と呼ばれることがある）（▶図3-77）[6-8]．この縞視力を用いた研究では，生後1か月の時点では大人の1/4ほどの視力であることが報告されている[8]．

次に，視知覚（視覚）の発達として，動きの視覚情報処理に関与する，運動視の発達についてとりあげる．**運動視**は，日常生活では人混みのなかを移動する際などにおいて必要になる．発達初期の運動視の代表的な指標には，**視運動性眼振**（optokinetic nystagmus；OKN）がある．

OKNでは，運動する刺激を眼球がゆっくりと追従する相と，追従したあとに逆方向に急速に眼球が戻る相を交互に繰り返す[7]．生後1か月ころのOKNは，方向性に応じた非対称性を強く示すが（耳側から鼻側の動きに対しては反応するが，逆は反応しない），生後2～3か月以降では徐々にこの非対称性はみられなくなる．このような変化は，一次視覚野などの皮質の成熟により皮質下制御から皮質制御に移行することに関連していると考えられている[6,7]．

動きの視覚情報は，生後3か月ころに主観的輪郭を知覚することを促進し，静止した対象に先行して動いている対象の主観的輪郭の知覚が発達す

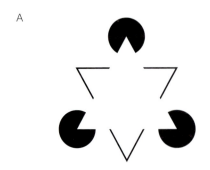

▶図 3-78　主観的輪郭の例
A：カニッツァ（Kanizsa）型：黒い 3 つの円図形の上に白い三角形が重なって見える.
B：エーレンシュタイン（Ehrenstein）型：線で構成された図の中央に明るい円が見える.
このような主観的輪郭で形成された領域は，明度が変化したり，奥行きや面を形成することが知られている．
〔綾部早穂，他：ライブラリ　スタンダード心理学 2 スタンダード感覚知覚心理学．pp129-130，サイエンス社，2014 をもとに作成〕

ることが知られている[9, 10]．**主観的輪郭**とは，明度差や色相差などがなくても，輪郭線もしくは輪郭面が知覚されることであり，代表的なものにカニッツァ（Kanizsa）型（▶図 3-78）などがある[11]．さらに，運動視は，運動から 3 次元構造を復元することにも関与し，生後 4 か月ころには**バイオロジカルモーション**の知覚が可能になるといわれている（➡NOTE 24）[6]．

立体構造の知覚の発達には**両眼立体視**の獲得も重要となるため[12]，両眼立体視の発達についても少しだけ触れておきたい．われわれは，両眼視差（左右の眼からの情報の違い）によって，空間内で距離間をとらえることや立体構造を知覚することが可能となる．両眼視差が正確になるのは，生後 3～4 か月ころだといわれている[15, 16]．この時期に立体構造の知覚が発達することに伴い，生後 5 か月ころには対象の重なりを分離できるようになり，奥行きのある空間への正確なリーチ動作なども徐々に可能となっていく（➡NOTE 25）[6, 17]．両眼の情報を融合する**両眼融像（両眼融合）**の能力は，生後 3～6 か月に出現して 2～8 歳までの長い期間をかけて発達するといわれており（10 歳ころに成人のレベルに達する），発達過程のなかでは特に 1～2 歳の間が重要な時期とされている[6]（➡65 頁参照）．

次に，形態知覚の発達についても紹介する．運動の情報が主観的輪郭の知覚を促進することは先に述べたが，形態を知覚するうえでは視覚情報を「ひとまとまりとして見ること」が必要になる[6]．線の方向（縦線と横線）を点線から区別できるかを調べた研究では（▶図 3-79），3 か月児が，点で構成された点線を，全体としてとらえることで線の方向を区別できることを報告している[18]．

形や大きさを知覚するうえでは，恒常性の発達も重要である．**恒常性**とは，眼からの視覚情報を，意識に上る前に脳内で補正することであり[6]，われわれは恒常性によって外界を安定してとらえることが可能になる（例：モノの大きさは近くにあるときは大きく，遠くにあるときは小さ

> **NOTE**
> **24 バイオロジカルモーション**
> 　ヒトは，動物の主要な関節を点で置き換え，点のみから構成された動画から動作（歩行など）を読みとることができることが明らかとなっており，このような点のみから構成された動画をバイオロジカルモーション刺激と呼ぶ[13]．バイオロジカルモーションからは，ヒトの動きに加え感情や性別なども読みとることができるとされており，社会的認知においても重要な役割を果たすと考えられている[14]．

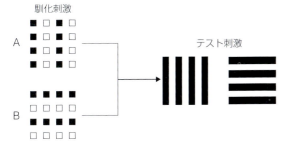

▶図3-79 形態知覚の発達
乳児が刺激に飽きやすく新しい刺激を好んで注目する傾向を利用して（馴化・脱馴化法），点線から線の方向性（垂直と水平）を区別できるかを調べた研究である．Aでは，点線から垂直方向を知覚している場合，テスト刺激では水平の線を新しい刺激として好んで長く見ることが期待され，Bではその逆が期待される．クインらは，このような研究を実施し，3か月児が点線から方向性を区別することが可能であることを報告している．
〔Quinn PC, et al：Part-whole perception in early infancy：Evidence for perceptual grouping produced by lightness similarity. Infant Behav Dev 16：19-42, 1993 より一部改変して転載〕

く見えるが，私たちは，モノの大きさそのものが変化したとは知覚しない）[6]．生後4か月の時点では成人と同じような恒常性は獲得されておらず，生後7～8か月になると成人と同じような安定した知覚が可能になるといわれている[20]．

NOTE

25 空間認知の発達

空間の認知には，「自己中心的」なもの（自分の身体との関係で空間をとらえる）と，「環境中心的」なもの（環境にあるモノどうしの関係から空間をとらえる）がある[8]．ピアジェは，子どもが構成する空間は，自己身体がまず中心になると考えていた．そして，空間認知の発達については，自己身体を中心とした自己中心的なものから，環境にある手がかりを次第に考慮するようになると考えられている．環境中心的な認知は生後5～6か月ころから観察され，外的な手がかりを正しく使えるようになるのは生後8か月ころだといわれている[19]．

また乳児は，生得的にモノの長さや距離についての情報（幾何学的手がかり）に対する感受性をもっており，経験や環境の操作をとおして豊かな空間認知を発達させていく[8]．たとえば，生後6か月になると座位でのリーチにより探索を行うことが可能となり，近距離の対象物の距離をより正確に見積もることができるようになる．

3 聴知覚（聴覚）の発達

視覚は，ほかの感覚系よりも遅い時期に発達することを先に述べたが，感覚系は，触覚→前庭感覚→嗅覚・味覚→聴覚→視覚の順に発達するといわれている[8]．聴覚は視覚に先行して発達し，ヒトは胎児期から音を知覚している[21]．受精後24～25週には，胎児はブザー音に対して瞬きの反応を示すことが確認されており[22]，受精後28～30週ころには一貫して音に対する反応が観察されるようになる[23,24]．また，出生直後から音源定位が可能であるとされ，新生児でも音源のほうに頭部や眼球を向ける反応（定位反応）が観察される[21]．

聴覚は言語の獲得において重要であるが，乳児は言語音の音素を識別する能力に優れており，特に母語の言語音に対してより反応する傾向がある[8]．乳児期初期には，母語以外の外国語の音素に対しても高い識別能力を示すが，その能力は生後10か月ころから弱くなっていき，12か月では消失することが知られている[8,25]．

このように母語以外の言語において，音素を識別する能力が次第に失われる現象の背景には，類似の音をグループ化することにより，音響的バリエーションを無視することを可能とするためであるといわれている[23]．つまり，母語の言語体系に特化していくことにより，言語機能の発達がより高度なものに発達していくと考えられる．

言語機能に関連する聴覚の機能として，音律（イントネーションやリズム，アクセントなど，音声の音楽的要素）への感受性も重要である[26]．大人が乳幼児に語りかけるときには，韻律を誇張した乳幼児向けの独特な発話を用いる．このような特徴的な語りかけは，対子ども発話（child-directed speech）やマザリーズと呼ばれ，発達早期から乳児が注意を向けやすいことが知られている[26]．

4 触知覚（触覚）の発達

触覚は最も早期から発達し，受精後7～9週から触知覚システムが機能し始めるといわれてい

> **NOTE**
>
> **26 感覚モダリティ間での知覚**
>
> 感覚モダリティ間知覚（異種感覚間知覚）とは，複数の感覚モダリティからの情報を対応づけて統合して処理することである[8,28]．ポケットの中のものが，見て確認しなくてもわかったり（視覚-触覚間），動画配信で音声と画像にズレがあると違和感を生じたり（視覚-聴覚間）するのは，異なる感覚モダリティ間での情報が統合的に知覚されているためである．特に，前者のような現象（ものを見ずに触っても，触覚的特性から視覚的な特性を同定し，それが何であるかわかる）は「感覚モダリティ間転移」と呼ばれ，特定の感覚情報を抽出して保持したうえで，別の感覚モダリティで知覚された特性に基づき，同じ対象であるかを判断する必要があるため，抽象的な表象（➡131頁参照）のシステムが関与することになる．
>
> 感覚モダリティ間知覚の発達に関する代表的研究の1つに，2つのおしゃぶり（イボイボがついているものと普通のもの）を使用して触覚から視覚への感覚モダリティ間転移を調べたものがある[29]．この研究では，生後1か月ころの乳児に，2つのおしゃぶりのうちどちらかを口に含ませて触れさせたところ，口で探索したおしゃぶりのほうを好んで長く見たことが報告されている．このように，新生児の時期から感覚モダリティ間知覚に関連する現象が確認されているが，この時期に観察される現象は脳機能の未分化によるものであるともいわれている[32]．つまり，異なる感覚情報を区別できないために生じる現象であり，脳の機能分化が進むと一時的に減少し，生後半年以降になり，脳内のネットワークが発達とともに成熟することで，再び観察されるようになる．

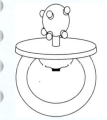 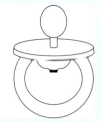

感覚モダリティ間知覚の発達
〔Meltzoff A, et al：Intermodal matching by human neonates. Nature 282：403-404, 1979 より転載〕

る[8,27]．そして，触覚を伴うタッチ（接触）の経験は，認知や心理社会的機能の発達においても重要である．

情動的タッチに関する研究では，生後2か月で情動的接触とそうではない接触に対して島皮質における脳活動に違いがあることが報告されている[30]．**情動的タッチ**（affective touch）は，社会的タッチ（social touch）と呼ばれることもある触覚刺激の1つであり，C触覚線維を生理的神経基盤としている．C触覚線維は皮膚の有毛部に多く存在しており，約1～10 cm/秒のゆっくりとした，軽くやさしいタッチや愛撫，人肌の温度に対して最も敏感で発火しやすいとされる[31,32]．9か月児を対象とした研究では，情動的タッチが乳児の心拍数を下げることが報告されており[33]，5～12歳児を対象とした研究では，C触覚刺激に適した速度（3 cm/秒）の刺激に対して，快を感じることが報告されている[34]．

リハビリテーションでは，アタッチメントなどの親子関係を支援するだけでなく，支援を提供するなかで対象児に直接触れることも多い．そのため，早期から発達する触覚の機能を理解しておくことも重要である．また，身体は，外部環境とのかかわりをとおして認知が発達する過程において欠くことができない〔**身体化による認知**（embodied cognition）➡5頁参照〕．触覚は，固有受容感覚や前庭感覚とともに，身体そして身体運動に関する情報を処理しており，身体図式（➡65頁参照）や協調運動の発達とも関連している（➡NOTE 26, 27）．

5 ピアジェの認知発達論における感覚運動期（0～2歳）

乳児は自ら外界に働きかけ，感覚運動の経験を段階的に重ねていくが，その段階は6段階に区分されており[8,35]（➡30頁表2-3参照），モノの永続性（➡NOTE 28）に関連する反応との対応を▶表3-7に示す．この時期は，知覚の発達に伴い，環境と

NOTE

27 内受容感覚の発達

近年，情動や意思決定などにも影響を及ぼす内受容感覚に関して，その発達が注目されてきている．特に情動や情動的共感の発達（➡145頁参照）には，内受容感覚に対する敏感さ（感受性）が関連すると考えられている．大人では，心拍をカウントする課題などを用いて内受容感覚の感受性が調べられているが，乳児ではこのような方法で調べることは困難である．

そこで，図にあるようなアニメーションを使用した課題が開発され用いられている．この課題は，画面上のキャラクターが子どもの心拍リズムと同期して動く場合（同期条件）と，同期せずに動く場合（非同期条件）の2条件を設定し，子どもがどちらをより長く見るかを調べている．5か月児を対象として実施した結果，自身の心拍リズムと同期しない非同期条件をより長く見る傾向が示され，この時期からすでに内受容感覚を知覚していることや，内受容感覚の感受性には個人差があることも明らかとなっている[36]．

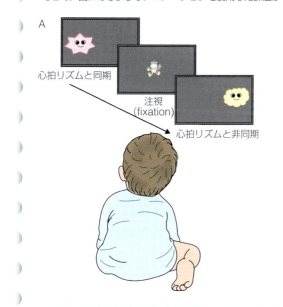
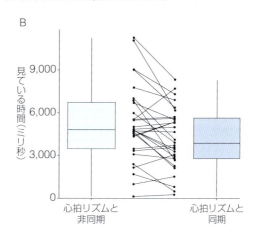

内受容感覚の発達

A：画面の左右に心拍リズムと同期して動くキャラクターと同期せずに動くキャラクターが提示され，どちらに長く注目するかを調べることで，子どもが内受容感覚を知覚しているかを調べている．
B：5か月児が各キャラクターを見ている時間の平均時間を示している（点は個々の子どもを表している）．
〔Maister L, et al：Neurobehavioral evidence of interoceptive sensitivity in early infancy. Elife 6：e25318, 2017 より一部改変して転載〕

の相互作用をとおして認知発達が進んでいく．ピアジェは，この初期の認知発達を**身体的理解**と呼んだ．この6段階は，子どもの認知発達を理解する指標として，リハビリテーションの分野でも用いられることが多い．

第1次循環反応とは，自分の身体に向けられた行動を繰り返すことであり，指しゃぶりやハンドリガード（➡65頁参照）などが該当する．第1段階の反射（例：吸啜反射や手掌把握反射）から徐々に意図的行動へと変化し，自らつかんだモノを口にもっていく行為がみられるようになる．

第2次循環反応とは，外的なモノに向けられた行動を繰り返すことであり，手で叩いたモノが動いたり音がしたりすると，繰り返し叩くといった行動などが観察される．視覚と把握運動の協応（目と手の協応）が可能になる時期でもある．そして，モノへの意図的なかかわりをとおしてモノとモノを関係づける第4段階の**二次的シェマの協応**に移行していく．この時期で重要な点は，行為の結果を予測して目的と手段を分けることができ

▶表3-7　感覚運動期の発達段階とモノの永続性

段　階		月　齢	モノの永続性に関連する反応
第1段階	生得的なシェマの同化と調節：反射	0〜1か月	見えなくなったモノには反応しない
第2段階	第1次循環反応（動画3-103）	1〜4か月	がっかりした様子，泣く，探すことはない
第3段階	第2次循環反応（動画3-104）	4〜8か月	驚いて大人を見るが探さない 部分的に隠れているモノを探す
第4段階	二次的シェマの協応：第2次循環反応どうしの協応，新しい状況への適応	8〜12か月	完全に隠れているモノを探す AノットBエラー（動画3-105）
第5段階	第3次循環反応	12〜18か月	見えるモノの移動がわかる
第6段階	洞察の始まり：心的表象，新しい手段の発明	18〜24か月	見えないモノの移動がわかる モノの永続性の獲得

〔J・ヴォークレール：明和政子（監訳）：乳幼児の発達―運動・知覚・認知．pp113-136，新曜社，2012をもとに作成〕

るようになるということである．たとえば，玩具を動かす（目的）ために，別のモノで押す（手段）や，輪をとる（目的）ために，輪についたひもを引っ張る（手段）などが該当する．ピアジェは因果関係を理解し（→NOTE 29），意図性（→NOTE 30）がみられるこの時期が，知能の始まりであると考えていた．

第3次循環反応とは，第5段階でみられるようになる反応であり，かかわりを繰り返すだけではなく，モノに対して新たな特性を探し，新たなやり方で働きかけるようになる．そして，自ら手段を変化させることで結果の違いを確認するといった「試す行為」が観察される．

最後の第6段階では，**表象**の形成によって心の

NOTE

28 モノの永続性

モノの永続性とは，モノが見えていなくても，それが存在していることがわかっていることである．つまり，心のなかに**表象**を保つことができることを意味する．モノの永続性の発達段階は，感覚運動期の6つの発達段階（▶表3-7）と対応しているといわれている[8,35)]．モノの永続性は，感覚運動期の終盤（第6段階）にならないと獲得されないといわれているが，近年の研究によると，モノの永続性は，より早い段階（生後3, 4か月）で獲得されることが報告されている[8)]．第4段階で観察される「AノットBエラー（A-not-B error）」は，大人が乳児に何度も同じ隠し場所（A）に隠すところを見せたあとに別の場所（B）に隠すと，乳児は依然として同じ隠し場所（A）を探すという反応である（動画3-105）．

この第4段階で観察される「AノットBエラー」については，さまざまな追加検証がなされており，内的表象を記憶保持することや，同じ場所を探す運動を抑制するための前頭葉の活動が関係しているとも考えられている[37,38)]．また，対象が隠された2つの場所（AとB）において，Aの場所で繰り返し記憶された手がかりと新たなBの位置に対する視覚的手がかりが競合することが，子どもの反応に影響していることも報告されている[39)]．

ピアジェは，生後9か月になるまでに，乳児が布で隠された対象物を探して手に入れられるようになることから，モノの永続性をこの時期の乳児が理解していると考えていた．上記で述べたように，モノの永続性の理解についてはさまざまな見解もあるが，日常的な子どもの反応と対応する部分も多い．

「いないいないばぁ」は，日常的に親子間で実施される遊びの1つであり，生後1年間で質的な変化を示すことが知られている[40)]．生後3か月ころには，母親は楽しそうに顔を近づける接近行為を行い，乳児は母親の行為に対して単純な時間・空間的期待を示すようになる．生後5か月ころになると，母親は乳児に対して顔を隠してみせるようになり，生後6か月の乳児は隠れた母親が再び現れることを期待するようになる．そして，生後12か月を迎えるころには，子どもが自ら母親を見つけ出そうとしたり，再び隠れさせようとしたりする反応が観察される．

なかで行為をイメージすることや，脳のなかで再現されるイメージによって行動が成立するようになる．そして**象徴機能**（→130頁参照）として，言語をシンボルとして用いること，モデルが目の前にいない状況でも模倣する延滞模倣などが徐々に可能となる．

C 言語機能の発達

1 言語とは

言語は，人が社会生活を送るうえで重要な役割を担っていることはいうまでもなく，コミュニケーションの側面だけでなく，さまざまな知識を身につけていくうえでも不可欠である．ヒトが用いる言語には，10の特徴があるといわれている．それは，コミュニケーション機能，意味性，超越性，継承性，習得可能性，生産性，経済性，離散性，恣意性，二重性である[41]．各特徴の詳細については本書ではとりあげないが，言語には特定の文化のなかで教えられ習得されるため継承性があり，一つの形式に複数の意味が対応している多義語によって記憶学習を効率的に行うといった経済性を備えているといわれている．

▶図 3-80 に，誕生～36 か月の言語発達の概要を時系列で示している[42,43]．言語発達においては，人に共通する生物学的側面として口腔機能や脳機能の成熟が関係するが，個々の生育環境や発

NOTE

29 因果関係の理解

乳児がとらえる因果関係は，自分自身の行為が唯一の原因である段階から，モノどうしの関係をとらえる段階へと変化する．この因果関係の理解については，2つのモノの接触により，一方が動き出すといった関係性の理解によって調べられている．

モノどうしの因果関係の理解は，生後1年間をかけて成熟するといわれており，生後6～7か月ころまでには，空間的・時間的連続性がある状況で，因果的出来事を理解するようになることが報告されている[8,44]．そして，物理的接触を用いた研究では，生後10か月になるとボールなどの無生物に対する因果関係と，人が関与する因果関係とを区別するようになることが報告されている[45]．

ボールの課題：原因が遮蔽物で隠された状況でボールが転がる馴化の事象Aと①～③の3つのテスト事象Bが用いられる

人の課題：原因が遮蔽物で隠された状況で人が歩き出す馴化の事象Cと①～③の3つのテスト事象Dが用いられる

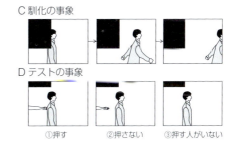

因果関係の理解

ボール課題では，（A）馴化の事象のあとに（B）テストの事象①（押す）を提示したとき，10か月児が注目した時間が②（押さない）や③（押す人がいない）のテスト事象より短くなった．つまり，ボールは押されて転がる（物理的接触）という因果関係を推測していた可能性がある．一方，人の課題では，（C）馴化の事象のあとに（D）テストの事象①～③で注目した時間に差がなく，人は自ら動くことができるため物理的接触は必要ない（②や③の事象も不自然ではない）ということを理解していたと考えられる．

〔Kosugi D, et al : 10-month-old infants'inference of invisible agent ; Distinction in causality between object motion and human action. Japanese Psychological Research 45 : 15-24, 2003 より一部改変して転載〕

達的な経過といった社会文化的な側面も関係する．特に初期の言語発達には，馴染みのある出来事などの社会的文脈が重要な役割を担う．そのため，心理社会的機能の発達とも関連しており，特に共同注意の発達（➡146頁参照），アイコンタクトや随伴的な反応（社会的随伴性➡144頁 NOTE 34 参照）などのコミュニケーションの伝達を示す顕示手がかり（ostensive signal/cue）と関係性が強いとされる．

しかし言語発達には，社会的文脈が直接的に関係しない側面として，言語の形態的な規則（名詞の複数形や動詞の時制）や統語（文における語と語の関係性）の理解なども含まれている[22]．

近年，このような複雑なシステムである言語を習得するため，子どもは推論によって知識を増やし，知識を再編成しながら，学習の仕方自体も学習していくといった自律的な学習プロセスが提唱されている（ブートストラッピング・サイクルによる学習 ▶ 図3-5)[41]．

NOTE

30 随伴性と意図性

随伴性とは，ある行為に付随してある応答が得られるといった関係性を意味しており，社会的随伴性（➡144頁 NOTE 34 参照）や物理的随伴性などがある．随伴性に関連する行動反応は，道具的条件づけ（オペラント条件づけ）を応用した方法で調べられている．道具的条件づけとは，自発的に行われた行動に強化刺激（報酬や罰）を付随させ，その行動の頻度を変化させる操作的な学習である．

吊るされたモビールと乳児の足をひもでつなぎ，乳児が足を動かすとモビールが動く設定を用いて，乳児の随伴的関連の学習が調べられている．乳児は，第2次循環反応（➡121頁参照）で観察されるように随伴性の高いものを好む傾向があり，6か月児では2週間後でも動きの関連（足の動き-モビールの動き）を記憶していたことが報告されている[47]．

近年では，乳児の眼球運動に着目し，視線随伴性を応用している研究もある．具体的には，乳児がモニター画面を見ると背後に隠された絵を削り出すことができるといった随伴性を応用した課題（イメージ・スクラッチ課題）を用い，8か月児が，自己の動機（背後の絵を削り出してみたい）に基づいて，合目的的に視線を操作していることを報告している[48]．つまり，随伴性は，**運動主体感**（自分自身が目的的かつ主体的に運動を引き起こしているという感覚）や意図性にも関連していると考えることができるだろう[49]．

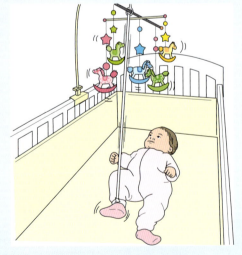

随伴性による関連性の学習
〔Rovee-Collier C, et al : Multiple memory systems are unnecessary to account for infant memory development : an ecological model. Dev Psychol 45 : 160-74, 2009 をもとに作成〕

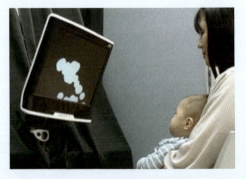

イメージ・スクラッチ課題
〔Miyazaki M, et al : The image-scratch paradigm ; a new paradigm for evaluating infants' motivated gaze control. Sci Rep 4 : 5498, 2014 より転載〕

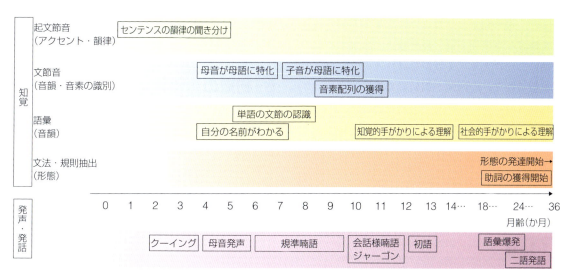

▶図3-80　言語発達の概要

1歳後期に**格助詞**（モノの所有者が誰であるかを表す．例：ママ<u>の</u>）や**終助詞**（聞き手の共感や同意を得る．例：○○<u>ね</u>）が獲得される．

〔皆川泰代：第13章　発達初期の言語脳機能発達．日本発達心理学会（編）：発達科学ハンドブック8　脳の発達科学．p126，新曜社，2015／綿巻徹：形態面での発達．岩立志津夫，他（編）：やわらかアカデミズム・＜わかる＞シリーズ　よくわかる言語発達［改訂新版］．pp54-57，ミネルヴァ書房，2017をもとに作成〕

2 音声の発達

　生後間もない時期は，母乳を吸うことに適した口腔や咽頭の形態的特徴により，泣き声以外の音声の生成は困難である．生後2～3か月ころになると**クーイング**（喉の奥を鳴らして音声を表出する）などが現れ，生後4～6か月ころになると発声器官の構造変化により，乳児の声道の構造は成人の形態へと変化していき，音声遊び期（クーイングと喃語の移行期）となり，声道の共鳴を伴う音声の生成ができるようになる[46]．

　生後12か月前後には初語が現れるが，その前段階として**喃語**（規準喃語や会話様喃語など）が出現する．規準喃語は，子音と母音の組み合わせを含んだ音節からなり（例：「bababa」），同一の音節パターンが繰り返されるようになるため，反復喃語や重複喃語と呼ばれることもある．そして，この喃語の最終段階では，子音と母音の組み合わせが異なる音節パターンの連続（例：「bada-bu」）が出現し，このような喃語を非重複喃語や

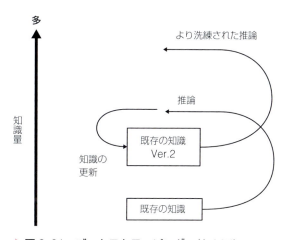

▶図3-81　ブートストラッピング・サイクル

人の言語学習には，記号となる言語が身体，あるいは自分の経験に接地していることが重要となる．しかし，すべての単語や概念が接地していなくても，最初の知識が接地していれば，その知識が新たな知識へと成長する．
〔今井むつみ，他：言語の本質．pp193-194，中央公論新社，2023より転載〕

多様喃語と呼ぶこともある．喃語を生成するためには，自身が発声した際の聴覚と固有受容感覚のフィードバックに基づき，発声器官をコントロールする学習経験が重要であるといわれている[46]．

また，規準喃語とリズミカルな身体運動の関連性を検証した研究では，規準喃語が出現する前の時期に，発声とリズミカルな身体運動（上肢を上下に振るなど）の同期が頻繁になることが報告されており，全身の身体運動が発声器の運動と関連している可能性が考えられている[50]．そして，生後10か月を過ぎると，ジャーゴン（種々の音の強さや韻律で発せられた音節や音のつながりを特徴とする）や会話様喃語が出現する[51]．この時期は有意味語に移行する段階であり，乳児が特定の韻律で文を話しているように聞こえる（→NOTE 31）．

3 初期の言語発達

われわれが話し言葉を理解するためには，単語間の切れ目を認識する必要があり，乳児がいつごろから語の境界を認識できるかを調べた研究がある．Jusczykらが行った英語圏の乳児を対象とし

NOTE

31 発話能力獲得と視聴覚情報：乳児の視線

乳児は，発話能力をどのように獲得していくのだろうか．その過程を調べるために，発話者の目や口といった視聴覚情報への注目が，1歳前の乳児期にどのように変化するかを調べた研究がある[52]．この研究では，4〜12か月の乳児（母語：英語）と成人（母語：英語）を対象に，暗唱している人の動画を視聴しているときの視線を計測している．結果，図に示しているように，4〜8か月にかけては話者の目よりも口を長く見るようになり，母語（英語）では12か月で再び目と口を見る時間に差がなくなる．

このような研究の結果について，本項で紹介している「2．音声の発達」（→125頁参照）とも関連づけて考えることができる．生後4〜6か月ころは音声の生成が可能となってくる時期であり，生後6〜10か月は規準喃語が出現する時期である．つまり，発話能力の学習過程において，特にこの時期は，音声を生成する話者の口への注目が高まると考えられる（口の動きの模倣学習）．12か月ころになると，音声の視聴覚情報に注目し続ける必要性が少なくなり，話者の意図理解などの社会的情報が優勢となり，再び目を見る時間が長くなっていく．

一方，母語ではない言語（非母語：スペイン語）に関しては，12か月になっても口を目よりも長く見ることが報告されている．この場合，非母語は母語に比べて感覚モダリティ間で音声情報が統合的に知覚されにくく，音声を処理するために視聴覚情報に注目し続けなければいけない状況が生じているのではないかと考えられている[52]．

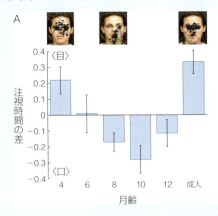
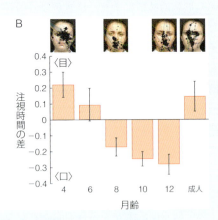

発話獲得過程における視聴覚情報への注目（目と口への視線）

A：**母語（英語）での暗唱を視聴しているときの視線**．4か月では目を見ている時間が長く，6か月では目と口を見る時間に差がなくなる．8か月と10か月では口を見ている時間が徐々に長くなり，12か月では再び目と口を見る時間に差がなくなる．成人では目を長く見ている．

B：**非母語（スペイン語）での暗唱を視聴しているときの視線**．12か月でも，目より口を見る時間が長くなっている．

※注視時間の差は，目を見ている時間の割合から口を見ている時間の割合の差分により算出している

〔Lewkowicz, DJ et al：Infants deploy selective attention to the mouth of a talking face when learning speech. Proc Natl Acad Sci USA 109：1431-1436, 2012 より一部改変して転載〕

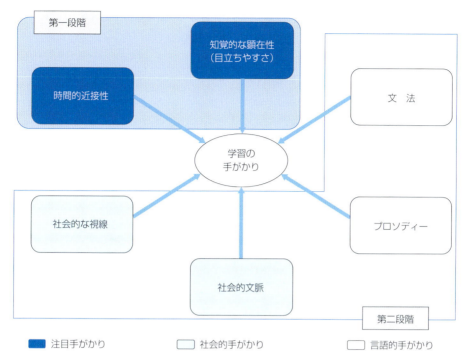

▶図 3-82　語の意味学習の手がかり
〔Hollich GJ, et al：Breaking the language barrier：An emergentist coalition model for the origins of word learning. Monogr Soc Res Child Dev 65：v-123, 2000 より一部改変して転載〕

た研究では，生後 6〜7 か月半の時期に，流暢に話された短文に含まれている馴染みのある単語を，認識できるようになることが報告されている[53]．つまり，この時期には，乳児が単語間の切れ目を認識している可能性がある．

　初期の獲得語彙で，最も多くを占めるのは名詞であり，この点は一部の言語（韓国語や中国語）を除き日本語以外の言語でも共通している[54]．名詞などの語彙の獲得には，対象に対する**カテゴリー形成**（→131 頁参照）が必要となり，**知覚の恒常性**（→118 頁参照）の発達も語彙の獲得に関連すると考えられる．

　たとえば，種類が異なる 2 匹の犬を見て，それらが「犬」であると認識するには，犬の視覚的特徴を処理すること，つまり「犬」という知覚的カテゴリーを形成することが必要となる．このようなカテゴリーを形成する能力は生後 1 年の間で洗練されていくといわれている[22]．そして，知覚的カテゴリーを基盤に語彙を増加させながら，視覚的特徴を超えたより深い概念の形成へと進んでいくことになる．

　生後 13 か月ころになると新しい語彙の学習が急速に進み，1 歳半を過ぎると 50 語以上を獲得する．このように語彙が急増することは，語彙爆発や命名爆発と呼ばれることがある[54]．その後，生後 30 か月にかけて文法形態素（時制や複数形など）の複雑さが急激に増加する傾向が示されている[22]．

　語彙の増加に合わせて，子どもは単語の意味も獲得していくが，これに関しても，さまざまな要素が関連しているといわれている．ホリッチらは，語の意味を学習するための手がかりは発達に伴い変化すると考えており（▶図 3-82），12 か月児は知覚的な顕在性（目立ちやすさ）を手がかりとし，19 か月児では徐々に視線などの社会的手がかりが加わり，生後 24 か月になると社会的

手がかりが優先されるようになるとしている[54, 55]．つまり，大人の視線や表情から発話の意図を推測し，意味を理解するようになる．このことから，心理社会的機能の発達が初期の語彙獲得の過程においても重要な役割を担っているといえる（➡NOTE 32）．

4 音韻の発達

音韻とは，意味の違いを生み出す音声の最小単位である[56]．音韻は言語によって異なっており，日本語の話者では，子音/r/と/l/の聞き分けが難しいことが知られている．**音韻意識**は，言葉の音に注目して操作する能力であり，「いぬ」が「い」と「ぬ」という音からなり，音を並び替えて逆から「ぬい」と言えるような能力である[57]．音韻意識に関連する課題は，▶**表3-8**に記載している．音韻意識は，4歳ころから急激に発達し，音節やモーラ（拍：話しことばのリズム単位）で単語のリズムを刻むことができる（例：「きって」→「き・っ・て（2音節・3モーラ）」）．

このような音韻意識の発達は，語彙や読み書きを習得していく初期段階で非常に重要である．たとえば，音韻意識に基づき，音の並びを覚えて意味と結びつける際のワーキングメモリの働き（音韻ループ）は，新たに語彙を獲得するプロセスに関与している[58]．このような音韻ループと語彙力の関係は4歳ころが特に強く，年長になるにつれてその影響は小さくなり，8歳ころではほとんど関係性は示されなくなる．

5 文法（統語・形態）に関連した能力の発達

2歳前後になると多くの子どもが，単語を結びつけ（語結合），**二語発話**（二語文での発話）をするようになる．初期の言語発達も含め，言語発達に関する理論もさまざまであり，言語環境の影響についても研究者により意見は異なる．

▶**表3-8 音韻意識に関連する課題**

課題	内容
分解 （タッピング）	聴覚呈示された単語をモーラに区切って発音したり，タッピングを行う （例：じゃんけんグリコ）
抽出	聴覚呈示された単語のなかの指定の場所のモーラを特定する （例：しりとり「たいこ」の最後の音は？→「こ」）
逆唱	聴覚呈示された単語を逆から言う （例：たいこ → こいた）
置き換え	モーラを置き換えて新たな単語をつくる （例：たいこ → たいや）

〔髙橋登：Ⅱ言語発達の概要　読み書きの発達．岩立志津夫，他（編）：やわらかアカデミズム；＜わかる＞シリーズ　よくわかる言語発達，改訂新版．pp64-67，ミネルヴァ書房，2017をもとに作成〕

チョムスキーらは，文法規則の学習に注目し，身体の生理的システムと同様に言語を生得的機能ととらえ，言語環境の影響を最小限に考えている（生成文法理論）[22]．一方，子どもの社会的相互交渉などの経験や，言語環境の重要性を主張している研究者たちもいる．どちらの理論が正しいかを結論づけることは難しいが，言語環境に関するこれまでの研究では，母親の発話の長さや複雑さは子どもの言語発達とは関係しておらず，母親が子どもの発話に反応的で，子どもがかかわっている活動に言及する傾向があるほど言語発達が早い傾向にあることが示されている[22]．

文法を考えるうえで，統語の発達についても少し触れておきたい．**統語**（syntax）では，文における語と語の関係性を示し，名詞だけでなく動詞や助詞の使用も関与する．語結合が行われるようになる2歳前後の時期には，各動詞が，その動詞を修飾する名詞と独自の枠組みをもつと考えられている（ローカル・ルール）[59]．つまり，この時期は，大人のような共通した動詞の文法ルール（例：名詞＋動詞）が成立しておらず，独立した形態で使用されている．トマセロは，このような言語発達の特徴について，動詞が離島のように独立して獲得されると説明している（▶**図3-83**）[60]．

統語と合わせて，文法には助詞や助動詞を加え

NOTE

32 オノマトペと言語学習

オノマトペは，「感覚イメージを写し取る，特徴的な形式を持ち，新たに作り出せる語」と定義づけられ，特に低年齢の子どもとのコミュニケーションのなかで多く用いられることが知られている[41]．つまり，乳幼児期の言語学習において，オノマトペはなんらかの役割を担っている可能性が高い．

オノマトペは，言語音が処理される脳領域（左半球の上側頭溝周辺）と，環境音が処理される脳領域（右半球の上側頭溝周辺）で二重処理が行われるといった特徴もある（特に，右半球でより強い活動が確認されている）．11か月児を対象とした脳波研究では，図に示しているような形と音の対応関係に対して，成人と同様の脳活動が確認されている[61, 62]．

つまり，言語が十分に機能していない発達段階から，形と音の対応関係を認識しており，右半球での処理が関与して感覚イメージを写しとっている（初めて聞く言葉とその意味を結びつけている）可能性がある．

また，オノマトペには，音と動作を対応づける機能もあり，動詞の意味を推測して学習していく際にも用いられやすい．たとえば，3歳児に「『ノスノスしている』はどれか？」とたずねると，動作主が変わっても同じ動作を選択できることが知られている[63]．今井らは，子どもはオノマトペによって，表に示すようなさまざまな言語の性質に気づき，学ぶことができるのではないかと考えている[41]．

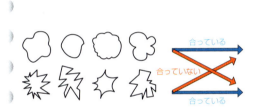
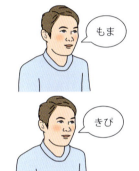
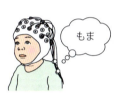
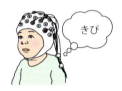

ことばの音と意味の自然なつながり（オノマトペ）

多くの大人は図形に合う名前を選択する場合，丸みを帯びた図形（上段）には「もま」が，ギザギザと尖った図形（下段）には「きぴ」が合うと感じる（どちらも初めて聞く，無意味な単語である）．さらに，「図形と音が合っているとき」，「図形と音が合っていないとき」では，脳の活動にも違いがみられることがわかっており（左半球に負担が多い情報処理），11か月児では大人と類似した脳活動が，脳波の波形（N400）から確認されている．

〔Asano M, et al：Sound symbolism scaffolds language development in preverbal infants. Cortex 63：196-205, 2015／慶應義塾大学/慶應義塾大学SFC研究所：擬音語／擬態語は赤ちゃんのことば学習を助ける．をもとに作成〕

オノマトペから得られる気づき

オノマトペの要素	学ぶことができる言語の性質
リズム，音の要素	母語の音や音の並び方などの特徴
音と視覚情報を対応づける要素	人が発する音が何かを指すこと（ことばが意味をもつこと）への気づき
母語特有の音と意味の結びつきに関する要素	成人になってオノマトペを効率的に使用するための基礎（状況に応じて新しくつくることを含む） 例）ゴトゴトは大きく，コトコトは小さいなどの音と意味の結びつき
注目を助け，意味を見つけやすくする要素	たくさんの要素から一部を切り取る必要があることば（動詞や形容詞）から意味を見つける

〔今井むつみ，他：言語の本質．pp93-120，中央公論新社，2023 をもとに作成〕

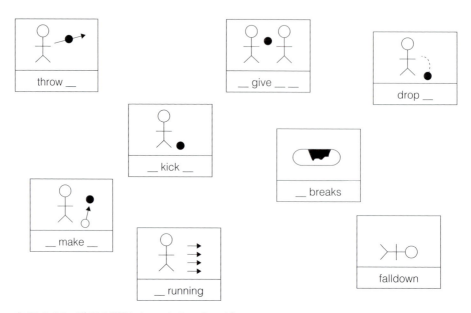

▶図3-83 動詞の獲得（ローカル・ルール）
下線部には名詞が入るが，主語や目的語の有無なども動詞によってさまざまであることが示されている．大人にみられるような共通した動詞の文法ルール（例：名詞＋動詞）は，まだ成立しておらず，動詞を修飾する名詞と独自の関係性を形成する〔例：kick は主語（蹴る人）が獲得されているが，throw は主語（投げる人）が獲得されていない〕
〔Tomasello M：The Cultural Origins of Human Cognition, English Edition, Kindle. p141, Harvard University Press, Cambridge, 1999 より転載〕

ることや活用させることが含まれる．このような単語の使用ルールは，**形態（morphology）**と呼ばれる．助詞は，助動詞に先行して2歳になる前から使われ始める．助動詞の発達を調べた研究では，24～27か月の4か月間に一挙に助動詞が獲得されることが報告されている[42]．その後，28～31か月の時期には，意志「～よう」，断定「～だ」，質問「～か」，条件提示「～たら」，そして「修飾語-被修飾語」の構造が獲得され，「～の～」や「～な～」といった表現を用いるようになり，36か月になると受動詞「～れる」や使役助動詞「～させる」などが獲得される．

また，発話文が発達過程をとおしてどのように複雑になっていくのかという点に関して，養育者に日常生活における発話の複雑さをたずねる方法を用いて実施された調査研究がある[64]．この調査では，発話文の複雑さは生後24か月以降でみられるようになり，同じ月齢において女児は男児よりもより複雑な文を用いることが明らかとなっている．

6 ピアジェの認知発達論における前操作期（2～7歳）

前操作期は，象徴的思考段階（2～4歳）と直観的思考段階（4～7歳）に分けられる．2歳になると，子どもは**象徴機能（symbolic function）**を獲得し，目の前のモノを用いて別のモノを表現することができるようになるため，「見立て遊び」や「ふり遊び」をするようになる．

象徴機能は，想像力の芽生えと考えられており，▶図3-84のようにシンボルと指示対象を結びつける精神作用が該当する[65]．

4歳以降の**直観的思考段階**[66]は，モノの見かけなど1つの特徴に左右されるものの，概念的な判断基準（例：高いから，長いからなど）に基づく

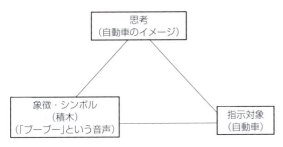

▶図3-84　象徴機能にみられる関係性
〔別府　哲：Ⅰ認知発達の時期　想像力：新しいイメージを生み出す．子安増生（編）：やわらかアカデミズム＜わかる＞シリーズ　よくわかる認知発達とその支援．第2版．pp118-119，ミネルヴァ書房，2016より転載〕

思考が可能となる．ただし，この時期は**保存**の概念が獲得されていないため，見かけが長い粘土のほうが重いと判断するようなことが観察される．保存とは，知覚的に目立つ見かけなどの属性に左右されず，論理的な関係性に着目することで，属性が変化しないということ（例：形が変わっても重さは同じである）がわかるといった思考のことである．また，この時期は**可逆性**の理解についても獲得されていないため，水を形が異なる容器に移したあと，もとの容器に戻すと再びもとあった水の高さに戻るということがわからない，といわれている[22]．

この時期のもう1つの特徴は，**自己中心性**（利己主義との混同を避け，「自己への中心化」といわれることもある）であり，他者の視点から物事をとらえられないといった傾向を示す．つまり，自分以外の視点が存在することがわからず，周囲の人も自分と同じように知覚していると思っている状態である．代表的な課題として，「3つの山問題」（▶図3-85）がある[67]．この課題では，子どもと異なる位置に置かれた人形が見ている山の光景を，子どもに選択してもらうという課題であるが，7歳前では自分が見ている光景を選択してしまう．

また，自己中心性の現れとされる現象に，**アニミズム**がある．アニミズムも前操作期に観察され，子どもが自分にとって未知の事物を，自分のよく知っている人間や生き物の枠組みに同化することで生じる現象といわれている[68]．ピアジェは，アニミズムを事物に生命や意識を帰属する傾向ととらえ，子どもは生物と無生物を区別しない段階から徐々に区別するようになると考えた（例：雲にも意識がある → 動物のみに意識がある）．

このようなピアジェが提唱した前操作期に関して，言語指示や課題が提示される文脈を含め，課題がこの時期の子どもには抽象的すぎるといった批判がなされることがある[22]．現段階で課題の適正を結論づけることは難しいが，子どもに提示する課題が，どのような認知機能を反映しているのかを吟味することはリハビリテーションにおいても重要である．

D 概念形成（カテゴリー化）の発達

1 概念とは

概念とは，個々の事物に共通する性質を抽象化して，内的な表現（内的表象）としてまとめることで形成される．内的表象は，早期の純粋な知覚・運動的過程（ピアジェの認知発達論における「感覚運動期」に該当）から生じ，身体的な経験にその基盤があると考えられている[69]．また，概念形成には，**カテゴリー化**（共通の特性をもつモノや出来事を等価なクラスへと群分けすること）[8,70]の発達が関係していると考えられる．

2 カテゴリー化の発達

視覚的な特徴に基づく知覚的カテゴリー化能力は，生後1年の間で洗練されていき，より概念的なカテゴリー化の能力が発達する．乳幼児期には，新奇な対象に対する注視時間を計測すること

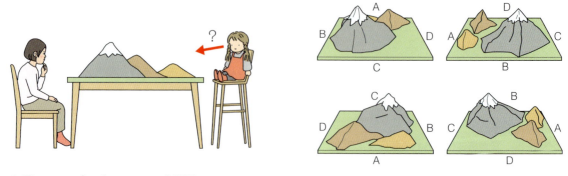

▶図3-85　ピアジェの3つの山問題
3つの山を置き，子どもに以下の3種の課題を実施した．①人形の位置から見える風景を，模型で再構成させる．②人形の位置から見える風景の絵を10枚の候補から選択させる．③1枚の絵から，そのような風景が見えるように人形を置かせる．
〔子安増生：II認知発達の時期　自己中心性；社会化されない言語と思考．子安増生（編）：やわらかアカデミズム＜わかる＞シリーズ　よくわかる認知発達とその支援，第2版．pp98-99，ミネルヴァ書房，2016をもとに作成〕

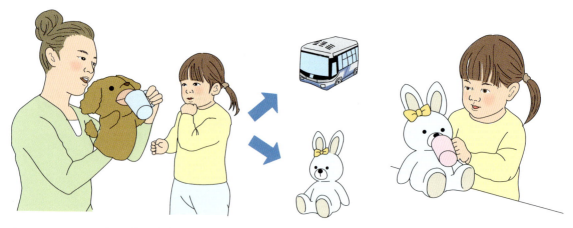

▶図3-86　カテゴリー化の発達
14か月児に「ゴクゴク，あぁ〜美味しい」と犬がコップから飲む行為を示すと，乗り物ではなく動物のカテゴリーからウサギを選択し，模倣する．このことから，飲むという機能によっても，動物のカテゴリーを形成していることがわかる．

で，知覚的カテゴリー化能力が調べられている．乳幼児は，新奇な対象を好んで注目する傾向があるため，注視時間が長くなれば，別のカテゴリーに属するモノとして知覚しているととらえることができる．

これまでの研究では，生後3〜4か月で「鳥」と「哺乳類（犬など）」などの知覚的カテゴリーを形成することが報告されている[70]．さらに，生後6〜7か月ころまでには，上下などの空間的関係性についてもカテゴリーを形成する[70,71]．生後10か月になると，静的知覚特性（見た目）だけでなく動的特性（機能）によってもカテゴリーを形成し，生後14か月児は，動物（犬，猫，魚，ウサギ）と乗り物（車，トラック，飛行機，バス）という2つのカテゴリーに関して，同じカテゴリーに属する新しいモノを選択して模倣することができることが報告されている．たとえば，「ゴクゴク，あぁ〜美味しい」とコップから飲む行為を犬で示すと，それを猫やウサギで模倣する（▶図3-86）．

そして，生後18か月になると，見た目の形状（輪）と機能（転がる）が，実世界において一貫

している関係性に対してのみカテゴリーを形成するようになる[70, 72-74]．知覚的カテゴリーと概念的カテゴリーの質的な変化については明らかになっていない点も多いが，経験をとおして得られる情報が豊かで複雑なものとなり，表象の分化が進むことが大切であると考える．

3 概念形成の発達

カテゴリー化の能力を基盤とした概念形成の発達的プロセスについては，「確率的表象」「理論に基づく表象」「定義的特徴による表象」の３つが関連するといわれている[75]．

確率的表象では，概念（例：鳥）にあてはまるかを判断する際に，属性（例：飛ぶこと）がどの程度妥当かに着目し，**理論に基づく表象**では，日常的な経験をとおして獲得される知識を基にした理論から概念を形成する．そして，**定義的特徴による表象**では，事物の定義的な特徴（例：昆虫には３対合計６本の脚がある）に基づいて概念（例：昆虫）にあてはまるか否かを判断することが該当する．発達段階としては，確率的表象が最も早期に発達する[75]（→NOTE 33）．

4 ピアジェの認知発達論における具体的操作期（7〜11歳）

具体的操作期は，就学後の小学生の時期が該当する（→30頁表2-3参照）．この時期は，直接的な対象に対して論理的思考を行うようになり，**系列化**（棒の長さを比較して短い順に並べるなど）や，全体と部分の関係といった包含関係の思考が可能となる[22]．

さらに，この時期には，**保存**（→131頁参照）が思考として成立する．保存に関連した代表的な課題例として，「数の保存」や「体積の保存」がある．

数の保存に関しては，▶図3-87Aのように，赤いおはじきと青いおはじきを等間隔で６個ずつ

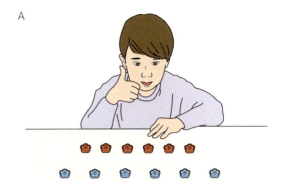

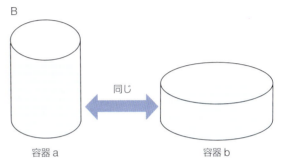

▶図3-87 保存の成立
A：数の保存：赤と青のおはじきの数は「同じ」であると回答することができる．
B：体積の保存：容器aと容器bでは水の量は同じであり，「水の量は変わらない」と回答することができる．
〔藤村宣之：Ⅱ認知発達の時期 概念発達：物事のとらえ方のちがい．子安増生（編）：やわらかアカデミズム＜わかる＞シリーズ よくわかる認知発達とその支援，第2版．pp14-15，ミネルヴァ書房，2016をもとに作成〕

平行に一列に置き，２色のおはじきが同じ数であることを確認したあと，一方の色のおはじきの間隔を広げたり，狭めたりしてから，同じであるかをたずねる．前操作期の段階では，知覚的に目立つ列の長さや密度に着目して，どちらかが多いと回答するが，具体的操作期では「同じである」と答えることができる[76]．

体積の保存に関しては，▶図3-87Bのように背は高いが底面積が狭い容器aと，背は低いが底面積は広い容器bを準備し，容器bから容器aに水を入れ替えたときに水の量が変化したかをたずねる．具体的操作期では「水の量は変わらない」と答えることができる[22]．

具体的操作期は，第１段階（7,8歳）と第２段

NOTE

33 数の概念

　数の概念や数的操作の発達についても，さまざまなことが調べられてきている．数の概念や数的操作には，量の保存，系列化や包含関係といった論理的な認知能力が関係する．

　2つや3つの小さな集合は，直感的な性質があり（「数の直感的知覚」と呼ばれる）[83]，数える必要がないため，生後数日の新生児でも区別が可能である[8]．一方，大きな集合になると直感的知覚を使用できず，密度や分布などの情報を基に判断するため，2つの数の違いが小さいほど判断は難しくなる．そのため，6か月児では8と16は区別できるが8と12の区別は困難であるといわれている[84]．

　計算などの数的操作に関する初期発達については，現在も議論が続いている．これまでの研究では，初歩的な足し算や引き算（1+1=2など）は，乳児でも可能であるといった報告もなされている（図）[85]．また，乳児期の数的操作の研究の多くが，モノが移動したり，出現したり，消えたりするといった知覚的変化に対する反応によって調べられていることから，モノの空間的・時間的な特性への認識が数的操作の基盤にあるといった考えも提案されている[8]．

　そして，基礎的な計算能力（ニュメラシー）は，幼児期から学齢期にかけて教科学習の基礎的な能力の1つとなる[86]．基礎的な計算能力には，数を数える能力（カウンティング）や数量を比較する能力などが含まれている．自然数に対する基礎概念は4歳ころまでに獲得され，6歳ころにはそれらの能力が統合されることで心的数直線が獲得されるといわれている．つまり，「4と7ではどちらが大きいか？」といった問いに答えることができるようになる．ピアジェは具体的操作期にならないと，数の概念は獲得されないと考えていたが，近年の研究では，子どもがより早期から数に関する能力を有している可能性が，さまざまな研究で示されている．

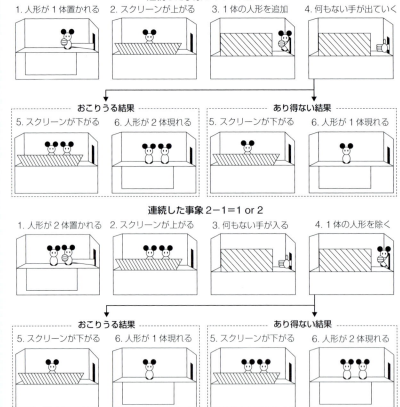

乳児期の数的操作に関する課題

乳児は，自分の記憶にある心的表象と対応づけることで，ついたての向こうの人形を1 or 2体ととらえ，「おこりうる結果」と「あり得ない結果」で注視する時間に違いがみられた．
〔Wynn K：Addition and subtraction by human infants. Nature 358, 749-750, 1992 より一部改変して転載〕

階（9, 10歳）に分けられるといわれている．第1段階では，先に述べた系列化や保存の思考が成立するようになる．そして，第2段階では，具体的事象に関する論理的思考が最大限に発揮されるようになり，次の段階である**形式的操作期**（→137頁参照）に移行していくことになる．この時期は，発達の質的な転換期として「9歳の壁」と呼ばれることもある．第2段階で発揮される論理的思考には，3つの山問題における脱中心化（→31頁参照）などが含まれる．脱中心化では，山を別の角度から見たときの見え方の推論が可能となり，自己視点と他者視点の協応が可能となるといわれている[67]．

E 注意の発達

1 注意とは

注意は，目的をもった適応的な行動に必要であり，情報の取捨選択，抑制，制御など複数の認知機能の総称であるともいわれている[77]．注意の発達は，さまざまな認知発達と関連しており，乳幼児期の認知発達研究では，注意を向ける行為を視線からとらえようとしてきた．注意にもいくつかの側面があるが，本項では注意の容量，注意の持続の2点についてその発達的変化を説明する．

2 注意容量（作業記憶）の発達

注意には容量（スパン）というとらえ方があり，一度に注意を向けて認識できる対象の数には限りがある．成人では約3〜4個の対象であるといわれており，この容量の限界を超えると適応行動に問題を生じることになる[77]．注意の容量は，特定の情報を心のなかに短時間保持して処理する，**作業記憶**（ワーキングメモリ；working memory）が関連しているといわれている．そし

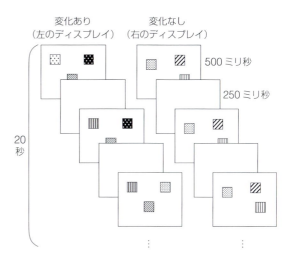

▶図3-88 乳児の視覚作業記憶（変化抽出法）
2つのディスプレイに異なる色の四角が複数提示され，1つのディスプレイ（左）はそのうち1つが変化するが，もう1つのディスプレイ（右）は変化しない．250ミリ秒の間隔をあけるため，乳児は視覚情報を記憶しておく必要があり，その記憶に基づき視覚的変化に気づけるかをみている．
〔Ross-Sheehy S, et al：The development of visual short-term memory capacity in infants. Child Dev 74：1807-1822, 2003 より一部改変して転載〕

て，幼児期から青年期にかけて，作業記憶の容量は増加することが報告されている[78]．

また，乳児の視覚作業記憶については，変化抽出法（▶図3-88）を用いて調べられており[79]，6.5か月児では1個分の容量，8か月児では約3個分の容量，そして12か月児では4個分の容量であることが報告されている[77]．この方法では，細かな特徴まで認識することを要求していないが，認識の精度によっても容量が変化することは理解しておく必要があるだろう．

さらに，視覚作業記憶の発達に関しては，**モノの永続性**（→122頁 NOTE 08 参照）と関連して議論されることもある．たとえば，6か月児は遮蔽物の後ろに隠されたモノが消えて，2個から1個になっていたときに気づくことができるが，別のモノに入れ替わっていることには気づくことはできない[80]．また，箱の中に入れられたモノをとり出す活動を用いて作業記憶を調べた研究では，13〜18か月児は3〜4個程度の特徴が明確に異なるモノを記憶することが可能であると報告されてい

る[81,82]。

注意の容量は，二重課題やマルチタスク（複数のことを同時に実行する課題）とも関連するが，12歳までには単純な課題であれば，注意を効率的に分配できるようになるといわれている[77]。

③ 注意の持続（持続性注意）の発達

特定の対象への注意を維持し続けるには，持続性注意が必要である。**持続性注意**には，覚醒状態と抑制機能が重要だといわれている。前頭葉機能の発達と関連することから，実行機能の発達と同様に時間をかけて発達していき，12歳以降の思春期においても向上が確認されている[87]。特に，学齢期になると，教科学習などにおいて，多くの情報を一定時間持続して処理することが求められ，持続性注意の能力が学習課題の成績にも影響すると考えられる。

5〜12歳の持続性注意の発達を調べた研究では，10歳に至るまでに（5〜6歳児から8〜9歳児の間），より著しい向上が確認されている[88]。課題パフォーマンスの各指標でみてみると，スピードや精度については，8〜9歳児と11〜12歳児の間でほぼ変わらなくなるが，エラー数や変動の大きさは年長児になるほど減少し，パフォーマンスが向上することが確認されている。

F 実行機能の発達

① 実行機能とは

実行機能は，注意制御や行動の組織化などにかかわる多次元的な概念であり，目標達成のために行動を制御する能力であるといわれている[89]。実行機能は前頭葉機能と関連しており，特にワーキングメモリと関連づけて考えられることも多い。

実行機能に関連する高次な認知機能は多岐にわたることから，その概念は明確に定義しがたいが，「更新（updating）」「シフティング（shifting）」「抑制（inhibition）」といった3要素からとらえられることが多い[90]。

更新とは，情報をモニターし最新のものにしておくことである。**シフティング**とは，遂行すべき課題を別の課題に切り替えることや心理的かまえを切り替えることである。そして，**抑制**とは，自動的もしくは優勢になりやすい反応を，適宜，意図的に制御・抑制することである。

② 前頭葉機能の発達

実行機能は前頭葉機能と関連しているが，前頭葉（前頭前野）はほかの脳領域と比較しても発達が遅いとされる領域であり，青年期にかけてゆるやかに成熟していく。先に述べた実行機能の3要素（更新，シフティング，抑制）は，発達の初期から認められるわけではなく，特に6歳以下では単一の要素しかないともいわれている[89]。

抑制機能は実行機能の最も基礎的な要素であり，幼児期の実行機能は抑制機能とワーキングメモリで構成されているといった見解もある。これまでの研究では，抑制機能は3〜5歳ころまでの就学前の時期に最も向上がみられ，抑制機能と比較してワーキングメモリは緩やかに発達していくことが報告されている[91]。また，行動のコントロールを行うための抑制機能の発達には，思考の道具として用いられる内言語の発達が関連しているといった考えもある。幼児期の子どもは，自己制御のために外言語（主に他者とのコミュニケーションで用いられ，音声言語を伴う言語）を用いる時期（4歳前半）があり，その後，内言語（通常は音声言語を伴うことなく，思考のために用いられる言語）による行動制御に移行していくことになる[92]。このような点を考慮すると，言語発達と前頭葉機能の発達にはなんらかの関係があると考えることができる。

その後，前頭葉機能は，6～9歳ころの時期に著しく発達することが知られている．そして，12歳前後になると成人と同様の前頭葉機能を獲得する[93]．

3 問題解決能力の発達

実行機能は，問題解決能力の発達とも関連していると考えられている．問題解決には，目的達成のために行動を制御する必要があり，目的と手段を分けてとらえる意図性の発達が前提となる．15～35か月児を対象に，見本を示されたあとに3つのブロックで塔をつくる課題を用いた研究では，3歳に近づくにつれ，問題に正解があることを理解するようになることが示されている[94]．具体的には，ブロック課題終了時の結果に対して，表情など情動変化を示した子どもの割合が年齢とともに増加したのである．

学齢期の問題解決については，**バランス棒課題**といった課題で調べられている．この課題では，中央に支点があるシーソー（バランス棒）に等間隔で立てられたペグがあり，異なる位置に重りを乗せたときにどちらに傾くかを問う設定となっている（▶図3-89）[22]．つまり，問題解決のために2つの要因（重りの重さと支点から重りの距離）について，情報を組み合わせて考えることが要求される．9歳以上になると不完全ながらも2つの情報を処理できるようになるが，重さと支点からの距離を乗じたものを比較するといったルールの理解は13歳以上でも難しいといわれている[22]．

4 ピアジェの認知発達論における形式的操作期（11歳以降）

この時期は認知発達の最終段階であるとされ，具体的内容に依存することなく論理的に思考することが可能となる（➡31頁参照）．具体的には，仮説に基づいて結論を導くこと（仮説演繹的思考）（➡246頁参照）や計量的な比較概念により量的な

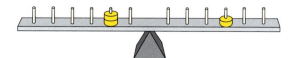

▶図3-89　バランス棒課題
〔Harris M, et al：小山　正，他（訳）：発達心理ガイドブック　子どもの発達理解のために．明石書店，2019をもとに作成〕

変化どうしを対応づけることなどが形式的操作に含まれる[95]．つまり，可能性のある事柄を組織的に考えることができるようになり，抽象的な科学的思考，哲学や宗教的内容の検討も可能となる．また，抽象的な事柄に関する系列化（移行的推理）が可能となるため，「太郎は花子よりも背が高い．花子は次郎よりも背が高い．一番背が高いのは誰か？」といった問題にも回答できるようになる．

近年，形式的操作に対応する認知的思考は，子どもの経験学習や領域に関連した知識によって異なること（個人差がある），そして，認知発達の最終段階とはとらえず，青年期以降も認知は発達することが新たに主張されるようになってきている[22]．

●引用文献

1) 木下孝司：Ⅰ認知発達の基礎 3 発達段階：連続か非連続か．子安増生（編）：やわらかアカデミズム；＜わかる＞シリーズ　よくわかる認知発達とその支援，第2版．pp6-9，ミネルヴァ書房，2016
2) 子安増生：Ⅰ認知発達の基礎 11 知覚の発達：見る，聞く，におう，味わう，触れる．子安増生（編）：やわらかアカデミズム；＜わかる＞シリーズ　よくわかる認知発達とその支援，第2版．pp22-25，ミネルヴァ書房，2016
3) Fantz RL：Pattern vision in young infants. Psychol Rec 8：43-47, 1958
4) Fantz RL：Pattern vision in newborn infants. Science 140：296-297, 1963
5) Fantz RL, et al：Configurational selectivities；Critical for development of visual perception and attention. Can J Psychol 33：277-287, 1979
6) 山口真美，他：赤ちゃんの視覚と心の発達，補訂版．東京大学出版会，2019
7) Atkinson J：The developing visual brain. Oxford university press, Oxford, 2000

8) J・ヴォークレール（著），明和政子（監訳）：乳幼児の発達　運動・知覚・認知．新曜社，2012

9) Curran W, et al：Development of illusory-contour perception in infants. Perception 28：527-538, 1999

10) Otsuka Y, et al：Infants' perception of illusory contours in static and moving figures. J Exp Child Psychol 86：244-251, 2003

11) 綾部早穂，他：ライブラリ　スタンダード心理学2；スタンダード感覚知覚心理学．pp129-130，サイエンス社，2014

12) 常石秀市：感覚器の成長・発達．バイオメカニズム学会誌 32：69-73, 2008

13) 森　理也：【行動から見た脳】バイオロジカルモーションの知覚．脳21 10：377-381, 2007

14) 野口泰基：第11章　視覚．日本発達心理学会（編）：発達科学ハンドブック8脳の発達科学．pp106-114，新曜社，2015

15) Braddick OJ, et al：Some recent findings on the development of human binocularity；a review. Behav Brain Res 10：141-150, 1983

16) Braddick O：Binocularity in infancy. Eye（Lond）10：182-188, 1996

17) Otsuka Y, et al：The effect of occlusion on motion integration in infants. J Exp Psychol Hum Percept Perform 35：72-82, 2009

18) Quinn PC, et al：Part-whole perception in early infancy；evidence for perceptual grouping produced by lightness similarity. Infant Behav Dev 16：19-42, 1993

19) Lew A, et al：The development of relational landmark use in six-to twelve-month-old infants in a spatial orientation task. Child Dev 71：1179-90, 2000

20) Yang J, et al：Pre-constancy vision in infants. Curr Biol 25：3209-3212, 2015

21) 加藤正晴：Ⅱ乳児期1感覚・知覚．高橋恵子，他（編）：発達科学入門2胎児期〜児童期．pp49-56，東京大学出版会，2012

22) M・ハリス，他（著）：小山　正，他（訳）：発達心理ガイドブック　子どもの発達理解のために．明石書店，2019

23) Shahidullah S, et al：Frequency discrimination by the fetus. Early Hum Dev 36：13-26, 1994

24) Movalled K, et al：The impact of sound stimulations during pregnancy on fetal learning；a systematic review. BMC Pediatr 23：183, 2023

25) Werker JF, et al：Cross-language speech perception；evidence for perceptual reorganization during the first year of life. Infant Behav Dev 7：49-63, 1984

26) 小椋たみ子：Ⅱ言語発達の概要　前言語期から初語期のコミュニケーションの発達②；養育者の語りかけの特徴と役割．岩立志津夫，他（編）：やわらかアカデミズム：＜わかる＞シリーズ　よくわかる言語発達．

27) Li Q, et al：Affective touch in the context of development, oxytocin signaling, and autism. Front Psychol 13：967791, 2022

28) 綾部早穂，他：ライブラリ　スタンダード心理学2；スタンダード感覚知覚心理学．pp86-87，サイエンス社，2014

29) Meltzoff A, et al：Intermodal matching by human neonates. Nature 282：403-404, 1979

30) Jönsson EH, et al：Affective and non-affective touch evoke differential brain responses in 2-month-old infants. Neuroimage 169：162-171, 2018

31) 小山悠里：親子間タッチコミュニケーションに関する研究の概観と展望．東京大学大学院教育学研究科紀要 58：325-333, 2018

32) Ackerley R, et al：Human C-tactile afferents are tuned to the temperature of a skin-stroking caress. J Neurosci 34：2879-2883, 2014

33) Fairhurst M, et al：Physiological and behavioral responses reveal 9-month-old infants' sensitivity to pleasant touch. Psychol Sci 25：1124-1131, 2014

34) Croy I, et al：Gentle touch perception；from early childhood to adolescence. Dev Cogn Neurosci 35：81-86, 2019

35) 木下孝司：Ⅰ認知発達の基礎5感覚─運動期；「いま，ここ」の赤ちゃんの世界．子安増生（編）：やわらかアカデミズム：＜わかる＞シリーズ　よくわかる認知発達とその支援，第2版．pp10-11，ミネルヴァ書房，2016

36) Maister L, et al：Neurobehavioral evidence of interoceptive sensitivity in early infancy. Elife 6：e25318, 2017

37) Diamond A：Developmental time course in human infants and infant monkeys, and the neural bases of, inhibitory control in reaching. Ann NY Acad of Sci 608：637-669；discussion 669-676, 1990

38) Baird AA, et al：Frontal lobe activation during object permanence；data from near-infrared spectroscopy. Neuroimage 16：1120-1125, 2002

39) Smith, LB, et al：Development as a dynamic system. Trends Cogn Sci 7：343-348, 2003

40) Fernald A, et al：Chapter 10 Peekaboo across cultures：how mothers and infants play with voices, face and expectations. Macdonald K（ed）：Parent-Child play Descriptions & Implications, pp259-285, State University of New York Press, 1993

41) 今井むつみ，他：言語の本質．中央公論新社，2023

42) 綿巻徹：Ⅱ言語発達の概要；10 文法発達②　形態面での発達．岩立志津夫，他（編）：やわらかアカデミズム；＜わかる＞シリーズ　よくわかる言語発達，改訂新版．pp54-57，ミネルヴァ書房，2017

43) 皆川泰代：第13章　発達初期の言語脳機能発達．日本発達心理学会（編）：発達科学ハンドブック8　脳

の発達学．p126，新曜社，2015

44) Oakes LM：Development of infants' use of continuity cues in their perception of causality. Develop Psychol 30：869-879, 1994

45) Kosugi D, et al：10-month-old infants' inference of invisible agent；distinction in causality between object motion and human action. Jpn Psychol Res 45：15-24, 2003

46) 江尻桂子：第11章　言語習得における身体的基盤．日本発達心理学会（編）：発達科学ハンドブック4 発達の基盤；身体，認知，情動．pp148-156，新曜社，2012

47) Rovee-Collier C：The development of infant memory. Curr Dir Psychol Sci 8：80-85, 1999

48) Miyazaki M, et al：The image-scratch paradigm；a new paradigm for evaluating infants' motivated gaze control. Sci Rep 4：5498, 2014

49) 宮崎美智子，他：特集―社会性認知のメカニズム　自己認識における運動主体感の役割と発達メカニズム．Cognitive Studies 18：9-28, 2011

50) 江尻桂子，他：乳児における喃語と身体運動の同期現象Ⅰ―その発達的変化―．心理学研究 68：433-440，1998

51) 小椋たみ子：音韻発達②　表出の発達．岩立志津夫，他（編）：やわらかアカデミズム；＜わかる＞シリーズ　よくわかる言語発達，改訂新版．pp38-39，ミネルヴァ書房，2017

52) Lewkowicz DJ, et al：Infants deploy selective attention to the mouth of a talking face when learning speech. Proc Natl Acad Sci USA 109：1431-1436, 2012

53) Jusczyk PW, et al：Infants' detection of the sound patterns of words in fluent speech. Cogn Psychol 29：1-23, 1995

54) 小椋たみ子：Ⅱ言語発達の概要；6 語彙発達①乳幼児期/語彙発達②語意味の推測．岩立志津夫，他（編）：やわらかアカデミズム；＜わかる＞シリーズ　よくわかる言語発達，改訂新版．pp40-45，ミネルヴァ書房，2017

55) Hollich GJ, et al：Breaking the language barrier；an emergentist coalition model for the origins of word learning. Monogr Soc Res Child Dev 65：v-123, 2000

56) 麦谷綾子：Ⅱ言語発達の概要；4 音韻発達①　知覚の発達．岩立志津夫，他（編）：やわらかアカデミズム；＜わかる＞シリーズ　よくわかる言語発達，改訂新版．pp36-37，ミネルヴァ書房，2017

57) 髙橋登：Ⅱ言語発達の概要；14 読み書きの発達．岩立志津夫，他（編）：やわらかアカデミズム；＜わかる＞シリーズ　よくわかる言語発達，改訂新版．pp64-67，ミネルヴァ書房，2017

58) Baddeley A, et al：The phonological loop as a language learning device. Psychol Rev 105：158-167, 1998

59) 岩立志津夫：Ⅱ言語発達の概要；10 文法発達①　統語の発達．岩立志津夫，他（編）：やわらかアカデミズム；＜わかる＞シリーズ　よくわかる言語発達，改訂新版．pp50-53，ミネルヴァ書房，2017

60) Tomasello M：The Cultural Origins of Human Cognition, English Edition, Kindle. p141, Harvard University Press, Cambridge, 1999

61) Asano M, et al：Sound symbolism scaffolds language development in preverbal infants. Cortex 63：196-205, 2015

62) 慶應義塾大学/慶應義塾大学 SFC 研究所：擬音語／擬態語は赤ちゃんのことば学習を助ける

63) Imai M, et al：Sound symbolism facilitates early verb learning. Cognition 109：54-65, 2008

64) Fenson L, et al：Variability in early communicative development. Monogr Soc Res Child Dev 59：v-173, 1994

65) 別府　哲：Ⅰ認知発達の時期　想像力；新しいイメージを生み出す．子安増生（編）：やわらかアカデミズム；＜わかる＞シリーズ　よくわかる認知発達とその支援，第2版．pp118-119，ミネルヴァ書房，2016

66) 別府　哲：Ⅰ認知発達の基礎　前操作期；直感的に思考する．子安増生（編）：やわらかアカデミズム；＜わかる＞シリーズ　よくわかる認知発達とその支援，第2版．pp12-13，ミネルヴァ書房，2016

67) 子安増生：Ⅱ認知発達の時期　自己中心性；社会化されない言語と思考．子安増生（編）：やわらかアカデミズム＜わかる＞シリーズ　よくわかる認知発達とその支援，第2版．pp98-99，ミネルヴァ書房，2016

68) 森口佑介：おさなごころを科学する　進化する乳幼児観．新曜社，2015

69) L・マッキューン：小山正，他（訳）：子どもの言語学習能力―言語獲得の基礎―．風間書房，2013

70) Rakison DH：Infant categorization. Wiley Interdiscip Rev Cogn Sci 1：894-905, 2010

71) Quinn PC, et al：Formation of a categorical representation for the spatial relation between by 6-to 7-month-old infants. Vis Cogn 6：569-585, 1999

72) Horst JS, et al：What does it look like and what can it do? category structure influences how infants categorize. Child Dev 76：614-631, 2005

73) Mandler JM, et al：Drinking and driving don't mix；inductive generalization in infancy. Cognition 59：307-335, 1996

74) Oakes LM, et al：Evidence for task-dependent categorization in infancy. Infant Behav Dev 19：425-440, 1996

75) 藤村宣之：Ⅱ認知発達の時期　概念発達；物事のとらえ方のちがい．子安増生（編）：やわらかアカデミズム；＜わかる＞シリーズ　よくわかる認知発達とその支援，第2版．pp122-123，ミネルヴァ書房，2016

76) 藤村宣之：Ⅱ認知発達の時期　概念発達；物事のとらえ方のちがい．子安増生（編）：やわらかアカデミズ

ム；＜わかる＞シリーズ　よくわかる認知発達とその支援．第2版．pp14-15，ミネルヴァ書房，2016

77) 河原純一郎：3章　注意の容量．坂田陽子，他（編）：研究別の注意の生涯発達心理学．pp27-46，ナカニシヤ出版，2020

78) Cowan N：Working memory maturation；can we get at the essence of cognitive growth? Perspect Psychol Sci 11：239-264, 2016

79) Ross-Sheehy S, et al：The development of visual short-term memory capacity in infants. Child Dev 74：1807-1822, 2003

80) Kibbe MM, et al：What do infants remember when they forget? location and identity in 6-month-olds' memory for objects. Psychol Sci 22：1500-1505, 2011

81) Zosh JM, et al：Memory load affects object individuation in 18-month-old infants. J Exp Child Psychol 113：322-336, 2012

82) Zosh JM, et al：Array heterogeneity prevents catastrophic forgetting in infants. Cognition 136：365-380, 2015

83) Mandler G, et al：Subitizing；An analysis of its component processes. J Exp Psychol Gen 111：1-22, 1982

84) Xu F, et al：Large number discrimination in 6-month-old infants. Cognition 74：B1-B11, 2000

85) Wynn K：Addition and subtraction by human infants. Nature 358：749-750, 1992

86) 藤村宣之：Ⅱ認知発達の時期　ニュメラシー：基礎的な計算能力．子安増生（編）：やわらかアカデミズム；＜わかる＞シリーズ　よくわかる認知発達とその支援．第2版．pp132-133，ミネルヴァ書房，2016

87) Thillay A, et al：Sustained attention and prediction；distinct brain maturation trajectories during adolescence. Front Hum Neurosci 9：519, 2015

88) Betts J, et al：The development of sustained attention in children；the effect of age and task load. Child Neuropsychol 12：205-21, 2006

89) 森口佑介：わたしを律するわたし　子どもの抑制機能の発達．京都大学学術出版会，2012

90) Miyake A, et al：The unity and diversity of executive functions and their contributions to complex "frontal lobe" tasks；a latent variable analysis. Cogn Psychol 41：49-100, 2000

91) Best JR：A developmental perspective on executive function. Child Dev 81：1641-1660, 2010

92) 木下孝司：外言語/内言語．子安増生（編）：やわらかアカデミズム；＜わかる＞シリーズ　よくわかる認知発達とその支援．第2版．pp90-91，ミネルヴァ書房，2016

93) Fuster J：The Prefrontal Cortex, English Edition. Elsevier Science, 2015

94) Bullock M：The development of volitional behavior in the toddler years. Child Dev 59：664-674, 1988

95) 藤村宣之：Ⅰ認知発達の基礎 8 形式的操作期；完成された思考形態．子安増生（編）：やわらかアカデミズム；＜わかる＞シリーズ　よくわかる認知発達とその支援．第2版．pp16-17，ミネルヴァ書房，2016

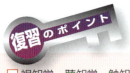

- □視知覚，聴知覚，触知覚について，各発達の概要を理解する．
- □音声の発達に関して，発声器官の構造的変化や身体運動と関連づけて理解する．
- □語彙の獲得に関して，意味学習の特徴と関連づけて理解する．
- □文法規則の獲得について，統語と形態の発達について理解する．
- □カテゴリー化と概念形成を関連づけ，その発達を理解する．
- □注意容量と持続性注意について，各発達の概要と特徴を理解する．
- □前頭葉機能の発達と関連づけて，実行機能の成熟過程を理解する．

4 心理社会的機能の発達

学習目標
- 情動発達の理論モデル（基本情動理論と分化理論）について説明できる．
- 情動的共感の発達について説明できる．
- 社会的認知の発達について説明できる．

リハビリテーション専門職が社会参加を支援するうえで，心理社会的機能がどのように発達していくのか，そのプロセスを理解することは重要である．

心理社会的機能に関しては，研究領域や専門領域などにおいて内容や表現が異なる場合があるが，本項においては，「情動の発達」と「社会的認知の発達」という2つの側面を中心に，その発達に関して紹介する．

A 情動の発達

1 情動とは

情動（emotion）は何かという点について，その定義に一貫したものはないが，生体が外部からなんらかの刺激を受け取ることで（例：ヘビを見る），生理的変化に基づき行動が引き起こされる（例：心臓がドキドキし，そこから逃げ出す）といった一連のプロセスとして考えられることが多い[1]．つまり，情動は，観察可能な行動反応を誘発する一過性の心的状態だといえる．一方，程度はさほど強くないが持続性のある漠然とした心的状態を**気分**，主観的に感じる心的状態や意識的体験を**感情**として表現する場合もある[2,3]．

出生直後から，ヒトは情動ととらえられる表出（例：表情や発声）を周囲に示すが，言語をはじめとした認知発達や身体的成熟，そして社会的かかわりの経験をとおして，より多様で複雑な情動へと発達させていく．そして，情動は円滑な社会適応やコミュニケーションにおいて重要な役割を担うだけでなく，自分を守るための行動の準備に役立ち，迅速で効率的な学習を可能にすると考えられている[2]．

本項では，情動・気分・感情を厳密に区別することなく取り扱う．

2 情動発達の理論モデル

情動発達に関連する理論モデルは，ダーウィン（Darwin, C. R. ; 1809-1882）が情動の進化論的側面に着目したことを起源とし，その後さまざまな研究に基づく検証と議論がなされてきている．情動発達の理論モデルはいくつかあるが，そのなかでも代表的なものとして「基本情動（個別情動）理論」と「分化（生物学的構成主義）理論」があげられるだろう．

a 基本情動（個別情動）理論とは

基本情動（basic emotions）には，興味（interest），喜び（joy/happiness），悲しみ（sadness），怒り（anger），嫌悪（disgust），恐れ（fear）が含まれ〔※エクマンは，興味ではなく，驚きを基本感情に含めている〕．神経生理学的要素（脳活動，自律神経系，ホルモンなど）と，主観的情動要素（「嬉しい」など主観的に感じるもの），身体的表出要素（表情，声のトーン，姿勢など）からなる生得的なセットとして組み込まれていると考えられている[4-6]．

また，基本情動は，進化的に古い神経生物学的

基質をもっているとされており，さまざまな刺激に対して神経生理学的，精神的処理を可能とし，生存や適応の可能性を高めるため，迅速に自動的・無意識的に発動する．そして，基本情動，高次な認知機能（言語によるラベリングや記憶など），評価（主観的な意味づけ）とのダイナミックな相互関係のプロセスは，「情動スキーマ（emotion schemas）」として生涯をとおして発達していく．

基本情動そのものは，生涯をとおして変わらないと考えられているが，乳幼児期を過ぎると，認知活動や身体的活動，あるいは新たな情動やその制御能力をもたらす情報処理機能によって，より調整・抑制されるようになる[5]．たとえば，興味や喜びといった肯定的な基本情動は，発達初期に，探索や学習，そしてアタッチメントの行動を促進し，生涯にわたって新たな知識や技能を学習することにも関与する．一方，怒りや嫌悪といった否定的な基本情動は，危険を感じ素早く自動的に反応しなければならない状況において重要な役割を果たすが，認知的発達に伴い制御されるようになり，社会的状況下で生じることは徐々に少なくなる．

このような発達過程においては，情動と認知のダイナミックな相互作用である情動スキーマの発達が重要な役割を果たす．そして，情動スキーマ自体は，発達に伴い変化し，増加すると考えられている．たとえば，発達初期の段階では，興味や喜びと人の顔への認識が結びつき，学齢期や青年期には自己認識やモラル感情を含んだ新たな感情スキーマを構築すると考えられている[5]．

b 分化（生物学的構成主義）理論とは

分化理論は，ブリッジズが提唱した構成主義的理論に端を発している[2]．この理論では，乳児の生後まもない時期に，曖昧で未分化な情動反応が発達とともに分化していき，生後2年間でさまざまな情動が生じるようになると考えられている（▶図 3-90）[7]．さまざまな情動のなかで，まず苦痛と快に分化するが，環境への興味や注意はすでに備わっており，生物学的な身体の成熟や他者を含む環境との相互作用が情動の分化を促進すると考えられている[2,7]．

ルイスの理論は，ブリッジズの構成主義的理論

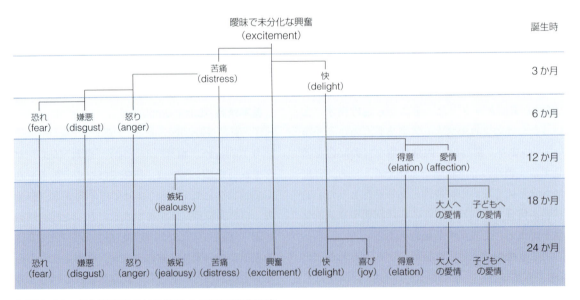

▶図 3-90　分化理論における生後 2 年間の情動発達
〔Bridges KMB：Emotional development in early infancy. Child Dev 3：324-341, 1932 より一部改変して転載〕

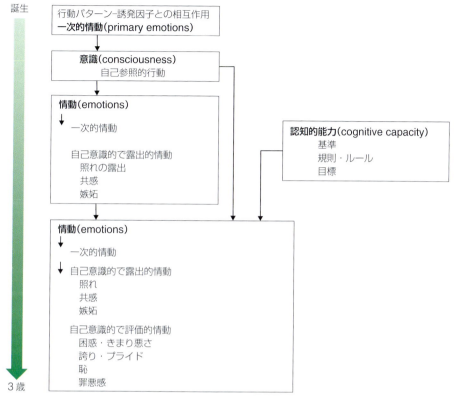

▶図3-91　情動的な生涯発達の追加モデル
〔Lewis M：The emergence of human emotions. Barrett LF, et al（eds）：Handbook of Emotions, 4th edition. p280, Figure 15.2, Guilford Press, New York, 2016 より一部改変して転載〕

の考えと生物学的（進化）視点を取り入れており[4,8]，生後3年間の情動発達に関する理論として近年では広く用いられている（▶図3-91）[8]．この理論で，基本情動に相当するのは**一次的情動（primary emotions）**であるが，一次的情動を生得的なセットとしてはとらえておらず，認知能力との相互関係を考慮し，新たな認知能力の発達に伴い情動が分化すると考えている．ルイスは，「出来事-認知的評価-表出」という観点から情動の出現をとらえようとしている．

ルイスの理論では，出生直後の一次的情動の原初的行動パターンに**接近（approach）**と**撤退（withdrawal）**があり，この2つの行動パターンから一次的情動としての6つの行動パターン（喜び，怒り，興味，恐れ，嫌悪，悲しみ）に分化するという考えが提唱されている（▶図3-92）[8]．

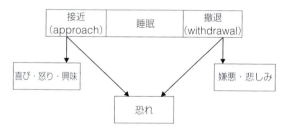

▶図3-92　分化した早期行動パターン（一次的情動）の発達
〔Lewis M：The emergence of human emotions. Barrett LF, et al（eds）：Handbook of Emotions, 4th edition. p281, Figure 15.3, Guilford Press, New York, 2016 より一部改変して転載〕

2つの原初的行動パターンは，誕生後急速に発達し，生後2〜3か月で文脈に特化したパターンに成熟すると考えられており，自律神経系や大脳半球の成熟との関連も示唆されている．そして，文脈に沿った顔の表情や一部の身体活動が，6つの

一次的情動の行動パターンとして生後8〜9か月には出現するといわれている．

以下では，ルイスの理論における一次的情動について，もう少しだけ詳しくみてみることにする．

(1) 接近から分化する一次的情動の行動パターン

接近から分化する喜びの行動パターンは，顔や声といった社会的刺激を含む文脈や，事物など対象の制御や習得とも関連している．たとえば，微笑みは，誕生後早期から出現し，社会的刺激に対する喜びの反応として生後4か月までに急激に増加する．そして，顔の識別などの認知発達に伴い，関係の親密さや社会的状況を徐々に加味するようになっていく．微笑みに比べると笑いはあとから出現し，くすぐりに対する笑いを含む反応は視覚刺激が効果的に処理されるようになる生後6〜7か月ころに明確になるともいわれている[9]．

このような社会的刺激に対する喜びの行動パターンに比べると，人以外の物理的な対象物とのかかわりから得られる喜びに関する発達研究は数少ない．しかし，ルイスは，子どもが物理的対象にかかわり，探索し学習をしていくうえで，習得や熟達から得られる喜びの重要性も述べている[8]．興味の行動パターンは，社会的もしくは物理的な出来事の両面において，新奇の出来事や馴染みのある出来事に注意を向けてかかわることに関係している．

(2) 撤退から分化する一次的情動の行動パターン

撤退から分化する嫌悪は，有害な味や匂いを取り除くといった，適応的に外界とのかかわりから離れる行動パターンである．味などに対する嫌悪の行動パターンは，認知の関与をほとんど必要としないが，認知発達に伴い，特定の考えやイメージ，そして社会的関係性を拒否する行動パターンとして嫌悪が用いられるようになる．適応的に外界から離れるという点で，乳幼児における睡眠は，外界とのかかわりから離脱し，接近の行動パターンから得られた情報を復元し，正常な脳機能を発達させていくために不可欠であると考えられている．

悲しみも嫌悪と同様に撤退から分化するが，悲しみは主に喪失と関連している．泣くことは，しばしば悲しみと関連づけて議論されるが，生後しばらくの間にみられる泣きは，不快を訴え，養育者にケアを要求する表現でもあり，悲しみの行動パターンを特徴づけるとはいえない．悲しみに関しては，**静止顔パラダイム（still-face paradigm）**（➡NOTE 34）などを用いた実験をとおして研究が行われてきており，母親との相互交流の喪失，そして期待される結果の喪失やコントロールの喪失によっても悲しみが生じることが報告されている．

(3) 接近と撤退を組み合わせた一次的情動の行動パターン

一次的情動のうち，恐れは，接近と撤退を組み

NOTE

34 社会的随伴性と静止顔パラダイム（still-face paradigm）

社会的随伴性とは，自分の行為や働きかけに対して，相手がなんらかの応答をしてくれることであり，生後2〜3か月にはこの社会的随伴性に気づいて，養育者の応答を期待するようになることが知られている．この社会的随伴性を調べるために用いられてきたのが，静止顔パラダイムである．

静止顔パラダイムは，トロニックらによって考案された課題であり[10]，乳児が主な養育者との関係性において，相互的な社会的随伴性の妨害に対してどのように反応するかを調べることを目的とした課題である．課題内容は，養育者は乳児と対面で陽気に楽しくかかわったあと（2分），突然そのかかわりをやめ，アイコンタクトは維持したまま，無表情で声を発さなくなる（2分）といったものになる．後半部分が「still-face」と呼ばれる条件になり，この間，乳児は視線をそらしてぐずる，自分を落ち着かせるように身体を触れる，もしくは養育者の反応を引き出すことで相互的かかわりを回復しようとする修復行為などを示すといわれている．近年，このような乳児の反応には，月齢や性差による違いがあることも示唆されてきている[11]．

随伴性に関しては，社会的随伴性以外に「自己随伴性」や「物随伴性」といった概念も，乳幼児期の発達を考えるうえで重要である（➡124頁 NOTE 30 参照）．そして，社会的随伴性のように，人に特有な情動的交流を伴った複雑で多様な随伴的関係を「相補性（contingency）」と呼ぶこともある[12]．

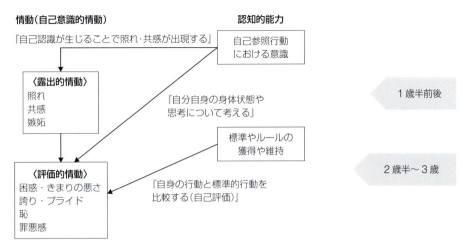

▶図3-93 自己意識的情動に関連する認知的能力
〔Lewis M：The emergence of human emotions. Barrett LF, et al（eds）：Handbook of Emotions, 4th edition. p289, Figure 15.4, Guilford Press, New York, 2016より一部改変して転載〕

合わせた行動パターンとして位置づけることができる．恐れは，撤退の行動パターンとしてとらえられやすいが，不慣れな刺激に対する恐れが撤退の行動パターンのみだとすると，子どもは新しいことを学ぶことができない．

つまり，安全のために警戒して撤退することと，学びを得るために興味本位で新奇なものに近づく接近の両者が必要である．たとえば，目の前に見知らぬ人が現れたとき，子どもは母親の後ろに隠れて離れるが，隠れながらもその人を観察し，徐々に接近を試みるようになる．このような子どもの行動パターンは，日常的によく目にするのではないだろうか．ただし，恐れの行動パターンは，子どもが置かれている文脈や子どもの気質による影響も受けやすいといわれている．

ルイスは，1歳半〜2歳における認知能力と情動の発達の関連についても理論モデルを提唱しており，自己が関与する認知や考えが発達するこの時期に自己意識的情動〔対人的状況で出現することが多いことから「**社会的情動（social emotions）**」と呼ばれたり，道徳的行動に関連したりすることから「**道徳的情動（moral emotions）**」と呼ばれることもある〕が出現するとしている（▶図3-93）[8]．照れや共感，嫉妬や羨望も，自己認識（→NOTE 35）が高まり，自己に注意が向くこの時期に出現するといわれている．そして，2歳半〜3歳には，家族や社会の規則，文化的基準や目標を内在化するようになり，成功・失敗の原因帰属や自己評価ができるようになっていき，恥，罪悪感，後悔，誇りなどがみられるようになる[4,8]．

3 情動と共感

a 共感（情動的共感）とは

共感も情動と関連づけて考えられることが多い．**共感（empathy）**は，「他者の感情を理解し，思いやる性質」とされ[13]，情動の発達が重要とされる．共感は「**情動的共感**」と「**認知的共感**」に分けられることもあり[14,15]，前者は本項で取り扱う「情動の発達」と，後者は「社会的認知の発達」と関連づけて考えることができる．共感の多くは，人以外の動物でも観察されることが知られているが[14]，人特有の複雑性があり，人は発達過程をとおしてより複雑な共感を示すことが可能となる（→NOTE 36）．

共感と関連する観察可能な現象の1つとして

NOTE

35 自己認識と自己鏡像認知

鏡に映った自分を自分と認知できることを自己鏡像認知と呼び，自己鏡像認知を調べる代表的な課題に，「ルージュテスト」（マークテストと呼ばれることもある）がある．ルージュテストは，チンパンジーの自己認識を調べる研究が始まりだといわれており，子どもが自分の額や鼻の頭に付けられたルージュ（塗料）を，鏡像を見て拭おうとするかをみる課題である（▶動画3-106）．

これまでの研究では，2歳ころまでに鏡像が自分であることがわかるようになり，多くの子どもが2歳前後でこの課題を通過するといわれている[16]．ルイスの分化理論においても，この時期は自己意識的情動を示すようになる時期であり，自己鏡像認知は自己認識の発達と関連づけて解釈されることが多い．2歳前後に自己認識が確認されるとすると，2歳前の乳児は，自己を認識していないのだろうか？

2歳前後で自己認識（概念的もしくは表象的自己）が成熟する前段階では，乳児は原初的な自己（生物学的自己）を知覚経験していると考えられている[17]．乳児は2～3か月ころから自分の身体運動を認識することができ，自分の足の動きの映像（自己視点：乳児自身からの通常の見え方）とそれを上下や左右反転した映像（通常とは異なる見え方）を提示された際には，後者の映像をより注視することが知られている[18, 19]．つまり，普段見ている自己身体運動を認識しているため，普段見ていない上下や左右反転した映像を新奇な刺激として長く注目したのである．

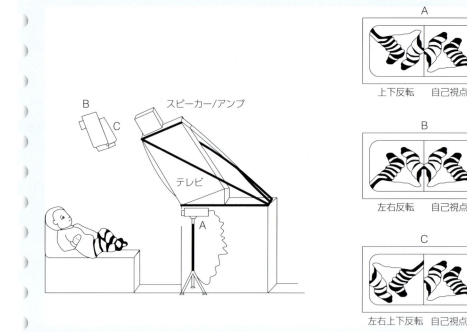

自己身体運動の認識

〔Rochat P：Self-perception and action in infancy. Exp Brain Res 123：102-109, 1998 より一部改変して転載〕

「共同注意（joint attention）」があげられ，その発達的変化から共感の発達を推察することができるとされている．共同注意に関して，統一した明確な定義は存在しないが，乳幼児にみられる共同注意の基本的形態は，他者と一緒に対象物に注意を向けることであり，三項関係（➡152頁参照）が成立していることが重要になる[12]．ここでは，「情動の発達（情動的共感）」と関連する内容に焦点を当てて説明し，三項関係が成立して以降にみられる「社会的認知の発達（認知的共感）」に関連する内容は本項の「社会的認知の発達」（➡152頁参照）で後述する．

b 共同注意の発達（共同注意の基盤をつくる段階について）

進化論的視点から共同注意の発達をとらえたバ

ロン・コーエン（Baron-Cohen：1958-）が示した発達段階を ▶図3-94 に示す[20]．この図にある「情動検出器」と「共感システム」は，情動の働きが共同注意の発達に重要であることから追加されたものである．そして，「共有注意メカニズム」は共同注意の基盤としてとらえられており，他者の情動状態に気づくための情動検出器も関与している．子どもは，「共有注意メカニズム」によって，自己と他者（あなた）が同じものを見ている，聞いている，触っているといった知覚の融合に気づくことができるようになる[12]．

共同注意の研究は視覚が中心であるが，それ以外の感覚でもみられるといわれている．

次に，大藪の分類を参考に，共同注意の基本的形態である三項関係（乳児と他者と対象という関係性）が成立するまでの発達段階を概説する[12]．

(1) 前共同注意（誕生後〜生後2か月ころ）

前共同注意は，母親と新生児の密接な関係のなかで観察される共感的結びつきであり，共同注意の基盤となる芽ばえとしてとらえられている．こ

> **NOTE**

36 情動的共感に関連するミラーニューロンシステムと模倣の発達

情動的共感については，成人を中心とした研究から，脳内におけるミラーニューロンシステムの関与が示唆されている．ミラーニューロンシステムは，like-meシステムと呼ばれることもあり，自己と他者を同一視することで他者の意図や感情を読みとるシステムであると考えられている[3]．ミラーニューロン自体は，運動ニューロンであるが，自身が運動しているときだけでなく，他者の動作や運動を観察しているときにも活動することから，模倣の発達と関連づけて議論されている．特に人では，複数の脳領域のニューロンが複合的に関与していることから，ミラーニューロンシステムと呼ばれている．

模倣の発達としては，新生児模倣が最も早期に観察されることが知られている．新生児模倣は，新生児が他者の顔の動き（口の開閉，舌出しなど）を模倣する現象である[25]．しかし，新生児模倣は生後2か月ころからみられなくなり，その後（生後8〜12か月ころ），再度みられるようになる模倣とは質的に異なっているという指摘もある．生後6か月以降では，乳児は他者の行為を明示的に模倣するようになる．

国内の幼児期〜学齢期の児を対象とした上肢の肢位模倣（ポーズを模倣する）に関する研究では，3〜6歳にかけて課題成績が向上し，6〜8歳にかけて変化は緩やかになることが報告されている[26]．模倣する肢位の難易度としては，「正中線を交差しない模倣」「正中線を交差する模倣」「手指の模倣」の順に獲得されるといわれている．

このような模倣に関連する脳機能の発達に関しては，5か月児を対象とした研究があり，人の動画と人以外の物体の動画を提示した際に，上側頭溝（ミラーニューロンシステムに含まれており，人の動きの知覚に関連する脳領域）を含む脳領域が，人の動画で有意に活動をすることが報告されている．つまり，人の動きに対する選択性は，生後半年以内には出現するようである[27, 28]．また，生後4〜6か月児を対象に

した研究では，把持運動の発達（微細運動の点数と把持運動の質で評価）と，人の手の動きを観察しているときの後部上側頭溝−側頭頭頂接合部の活動性に関連があったことが報告されている[29]．このような研究から，運動発達に伴って自己の感覚運動経験が増えることは，ミラーニューロンシステムが関与する他者の意図理解や情動的共感の発達にも，なんらかの影響を及ぼしている可能性があると考えられる．

また，人は自動的に模倣をするだけでなく，社会的文脈に応じて模倣を抑制することも併せて必要になる．抑制機能を獲得することは，自他の心的状態を区別し，推論，解釈することを可能としていくといわれている[30]．

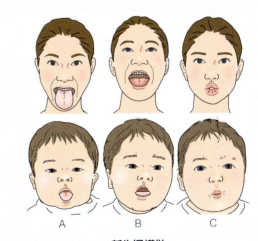

新生児模倣
生後2〜3週間の新生児模倣を記録したサンプル．
〔Meltzoff AN, et al：Imitation of facial and manual gestures by human neonates. Science 198：74-78, 1977 をもとに作成〕

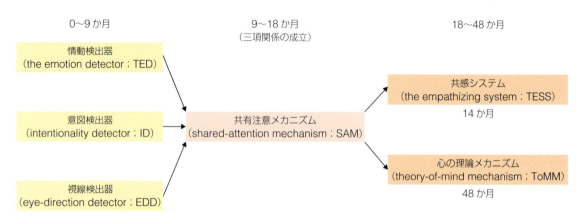

▶ 図 3-94　共同注意の発達
情動検出器：他者の情動状態に気づきそれを表象する．**意図検出器**：自己推進的に運動する物体に原初的意図（目的・欲求）を読み取る．**視線検出器**：目やそれに似た刺激を検出し，見ている方向と対象を読み取る．**共有注意メカニズム**：自己と他者が同じものを知覚していることに気づく．**共感システム**：知覚された他者の情動に対して適切に応答する．**心の理論メカニズム**：他者の独自の認識世界を理解する．
〔Baron-Cohen S：The empathizing system；a revision of the 1994 model of the mindreading system. Ellis BJ, et al（eds）：Origins of the Social Mind；Evolutionary psychology and child development. Guilford Press, New York, 2005 をもとに作成〕

の時期の母親との関係構築には，新生児の行動状態（目の開閉，呼吸の規則性，身体運動や発声の有無など）が有効に働くと考えられている．

行動状態は，「ステート1：静睡眠（ノンレム睡眠）」「ステート2：動睡眠（レム睡眠）」「ステート3：静覚醒」「ステート4：動覚醒」「ステート5：泣き」などに分類される（▶表 3-9）[12, 21, 22]．睡眠-覚醒間における移行状態（ステート2と3の間）である「まどろみ」では，身体的活動性はステート3より低く，ステート2よりは高い．「まどろみ」の状態は，うっすらと開眼することもあるが焦点は定まっていないようにみえる．

まどろみやステート2の動睡眠では，自発的微笑（微笑を引き起こす外界刺激がなく出現する微笑）（▶動画 3-107）が観察され，特に覚醒から睡眠に移行するまどろみ（閉眼した直後）で生じやすいことが知られている[21]．自発的微笑は，生後数か月で減少する．

ステート3の静覚醒は，身体運動は比較的不活発であるが，外界の刺激を敏感に感じとって注意を向けることができる状態であり，生後2〜3週ころには，さらに2種類〔「覚醒敏活活動期（alert activity）」と「覚醒敏活不活動期（alert inactivity）」〕に分化する．そして，生後7週ころになると，外界への注意を保持した状態で，身体運動を活発に行う状態（覚醒敏活活動期）がより多くみられ，ステート4の動覚醒（身体運動は活発だが，外界の刺激には鈍い状態）は徐々に観察されなくなる．覚醒は情動と密に関連しており，特にステート3の静覚醒の状態では，人に注意を向けて情動を豊かに表現することで，母子間のかかわりも促進される．

また，音刺激によって出現する誘発的微笑が生後2か月ころまでみられ，母親が語りかけるハイピッチ（甲高い声）で，声の高さや抑揚の変化が大きい音声で出現しやすいことが知られている．このような新生児が人の刺激に注意を向けやすい状態（人指向性）は，新生児期にみられる知覚の特徴でもある[12]．

▶動画 3-107

4 心理社会的機能の発達 ● 149

▶表3-9 行動状態の特徴

行動状態	主な特徴	分類指標（Prechtl & O'Brien, 1982）			
		開眼	規則呼吸	粗大運動	発声
ステート1：静睡眠（ノンレム睡眠）	・自発的な眼球運動が瞼をとおして観察されることは稀である ・四肢の他動運動への抵抗は少ない ・呼吸数は平均36回/分（30～40回）	なし	あり	なし	あるときもないときもある
ステート2：動睡眠（レム睡眠）	・間欠性の眼球運動が瞼をとおして観察される ・呼吸が速く（平均48回/分），不規則である（無呼吸発作の影響を受けることがある） ・四肢の他動運動への抵抗はステート1より強い ・不規則で活発な体幹や四肢の運動が時折観察される	なし	なし	あるときもないときもある	なし
ステート3：静覚醒	・リラックスしているが，時折体幹や四肢の小さな運動が観察される ・大抵は安定した姿勢を保つ ・周囲の環境を探索する眼球運動が観察される	あり	あり	なし	なし
ステート4：動覚醒	・さまざまな頭部，体幹，四肢の活発で広範な運動が頻繁に観察される ・呼吸はひどく不規則である ・相対的に身体運動が少ない間に限って，間欠的に周囲の環境を探索する眼球運動が観察される	あり	なし	あり	なし
ステート5：泣き	・強い泣き声が発散的な運動や部分的な伸展を伴う体幹の硬直とともに観察される ・四肢の他動運動への抵抗は強い ・涙を流す場合がある	あるときもないときもある	なし	あり	あり

〔Wolff PH：The development of behavioral states and the expression of emotions in early infancy；new proposals for investigation. University of Chicago press, Chicago, 1987/Prechtl HFR & O'Brien M：Behavioral states of the full-term newborn：The emergence of a concept. Stratton P（ed.）：Psychobiology of the human newborn. pp53-73, Wiley, 1982 をもとに作成〕

（2）対面的共同注意（生後2～6か月ころ）

　生後2か月ころに二項関係（乳児-他者，乳児-物）が成立し，母子の情動交流も大きく変化する．まだ三項関係はみられないが，共同注意の原初的形態が対面的やりとりのなかで出現する時期であり，対面的共同注意と称されている[12]．

　この時期には，社会的微笑が出現する[21]．社会的微笑は，人とのやりとりのなかでみられ，その人との関係性に応じて使い分けられる側面がある．また，乳児の泣きも，この時期に変化する．乳児の泣きの量は生後6週ころがピークであり，その後低下していくことが知られている[23]（近年の研究では，国や文化による違いがあるものの，生後4週ころにピークを示し，生後8週ころには泣きの量が減少することも報告されている[24]）．

　生後4～8週ころまでにみられる泣きは，外界と内界からの刺激により脳に疲労が蓄積し，柔軟性や抑制が低下した状態をリセットし，安定化する役割があると考えられている．

　しかし，脳が成熟するとこのような泣きの量は徐々に減少し，人へのシグナルとして意図的な泣きが出現するようになる．乳児の泣きは母親との間に情動共鳴を生じさせ，養育行動を引き出す．このような泣きと養育行動の関係性を乳児が理解し始めると，泣きを意図的に使用するようになるのである．

　覚醒状態はより安定し，外界にも注意が向きやすくなるとともに，母親の働きかけに対する発声も引き出されやすくなり，対面でのコミュニケーションが促進される．

（3）支持的共同注意（生後6〜9か月ころ）

　この時期，乳児は身体機能（姿勢，移動能力，操作性など）が大きく発達する．それに伴い対象物の操作性向上や活動範囲の広がりがみられ，乳児の注意は外界の物に向くようになる．養育者が，対象物（玩具など）を対面領域内における情動交流場面に持ちこむ対面的共同注意とは異なり，対面領域から離れた場の対象物への共同注意が出現し始める時期である．そして，養育者の働きかけによって，乳児と養育者が対面領域外にある対象物を共有するようになる現象は，**支持的共同注意**として論じられてきている[12, 31]．

　アダムソンは，乳児と養育者のかかわりの観点から，**支持的な共同注意的かかわり（supported joint engagement）**として同様の現象を説明している[31]．アダムソンによると，「支持的な共同注意的かかわり」は，子どもと養育者が同じ対象物にかかわっているが，子どもは養育者に視線を向けることはなく，明示的に注意を向けていない状態が該当する（たとえば，養育者が玩具を動かしてかかわりを促すと，子どもの視線はその玩具には向くが，養育者には向けられていない状態が該当する）．

　生後6〜7か月の時期は「支持的な共同注意的かかわり」が最も多いが，他者の関与に気づき視線を他者にも向ける**協応的な共同注意的かかわり（coordinated joint engagement）**も，徐々に観察されるようになる．そして，生後9か月ころになると，他者の意図を明確に理解し，意図を共有する**意図共有的共同注意（→153頁参照）**が出現し，共有注意メカニズムによって三項関係が成立する発達段階を迎えることになる．これ以降も共同注意の発達は連続していくが，認知発達との関連性がより強くなり，**社会的認知（→152頁参照）**の発達が重要な役割を担うようになる．

4 情動とアタッチメント

a アタッチメントとは

　アタッチメント（愛着）は統合的概念であり，生後1年間におきる認知や情動の発達的変化が影響し合う．たとえば，養育者を識別し，その養育者への期待を形成し，援助を引き出すための情動的な反応を示すといったことがアタッチメントには含まれる[32]．乳児は養育者との相互交渉をとおして，養育者とのアタッチメントを形成すると考えられているが，近年では，乳児期から成人期までアタッチメントは連続しており，養育者以外を対象としたアタッチメントも，心身の健康や社会適応に影響を及ぼすといったことが報告されている．

　アタッチメントの代表的な理論としては，ボウルビィとエインズワースのアタッチメント理論があげられる（→32頁参照）．彼らは，養育者に向けた社会的微笑，発声，泣きなどの行動をアタッチメント行動と呼び，養育者による保護が必要不可欠な乳児が，養育者との物理的な距離を縮めることで生存の可能性を高めようとする行動であると考えた[33]．

　エインズワースはストレンジ・シチュエーション（→NOTE 37）を開発し，アタッチメントのタイプを分類することを試みている[34, 35]．これまでこの方法を用いて実施された研究では，生後1歳ころには4つのタイプに分類されることがわかっている（▶表3-10）（→32頁参照）．さらに，タイプ分類にみられるようなアタッチメントの個人差には，養育者との相互作用のあり方が関与することが仮定されており，養育者の敏感性（子どもの心身の状態を的確に読みとり応じる程度）など，養育者のかかわりの特徴も子どもと同様に4つのタイプに分類することができるといわれている．

NOTE

37 ストレンジ・シチュエーション

　エインズワースが，実験室環境下で，子どもと養育者のアタッチメントのパターンを分析するために開発した手法である．馴染みのない実験室内で，遊んでいる子どもを置いて養育者はいったん退室し，子どもは見知らぬ大人（実験助手）と一定時間を過ごす．養育者が再び部屋に戻ったあとに，今度は子どもが一人になる状況を設定する．そして，退室していた実験助手が戻り，最後に養育者が部屋に戻り，子どもと再会する[35, 36]．「馴染みのない環境」「見知らぬ大人」「養育者からの分離」は子どもにとってストレスフルな状況をもたらし，アタッチメント行動が促されることから，養育者との再会時に観察される子どもの反応により，アタッチメントのパターン分析を行う．

▶表 3-10　小児期におけるアタッチメントのタイプ

タイプ	特徴
回避型（A）	・養育者にほとんど興味を示さず，むしろ避けようとする傾向がある ・養育者がいなくても平気で自立して遊ぶ
安定型（B）	・養育者に対して安定したアタッチメントを示し，養育者以外の大人からの慰めを受け入れることができる ・養育者からの分離を嫌がるが，そのうち落ち着き，再会に喜びを示す
アンビヴァレント・葛藤型（C）	・再会場面で養育者に接触を求めるが，怒りながら叩いたりする（両価的側面） ・養育者を安心の基地として環境を探索できず，執拗にくっついている
無秩序・無方向型（D）	・行動の方向性が定まらない（顔をそむけながら近づく，しがみついて突然倒れ込むなど） ・何をしたいのかがわかりにくく，奇妙で不可解な行動が多い

b アタッチメントの発達

　ボウルビィは，乳幼児期のアタッチメントの発達を 4 段階で説明したが（➡33頁表 2-4 参照），近年では学齢期以降もアタッチメントの発達は連続していると考えられている[34]．

　学齢期以降も，引き続き養育者は主たるアタッチメントの対象であるが，この期に特徴的な変化もある．学齢期には，利用可能性（養育者が助けてくれる，利用可能な存在であるという見通しをもてること）が，物理的近接性（養育者が実際に近接して安心感を提供すること）に比べて重視されるようになる．つまり，養育者は子どもにとっての安心・安全の基地となり，アタッチメントは青年期に向けて子どもの自立性をサポートする共同制御（coregulation）の形態をとるようになっていく．

　さらに乳幼児期のアタッチメントが，パーソナリティを含むその後の心理社会的機能の発達にどのように影響を及ぼすのかを科学的に明らかにする試みがなされている[32]．現時点では，乳幼児期に形成されるアタッチメントの心理的な表象（例：「この人にくっつくと，自分のネガティブな情動を慰めてくれる」）は，青年期以降の養育者以外との対人関係の基盤になると考えられている[33]．

　このような成人期におけるアタッチメントの心理的な表象を測定するために，**アダルト・アタッチメント・インタビュー（adult attachment interview；AAI）** が開発されている．AAI では，アタッチメントの個人差は ▶**表 3-11** に示すような 4 つのタイプに分類される[37]．

　そして，安定型を除く不安定な小児期のアタッチメント・スタイルは，高い確率ではないものの，子ども自身が親になったときの子どもとのかかわりや養育行動にも影響することが報告されている（アタッチメントの世代間伝達）[38]．ただし，アタッチメントだけでは説明できないことも数多く存在しているため，環境要因も含めてほかの要因が成人期のアタッチメントや養育行動に関係することも念頭に置いておく必要があるだろう．

152 ● 第3章：人間発達とリハビリテーション

▶表3-11 成人期におけるアタッチメントのタイプ

タイプ	特徴
アタッチメント軽視型	• 親を過度に理想化する一方で，その具体的な根拠をほとんど示さない • 非協力的で過去の記憶を想起しようとしない
安定自律型	• 養育者との肯定的エピソードも否定的エピソードもバランスよく語る • 語りが首尾一貫しており，安定している
とらわれ型	• 語りが首尾一貫しておらず，曖昧な言葉を多用し，話が冗長となる • 辛かった出来事を多く想起し，情動を制御しきれず，時に強い怒りや恐れを表出する
未解決型	• 虐待や喪失に関する語りに強い反応を示す • 現在でも養育者を恐れている

〔数井みゆき，他：日本人母子における愛着の世代間伝達．教育心理学研究 48：323-332, 2000 をもとに作成〕

B 社会的認知の発達

1 社会的認知とは

社会的認知は「他者の行動や心的状態を予測し，観察し，解釈する能力」と説明されることもあるが[39]，認知的共感，向社会性，情動理解などの高次な心理社会的機能を含む概念として，本項では社会的認知を用いることとする．関連する脳領域としては，ミラーニューロンネットワークやメンタライジングネットワークの関与が注目されており，発達に伴いその活動が変化することも報告されている．

2 認知的共感

a 認知的共感とは

認知的共感とは，心の理論（➡156頁参照）やメンタライジングと類似の概念とされ，他者の心的状態を推定し同定することである[14]．認知的共感

は情動的共感（➡145頁参照）と重なり合いながら，発達的に連続している側面もあると考えることができる．特に認知的共感は，言語や推論する機能など高次な認知機能の発達とも関連する．

ここでは，三項関係の発達について説明したうえで，主に三項関係が形成されて以降の共同注意に焦点を当てて，認知的共感の発達について説明する．

b 三項関係の発達

共感と関連する現象の1つとして共同注意があげられ，その基盤をつくる時期については情動的共感（➡145頁参照）で述べた．そして，共同注意には三項関係の成立が不可欠である．通常，乳児（私：第1項）と養育者（他者：第2項）という二項関係を経て，乳児と養育者と対象（もの・こと：第3項）という三項関係が生後1年ころまでには形成される．三項関係が成立すると，手渡し（giving），受けとり（taking），提示（showing），指さし（pointing）などが観察されるようになる．

熊谷は，この関係性には空間的構造，時間的構造，人称関係の構造が異なる発達段階があると考えた．そして，生後1年以降においても三項関係は「いま・ここ」の範囲を超えて活動領域が広がり，発達的に変化すると述べている．以下に，熊谷が示した三項関係の4段階のモデル（▶図3-95）を紹介する[12, 40]．

(1) 段階Ⅰ（三項関係の基本型をなす段階：生後8か月ころ～）

空間的構造として，私と他者（あなた）とものがすべて可視領域のなかにあり，私と他者（あなた）が一緒にものを見ることが可能である．時間的構造として，過去や未来のイメージを見ることはなく，他者は，目の前（いま・ここ）で直接交流できる人（あなた）以外は登場しない人称関係構造となっている．

(2) 段階Ⅱ（第1中間段階：1歳半ころ～）

2歳前後の時期は，言語活動が飛躍的に発達す

4 心理社会的機能の発達 ● 153

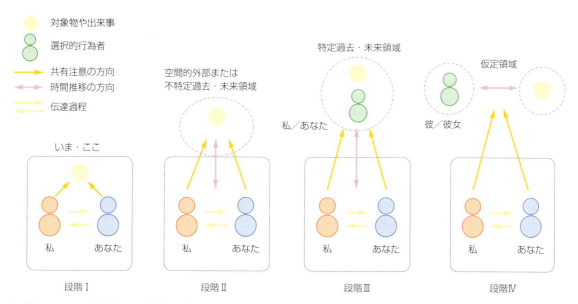

▶図3-95 三項関係の4段階モデル図
〔熊谷高幸:「心の理論」成立までの三項関係の発達に関する理論的考察；自閉症の諸症状と関連して．発達心理学研究 15：77-88, 2004より一部改変して転載〕

る時期でもあり，目の前（いま・ここ）にないもの・ことを表象する言語活動が盛んになる．たとえば，「イッタ」や「キタ」といった可視領域へのものの出入りを示す発話が現れるようになる．つまり，空間的構造が，目の前（いま・ここ）から外部に広がる．しかし，時間や空間の分化は乏しく，反復的なものが多い．意識される行為主体も私と共同行為をともにする他者（あなた）に限られる．

(3) 段階Ⅲ（第2中間段階：3歳ころ〜）

3歳ころから，私と他者（あなた）の活動内容は区別され，私と他者（あなた）の経験が異なることを意識するようになる．共同行為以外の異なる経験（時間・空間的に隔たったところでの活動経験）を伝え合うため，出来事や文脈を客観的に表す言語表現が用いられるようになる（What/Where/Who 中心の表現に How/Why/When が加わる）．空間的構造，時間的構造は段階Ⅱより拡大して分化している．

(4) 段階Ⅳ（心の理論の形成段階：4歳半ころ〜）

4歳半ころに，目の前（いま・ここ）にいない私と他者（あなた）以外の第三者（彼や彼女）との関係を理解するようになり，行為主体に第三者を含んだ人称関係構造がつくられる．つまり，過去や未来の出来事の認知が可能となり，第三者の視点からみた出来事や物語を構成できるようになる．

C 共同注意の発達（三項関係成立後の発達）

ここでは，三項関係成立後の時期について，共同注意の発達を大藪の分類を参考にして概説する[12]．この時期は，「指さし」と「視線」の発達が特徴的であり，言語などのシンボルを用いた表象活動の基盤が発達する時期でもある．

(1) 意図共有的共同注意（視線）の発達

意図共有的共同注意とは，他者に視線を向け，その注意や行動に自らの注意を能動的に配分しながら，他者と対象物を共有する乳児の行動である[12]．その行動背景として，他者は意図をもつ主体であることを理解し，その意図を理解することが必要とされる．

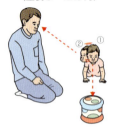 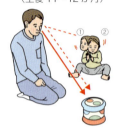 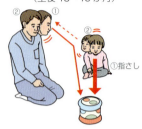

注意の確認　　　　　　　　注意の追跡　　　　　　　　注意の誘導
(生後9～12か月)　　　　　(生後11～12か月)　　　　　(生後13～15か月)

近くの対象への注意を共有する　遠くの対象に向けられた大人の　対象物に大人の注意を誘導する
ため大人の顔を見る(他者が注　視線や指さしを目で追う　　　(指さしなど)
目していることを確認する)　　【追跡的共同注意】に該当　　　【誘導的共同注意】に該当
【視線交替】に該当

▶図 3-96　トマセロによる共同注意の発達
〔Tomasello M：The Cultural Origins of Human Cognition. pp56-91, Harvard University Press, Cambridge, 1999/大藪　泰：共同注意の発達　情動・認知・関係. pp13-132, 新曜社, 2020 をもとに作成〕

　生後9か月ころからみられる意図共有的共同注意が，一般的に共同注意として称されるものであり，乳児は動作が行われる文脈を踏まえて他者の行動の意図を理解し共有するようになる[41]．**トマセロ**（Tomasello, M.；1950-）は，このような他者認識能力の獲得を「9か月革命」と呼んでいる．そして，意図共有的共同注意も発達段階を経て，より能動的で成熟したものとなっていく（▶図 3-96）[42,43]．

　最も早期の段階としては，注意を共有するために，かかわっている養育者と対象物を交互に見比べる行動（**視線交替**）であり，他者の意図理解の行動指標として用いられることが多い．次に，遠くにある対象物に向けられた養育者の視線や指さしを，乳児が目で追う行動反応（**追跡的共同注意**）が観察されるようになるといわれている[12,42]．このような視線に着目した共同注意に関する研究では，12か月ころから乳児は他者の視点から外界をとらえるようになり，他者の視線の先にある対象物を推測し，他者の行動を解釈し始めることが示唆されている．

　さらに，大藪は，生後15か月以降にみられる高次なシンボル機能（特に言語的シンボル）の発達に伴い，他者の心のなかの表象に気づき，それに応答したり，共有したりすることを「シンボル共有的共同注意」として紹介している[12]．

(2) 誘導的共同注意（指さし）の発達

　子どもが，自身が関心をもった対象に他者の視線を引き寄せ，その人と一緒に見ようとすることを**誘導的共同注意**という[31]．具体的には「指さし」行動があげられ，「手さし（人さし指以外の指も一緒に伸びている状態）」が，生後9か月ころから指さしに先行して観察されるようになる．その後，人さし指のみでのポインティングが可能となり，「**命令の指さし**（欲しい物を要求することや協力を求める）」や「**叙述（宣言的）の指さし**（相手の注意を対象物に向けようとし，他者と対象物への注意の共有を求める）」がみられるようになる．特に後者は，自分が注意を向けている対象物や事象を相手と共有することが目的となっている．

　さらに，12か月児を対象とした研究では，他者が落とした物を指さすといった「情報提供の指さし（他者の動作から意図を推測し，相手が必要とする情報を提供しようとする）」が観察され，他者の状況を踏まえて助ける，利他的な動機に基づく指さしが可能になるといわれている（向社会性➡157頁参照）．「叙述の指さし」に関しても，12

か月児では，目の前の対象物への注意の共有だけでなく情動共有も求めることや[43, 44]，他者が見ていない対象物に対しても注意を共有しようとすることが報告されている[45]．

このような事象から，トマセロは，乳幼児が受け手である他者との共通基盤（互いに知っていること，そして互いに知っているということを知っていることなどを含む）に基づいて，コミュニケーション行為を意図的に行っていると考えた[43]．

社会的参照（social referencing）

社会的参照とは，曖昧または新奇な事象に対し，それについての情報を求めて他者を参照し，情報に応じて自己の行動を調整することだといわれている[46]．社会的参照には三項関係の成立も関係し，乳児は他者（母親）に新奇な状況に関する情報共有を能動的に求めているととらえられる．

社会的参照を調べる代表的な方法には，ギブソンらによって開発された視覚的断崖がある[47]．

本来は，乳児の奥行知覚を検証するために開発

NOTE

38 他者の意図理解と合理的模倣

ミラーニューロンシステムと模倣の発達（→147頁 NOTE 36 参照）に関しては，すでに情動的共感との関係性で紹介したが，ここでは他者の意図理解や学習との関連について紹介する．

まず，模倣には主に3つの種類（ミミック，エミュレーション，真の模倣）があることが知られている．**ミミック**は，模倣をするモデルの目的・目標を理解することなく，同じ行動をすることであり，**エミュレーション**は，モデルの目的・目標を理解しているが，同じ行動はしないことである．そして**真の模倣**は，モデルの目的・目標を理解して，同じ行動をすることである．

ミミック以外の模倣においては，他者の行動が目標指向的であることを理解していることが前提となるが，生後6か月の時点で，乳児は他者の目標指向性を理解しているといわれている[48, 49]．つまり，他者の意図理解の基盤が，この時期に発達すると考えられるだろう．

模倣に関しては，他者の意図理解を反映した「合理的模倣（rational imitation）」が14か月児を対象とした研究で報告されている[50]．この実験では，実験者がライトを額で押しく操作する行動を乳児に見せ，乳児が合理性に基づき選択的に他者を模倣するかを観察している．この研究では，実験者の両手が自由に使える条件（hands-free）と使えない条件（hands-occupied）の2条件が設定されたが，hands-occupied条件よりもhands-free条件において，乳児は額で操作する行動を多く模倣することがわかっている．つまり，hands-occupied条件では，実験者は両手が使えないために額で押したということを理解し，乳児自身は両手が使えるため，手で操作することを選択する（エミュレーションに該当する）．一方，hands-free条件では，実験者が意図的に額で押す行動を選択したと判断し，他者の新奇な行動の意図を探るために，同じ行動を合理的に模倣したと考えることができる．

このような模倣は真の模倣に該当するが，人に特有な模倣学習の形態だともいわれており，自身のレパートリーにない新たな行動を学ぶ際に重要と考えられている．その後の研究では，生後12か月でも合理的模倣を行うことが報告されている[51]．ただし，実験の課題設定が乳児の知覚や注意に影響した可能性を指摘している研究もあるため[52]，乳児の合理的模倣に関連する反応を適切に解釈するためにはさらなる検証も必要である．

A hands-free 条件　　B hands-occupied 条件　　C

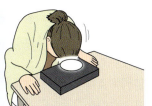
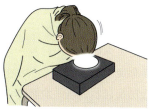
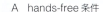

合理的模倣（rational imitation）
〔Gergely G, et al：Rational imitation in preverbal infants. Nature 415：755, 2002 をもとに作成〕

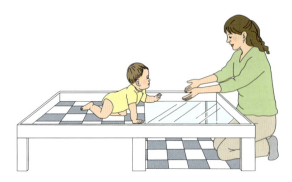

▶図 3-97　視覚的断崖（visual cliff）
〔Gibson EJ, et al：The "visual cliff". Sci Am 202：64-71, 1960 をもとに作成〕

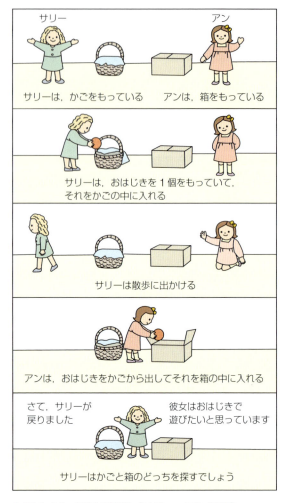

▶図 3-98　誤信念課題（サリー・アン課題）
〔Frith U：Mind blindness and the brain in autism. Neuron 32：969-979, 2001 より一部改変して転載〕

された実験環境であり，一方は浅く，一方は深く落ち込むようにつくられた断崖の上方に透明の硬質ガラスがはめ込まれたプラットフォームが使用される（▶図 3-97）[47]．この実験環境を利用し，深く落ち込んだ断崖の向かい側に，喜び・恐怖・怒り・悲しみのいずれかの表情を表出した母親が対面している条件を設定したところ，母親が喜びの表情のときには断崖を渡ったが，恐怖や怒りでは渡らないという結果が報告されている[53]．

視覚的断崖以外にも，見知らぬ他者の接近や新奇な対象物の提示に対して乳児が社会的参照を行うかが検証されているが，おおむね生後 12 か月前後で社会的参照がみられるようになるといわれている[46]．

e 心の理論の発達

心の理論（theory of mind）とは，直接目に見えない心的状態（目的，意図，信念，思考など）を推論することであり，特に他者の行動を理解するうえで必要な能力であるとされてきた[54]（→NOTE 38）．先に述べたように，近年では，**メンタライジング**という表現が使われることも多い．

心の理論の発達については，現在も研究が進められているが，4 歳前後が 1 つの発達的節目として考えられている[55]．心の理論を調べる課題の多くが，実行機能や言語機能の影響を受けやすく，それぞれの機能が発達する時期に心の理論の成績も向上すると推察されるが，脳機能の発達という観点からは相互に影響し合っている可能性も高い．森口は，実行機能（特に抑制）の発達によって自分の思考を抑制できることで，他者の心的状態に気づきやすくなり，心の理論の発達が加速されるとも述べている[39]．

心の理論に関する課題で代表的なものは，**誤信念課題**であり，そのなかでも広く知られているのは**サリー・アン課題**（▶図 3-98）である[56,57]．この課題を通過するためには，自分がいない間にボールがカゴから箱に移動していることを知らな

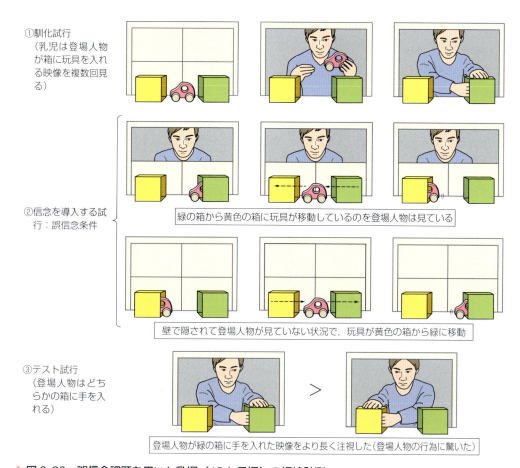

▶図 3-99　誤信念課題を用いた乳児（15 か月児）の視線計測
〔Onishi KH, et al：Do 15-month-old infants understand false beliefs? Science 308：255-258, 2005 をもとに作成〕

いサリーの心的状態（誤った信念）を推論し，サリーはカゴを探すと回答することが求められる．この課題は，4歳半で通過できるといわれている．

4歳以前の心の理論の発達に関しては，▶図3-99にあるような誤信念課題を観察しているときの乳幼児の視線を計測する方法で調べられており，15か月の乳児であっても他者の誤信念を認識している可能性が示唆されている[58]．しかし，このような視線の傾向から，乳幼児が誤信念を本当に理解していると証明するには限界もあり，今後さらなる研究が必要とされている．

また，3〜6歳児における他者の心的状態の理解に関しては，①多様な欲求〔自分と他者では異なる欲求（好みの違い）を示すことの理解〕，②多様な信念（自分と他者では異なる信念をもつことの理解），③知識の利用〔箱の中を見ていない人物は，箱の中に何があるかわからないこと（他者の知識）の理解〕，④誤信念の理解，⑤見かけの情動（情動と表情が異なる場合があることの理解）の順に発達していくといわれている[59]．

3 向社会性（利他性）

(1) 向社会的行動の発達

　向社会的行動とは，他者の利益になるように行う自発的で意図的な行動であり，行為者である自身が不利益を被っても，損失を払っても他者に利

益を与えようとする利他性を含んだ行動である[13]. 人の利他性は, 強い互恵性 (利他的な報酬の組み合わせ) という形態をとり, 以前自分に向社会的行動を行った相手にお返しをするだけでなく, 初対面の人や見ず知らずの人に対しても示される (例：募金). さらに協力的で規範を守る行動に報酬を与えようとする傾向だけではなく, 規範違反に対しては制裁を科すなどの罰を課す傾向もあるといわれている[60].

向社会的行動は, 生後1年目ころからみられるようになるといわれており[13], 12か月児は, 他者の状況を踏まえて助ける利他的な動機に基づく情報提供の指さしなど (**誘導的共同注意➡154頁参照**) を示すことも知られている. また, 1歳9か月児は, 以前のやりとりで向社会的であった相手を好んで, 援助を行うことが報告されている[61]. そして, 2歳までには, 他者の苦痛 (泣くなど) に対する向社会的行動 (慰めるなど) を示すようになる[62].

(2) 情動と向社会的行動の発達

情動発達の理論モデル (**➡141頁参照**) で紹介した**ルイスの分化理論**では, 1歳後半には自己意識が芽生え, 「照れ」「共感」「羨望・嫉妬」といった情動表出がみられるようになり, 3歳までには自己や他者の基準に照らし合わせて, 成功や失敗の原因帰属や自己評価が可能となるといわれている. この時期に特徴的な情動として, 「困惑・きまりの悪さ」「誇り・プライド」「恥」「罪悪感」などの自己意識的評価の情動が現れるようになる (**▶図 3-93**)[4, 8].

「罪悪感」は, 発達心理学などの分野では悪いことをしたことに対する後悔を示すことが多く, 他人を苦しませるような行為の責任を受け入れ, 償いをしたい, 自己を罰したいと望むことが含まれる. 「罪悪感」は, 向社会的行動の判断や道徳感情にかかわる重要な情動的側面の1つであり, 他者の苦境に対する責任への気づきが, 幼児期以降の向社会的行動において重要な役割を果たすとも考えられている[62, 63].

「恥」は, 自己に関する嫌悪的な出来事によって引き起こされ, 落胆に基づいた受動的で無気力な状態を示すとされており, 「罪悪感」と同時に生じやすく, 向社会的行動や道徳感情に影響する[63]. さらに, 3〜4歳児では, 直接互恵性 (二者間で向社会的行動を交換し, 単独よりも多くの利益を得ることができる仕組み) にしたがって親切にする相手を選択するようになるともいわれている[13, 64].

(3) 認知的共感と向社会的行動の発達

認知的共感の発達も向社会的行動の発達と関連することが知られており, 近年では, 向社会的な嘘 (相手を傷つけないための嘘や, 相手を助けるための嘘など) と共感や心の理論との関係などが報告されている[65]. ジャンらが行った研究では, その場にいない他児がゲームの報酬 (ステッカー) を得られるよう, 相手を助けるための向社会的な嘘をつく行動が, 年齢とともにどのように変化するかを検証している. 結果, 向社会的な嘘は, 3歳児に比べ4, 5歳と年齢が上がるにつれて増加し, 心の理論 (誤信念課題) や認知的共感の課題得点が高い児ほどより向社会的な嘘をつく傾向が示されている[65].

④ 情動理解と調整

情動理解には, 他者の表情理解, 言語 (情動語) による表現, 他者の情動表出に対する行動調整などが含まれ, 3〜11歳の間に大きく発達するといわれている[66, 67]. 特に情動語は, 自分が経験した情動を言語化して理解を深めるうえで重要な役割を担っている.

ポンズらによると, 情動理解は9つの側面からなり, さらに難易度に応じて9つの側面は3つの階層に分類される (**▶表 3-12**)[66, 67]. たとえば, 表情に基づく情動認識は最も簡単であり, 3歳児の半数以上が, 幸福, 悲しみなどの表情が描かれたイラストから, 適切な情動を選択できるといわれている (**➡NOTE 39**). そして, 6歳前後には情

NOTE

39 表情の認識

情動理解に関して，表情に基づく情動認識は最も簡単とされているが，その発達についても触れておきたい．生後間もない乳児でも，顔らしい刺激に対する選好を示すことが知られている[68]．また，模式的な顔図形を用いた研究では，新生児は同じ要素からなる図形であっても，配列が顔の体裁をなしている図形を好んでよく見るといわれている[69]．このような顔刺激への選好が生得的なものであるかは，現在も議論されているが，これまでの研究で，新生児は顔のパーツ（目・鼻・口）やその位置関係が顔らしい図形よりも，上方に要素が多く配置されている図形（top-heavy）を選好する傾向があることも報告されている[70]．そのため，新生児が選好しやすい視覚特性を顔が備えていることが，この時期に顔刺激を選好する要因の1つになっているのではないかと考えられている．

表情の弁別に関しては，乳児は生後7か月ころまでに，喜び，恐怖，驚きといった表情を弁別できるようになるといわれている[46]．脳波（事象関連電位）を用いたこれまでの研究では，顔刺激に対して，成人では後側頭領域における陰性の脳波（N170），生後7か月の乳児では後側頭領域で陽性の脳波（P400）が観察されることが報告されている．特にこれらの波形は，幸福・中立顔と比べて恐怖顔に対して振幅が大きいことから，生後7か月ころから恐怖顔を幸福・中立顔と区別する神経基盤が機能しており，情動的因子が表情弁別の発達において重要な役割を担っている可能性が示唆されている[71]．また，声色弁別は表情弁別よりも早く可能になることが知られており，声色弁別は生後5か月ころまでに可能になるといわれている[46]．

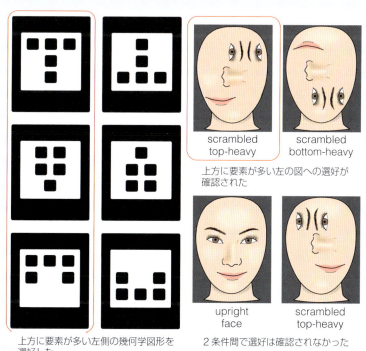

上方に要素が多い左側の幾何学図形を選好した

上方に要素が多い左の図への選好が確認された

2条件間で選好は確認されなかった

乳児の顔らしい刺激への選好
〔Simion F, et al：The processing of social stimuli in early infancy；from faces to biological motion perception. Prog Brain Res 189：173-193, 2011 をもとに作成〕

動の外的側面に関する理解が約8割の子どもでみられようになり，7歳ころに情動の心的側面に関する理解の段階へと進んでいく．さらに，9～11歳ころには，より複雑な情動理解（情動の表象的側面に関する理解）が可能になっていくといわれている．このような情動理解の発達には，個人差があることも知られており，子どもの特性に加えて養育者の特性，家庭内での会話内容などの影響

▶表3-12　情動理解の発達

3つの階層		9つの側面
簡単 ↑	情動の外的側面に関する理解	**表情に基づく情動認識**
		情動と記憶の関連の理解：情動は時間経過のなかで薄れるが，特定の要素は記憶として残り，情動を生じさせることがわかる
		情動の外的原因に対する理解：外的原因が他者の情動にどのように影響するかわかる（例：お気に入りの玩具をなくした児の情動）
	情動の心的側面に関する理解	**信念に関連する情動の理解**：他者の信念を推測し，その信念に関連する情動がわかる
		願望に基づく情動の理解：異なる願望をもつ二者は，同じ状況に対して異なる情動が生じるとわかる
		隠された情動に対する理解：外的に表現されている情動と実際に感じている情動が一致しない場合があるとわかる
	情動の表象的側面に関する理解	**道徳的情動の理解**：道徳に反した行動をしたときの否定的情動や道徳的行動をしたときの肯定的情動がわかる
		情動調整のための方略の理解：情動調整に必要な方略がわかる
難しい ↓		**入り混じった情動の理解**：人は複数の情動，時にはアンビヴァレントな情動をもつことがあるとわかる

〔Pons F, et al：Emotion comprehension between 3 and 11 years：Developmental periods and hierarchical organization. Eur J Dev Psychol 1：127-152, 2004/溝川　藍：情動理解の発達とそのメカニズム．遠藤利彦（編著）：シリーズ支援のための発達心理学　情動発達の理論と支援．pp49-61，金子書房，2021 をもとに作成〕

も示唆されている[66]．

　情動調整のための方略の理解は，情動理解の9つの側面のなかでも難易度の高いものの1つとされているが，情動調整（制御）の発達についても，簡単に紹介しておきたい．情動調整自体は，乳児期から指しゃぶりなどの行動としてすでに観察されるが，3〜5歳の幼児期になり，言語や抑制機能（自身の思考や行動を抑制する機能）が発達することで，社会的に適切な情動調整が増加すると考えられている[72]．そして，6歳ころになると，相手の意図や情動を考慮して自己の情動表出（表情など）を制御し，意図的に変化させるようになっていく[73]．

　また，情動調整にはいくつかの動機が関連し，自己を守るための自己防衛的動機，他者を悲しませないなどの他者を守るための向社会的動機，自己の利益を守るための自己中心的動機などが知られており，このような情動調整のための方略の理解は4歳ころから部分的に可能となっていき，6〜10歳で飛躍的に発達していくといわれる[74]．

●引用文献

1) 梅田聡，他：＜名著精選＞心の謎から心の科学へ；感情　ジェームズ／キャノン／ダマシオ．pp7-8，岩波書店，2020

2) 遠藤利彦，他：やわらかアカデミズム；〈わかる〉シリーズ　よくわかる情動発達．pp2-3, pp38-47，ミネルヴァ書房，2014

3) 乾敏郎：感情とはそもそも何なのか—現代科学で読み解く感情のしくみと障害．pp2-77，ミネルヴァ書房，2018

4) 武藤世良：情動の発達とそのメカニズム．遠藤利彦（編著）：シリーズ支援のための発達心理学　情動発達の理論と支援．pp32-48，金子書房，2021

5) Izard CE：Basic emotions, natural kinds, emotion schemas, and a new paradigm. Perspect Psychol Sci 2：260-280, 2007

6) Izard CE：Emotion theory and research；highlights, unanswered questions, and emerging issues. Annu Rev Psychol 60：1-25, 2009

7) Bridges KMB：Emotional development in early infancy. Child Dev 3：324-341, 1932

8) Lewis M：The emergence of human emotions. Barrett LF, et al（eds）：Handbook of emotion, 4th edition. pp 272-292, Guilford Press, New York, 2016

9) 根ケ山光一：対人関係の基盤としての身体接触．日本発達心理学会（編）：発達科学ハンドブック4　発達の基盤：身体，認知，情動．pp119-130，新曜社，

2012

10) Tronick E, et al：The infant's response to entrapment between contradictory messages in face-to-face interaction. J Am Acad Child Psychiatry 17：1-13, 1978

11) 江上園子，他：社会的随伴性に対する乳児の反応における月齢変化と性差の検討．心理学研究 79：150-158, 2008

12) 大藪　泰：共同注意の発達　情動・認知・関係．pp13-132, 新曜社，2020

13) 大西賢治：共感と向社会的行動の生物学的基盤．日本発達心理学会（編）：発達科学ハンドブック9　社会的認知の発達科学．pp 74-87, 新曜社，2018

14) Preston SD, et al：Empathy；its ultimate and proximate bases. Behav Brain Sci 25：1-20, 2002

15) de Waal FBM, et al：Mammalian empathy；behavioural manifestations and neural basis. Nat Rev Neurosci 18：498-509, 2017

16) Amsterdam B：Mirror self-image reactions before age two. Dev Psychobiol 5：297-305, 1972

17) 森口佑介：おさなごころを科学する　進化する乳幼児観．pp109-152, 新曜社，2014

18) Rochat P, et al：Spatial determinants in the perception of self-produced leg movements in 3-to 5-month-old infants. Dev Psychol 31：626-636, 1995

19) Rochat P：Self-perception and action in infancy. Exp Brain Res 123：102-109, 1998

20) Baron-Cohen S：The empathizing system；a revision of the 1994 model of the mindreading system. Ellis BJ, et al（eds）：Origins of the Social Mind；Evolutionary psychology and child development. Guilford Press, New York, 2005

21) Wolff PH：The development of behavioral states and the expression of emotions in early infancy；new proposals for investigation. University of Chicago press, Chicago, 1987

22) Prechtl HFR, et al：Behavioral states of the full-term newborn；the emergence of a concept. Stratton P（ed）：Psychobiology of the human newborn. pp53-73, Wiley, 1982

23) Brazelton TB：Crying in infancy. Pediatrics 29：579-588, 1962

24) Vermillet AQ, et al：Crying in the first 12 months of life；a systematic review and meta-analysis of cross-country parent-reported data and modeling of the "cry curve". Child Dev 93：1201-1222, 2022

25) Meltzoff AN, et al：Imitation of facial and manual gestures by human neonates. Science 198：74-78, 1977

26) 田中駿，他：幼児期から児童期初期の身体模倣の発達と男女差．小児保健研究 79：607-616, 2020

27) Lloyd-Fox S, et al：Social perception in infancy；a near infrared spectroscopy study. Child Dev 80：

986-999, 2009

28) 森口佑介：幼児期から児童期．日本発達心理学会（編）：発達科学ハンドブック8　脳の発達科学．pp19-27, 新曜社，2015

29) Lloyd-Fox S, et al：Cortical activation to action perception is associated with action production abilities in young infants. Cereb Cortex 25：289-297, 2015

30) 明和政子：模倣．日本発達心理学会（編）：発達科学ハンドブック9　社会的認知の発達科学．pp126-139, 新曜社，2018

31) 大藪　泰，他：共同注意の発達と臨床　人間化の原点の究明．川島書店，2004

32) L・アラン・スルーフ，他（著），数井みゆき・工藤晋平（監訳）：人間の発達とアタッチメント　逆境的環境における出生から成人までの30年にわたるミネソタ長期研究．pp25-51, 誠信書房，2022

33) 谷口　清：アタッチメントの形成と脳；パーソナリティ発達のメカニズムを考える．心理科学 37：38-47, 2016

34) 遠藤利彦（編）：入門　アタッチメント理論　臨床・実践への架け橋．日本評論社，2021

35) Ainsworth MD, et al：Attachment and exploratory behavior of one-year-olds in a strange situation. Foss BM（ed）：Determinants of infant behavior Vol. 4. pp113-136, Methuen, North Yorkshire, 1969

36) Van Rosmalen L, et al：Ainsworth's strange situation procedure；the origin of an instrument. J Hist Behav Sci 51：261-284, 2015

37) 数井みゆき，他：日本人母子における愛着の世代間伝達．教育心理学研究 48：323-332, 2000

38) Verhage ML, et al：Narrowing the transmission gap；a synthesis of three decades of research on intergenerational transmission of attachment. Psychol Bull 142：337-366, 2016

39) 森口佑介：社会的認知と心の発達．日本発達心理学会（編）：発達科学ハンドブック9　社会的認知の発達科学．pp 6-19, 新曜社，2018

40) 熊谷高幸：「心の理論」成立までの三項関係の発達に関する理論的考察；自閉症の諸症状と関連して．発達心理学研究 15：77-88, 2004

41) Tomasello M, et al：Understanding and sharing intentions；the origins of cultural cognition. Behav Brain Sci 28：675-735, 2005

42) Tomasello M：The Cultural Origins of Human Cognition. pp 56-91, Harvard University Press, Cambridge, 1999

43) M・トマセロ（著）：松井智子，他（訳）：コミュニケーションの起源を探る．pp101-152, 勁草書房，2013

44) Liszkowski U, et al：Twelve-month-olds point to share attention and interest. Dev Sci 7：297-307, 2004

45) Liszkowski U, et al：Pointing out new news, old

news, and absent referents at 12 months of age. Dev Sci 10：F1-F7, 2007
46) 松中玲子, 他：乳児における情動・感情的情報の利用, およびその発達過程. 特集：赤ちゃん研究の最前線―学際領域からの挑戦. 心理学評論 52：88-98, 2009
47) Gibson EJ, et al：The "visual cliff". Sci Am 202：64-71, 1960
48) Woodward AL：Infants selectively encode the goal object of an actor's reach. Cognition 69：1-34, 1998
49) Daum MM, et al：Encoding the goal of an object-directed but uncompleted reaching action in 6-and 9-month-old infants. Dev Sci 11：607-619, 2008
50) Gergely G, et al：Rational imitation in preverbal infants. Nature 415：755, 2002
51) Zmyj N, et al：The development of rational imitation in 9-and 12-month-old infants. Infancy 14：131-141, 2009
52) Beisert M, et al：Rethinking 'rational imitation' in 14-month-old infants；a perceptual distraction approach. PLoS One 7：e32563, 2012
53) Sorce JF, et al：Maternal emotional signaling；its effect on the visual cliff behavior of 1-year-olds. Dev Psychol 21：195-200, 1985
54) Premack D, et al：Does the chimpanzee have a theory of mind? Behav Brain Sci 1：515-526, 1978
55) Perner J, et al：Development of theory of mind and executive control. Trends Cogn Sci 3：337-344, 1999
56) Baron-Cohen S, et al：Does the autistic child have a "theory of mind"? Cognition 21：37-46, 1985
57) Frith U：Mind blindness and the brain in autism. Neuron 32：969-979, 2001
58) Onishi KH, et al：Do 15-month-old infants understand false beliefs? Science 308：255-258, 2005
59) Wellman HM, et al：Scaling of theory-of-mind tasks. Child Dev 75：523-541, 2004
60) Fehr E, et al：The nature of human altruism. Nature 425：785-791, 2003
61) Dunfield KA, et al：Intention-mediated selective helping in infancy. Psychol Sci 21：523-527, 2010
62) 溝川 藍：4, 5歳児における嘘泣きの向社会的行動を引き出す機能の認識. 発達心理学研究 22：33-43, 2011
63) Eisenberg N：Emotion, regulation, and moral development. Annu Rev Psychol 51：665-697, 2000
64) Trivers RL：the evolution of reciprocal altruism. The Quarterly review of biology 46：35-57, 1971
65) Zhang X, et al：Other-benefiting lying behavior in preschool children and its relation to theory of mind and empathy. Behav Sci 13：634, 2023
66) 溝川 藍：情動理解の発達とそのメカニズム. 遠藤利彦（編著）：シリーズ支援のための発達心理学 情動発達の理論と支援. pp49-61, 金子書房, 2021
67) Pons F, et al：Emotion comprehension between 3 and 11 years；developmental periods and hierarchical organization. Eur J Dev Psychol 1：127-152, 2004
68) Fantz RL：The origin of form perception. Sci Am 204：66-72, 1961
69) Goren CC, et al：Visual following and pattern discrimination of face-like stimuli by newborn infants. Pediatrics 56：544-549, 1975
70) Simion F, et al：The processing of social stimuli in early infancy；from faces to biological motion perception. Prog Brain Res 189：173-193, 2011
71) Leppänen JM, et al：An ERP study of emotional face processing in the adult and infant brain. Child Dev 78：232-245, 2007
72) 榊原良太：情動制御の発達とそのメカニズム. 遠藤利彦（編著）：シリーズ支援のための発達心理学 情動発達の理論と支援. pp62-72, 金子書房, 2021
73) 久保ゆかり：幼児期における情動調節の発達―変化, 個人差, および発達の現場を捉える. 心理学評論 53：6-19, 2010
74) 池田慎之介：幼児期から児童期における感情表出の調整の発達. 心理学評論 61：169-190, 2018

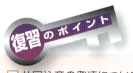

- □ 共同注意の発達について, 情動的共感や認知的共感との関連から理解する.
- □ 前共同注意の発達について, 睡眠―覚醒と母子間のかかわりを関連づけて理解する.
- □ アタッチメントについて, 情動発達の影響を踏まえて理解する.
- □ 心の理論について, 代表的な課題と発達的特徴を理解する.
- □ 向社会性の発達について, 情動発達の理論モデルと関連づけて理解する.
- □ 情動理解と調整について, 9つの側面から概要を整理し理解する.

⑤ 発達検査

学習目標
- 標準化された発達検査について説明できる．
- 標準化された発達検査の目的について説明できる．
- 発達全般を評価する発達検査の検査名と適応年齢について説明できる．
- 運動機能を評価する発達検査の検査名と適応年齢について説明できる．
- 認知機能（知能）を評価する発達検査の検査名と適応年齢について説明できる．

A 発達検査とは

発達検査とは，子どもの発達の段階や状態について客観的に測定するための検査である．対象児のある領域や機能が，同年齢の子どもと比較して同程度に発達しているのか，あるいは遅滞（低下）しているのかを評価するうえで発達検査は不可欠である．

子どもは発達過程にあるため，できることは年齢により異なる．たとえば，8か月の子どもが歩行できないことは，発達に問題があるとはいえない．しかし，1歳6か月の子どもの場合は，なんらかの理由で運動発達に問題があることが考えられる．そのため，発達検査のほとんどは，標準化された検査である．

標準化された検査では，検査の対象となる年齢（月齢）の子どものデータを何百，何千人も集め，その年齢の平均や標準偏差をもとに標準値（standard score）を定めている．たとえば，日本版WISC-Ⅴ知能検査における標準値は，平均100，1標準偏差15と定められており，同じ年齢の子どもと比較した対象児の発達水準を把握できる（▶図3-100）．標準値の定め方は検査により異なっている．

B 発達検査の目的

標準化された発達検査の主な目的は以下の5つ

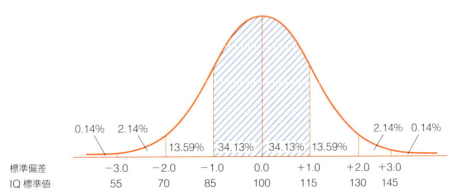

▶図3-100　日本版WISC-Ⅴ知能検査における標準値（standard score）
日本版WISC-Ⅴ知能検査の場合，標準値は平均100，1標準偏差15である．つまり，100のときは同じ年齢集団のなかでちょうど平均の結果であることを表している．また，85～115の間（斜線部）に約68％の同年齢の子どもがいることになる．

164 ● 第3章：人間発達とリハビリテーション

である．

①医学的診断の一助となる

②対象児の運動，認知，心理社会的機能などの発達状況や特性を知る

③理学療法・作業療法の目標設定，治療・支援プログラム立案の一助となる

④理学療法・作業療法の効果判定に用いる

⑤研究における測定ツールとなる

このなかで，特に重要となる目的は②と③である．発達検査は，同年齢の子どもと比較した対象児の発達水準を数値により把握できるが，数値を出すことが目的ではない．子どもの発達状況や特性を知ることで，理学療法・作業療法の治療や支援に活かすことが目的である．

C 発達検査の種類

運動，認知，心理社会的機能など評価したい領域により使用する発達検査は異なる．また，1つの検査で複数の領域を評価できるものもある．

1 発達全般を評価する発達検査

日本で使用できる発達全般を評価する発達検査を ▶表 3-13 にあげる．多くの検査は，運動機能，対人関係，言語，セルフケアの領域を含んでいる．

a 遠城寺式乳幼児分析的発達検査法

遠城寺式乳幼児分析的発達検査法の適用年齢は0か月～4歳7か月であり，運動，社会性，言語の3領域が評価できる．運動は「移動運動」と「手の運動」，社会性は「基本的習慣」と「対人関係」，言語は「発語」と「言語理解」が含まれている．検査は，子どもを直接観察する個別評価（保護者から子どもの状況を聴取してもよい）である．結果は，6項目の発達年齢が折れ線グラフで表され，子どもの発達プロフィールが一見してわかる（▶図 3-101）[1]．

NOTE

40 発達スクリーニング検査

発達の遅れを早期に発見し，早期の治療につなげるための発達検査．結果に問題がある場合は，より詳細な評価を実施する．

---

b DENVER Ⅱ（デンバー発達判定法）

DENVER Ⅱは，一見すると問題がないようにみえる0～6歳までの乳幼児を対象とする，全般的発達スクリーニング検査である（➡NOTE 40）．「個人-社会」「微細運動-適応」「言語」「粗大運動」の4領域で評価される．DENVER Ⅱは，原則として子どもを直接観察することで評価を実施するが，保護者からの報告でもよい項目もある．

DENVER Ⅱの特徴の1つは，各検査項目において定型発達児の25％，50％，75％，90％が通過する年月齢で示されている点である[2]．発達検査の多くは，ある通過率（遠城寺式乳幼児分析的発達検査法は60～70％）を，その項目が可能となる年月齢として設定している．そのため，その項目を通過できない場合，どの程度の遅れがあるのかを把握することができない．定型発達の子どもであっても発達には個人差がある．そのため，25～90％の通過率で表されていることで，子どもの発達を連続したものとしてとらえることができる．

c 新版 K 式発達検査 2020

新版 K 式発達検査 2020[3]は，0歳～成人を対象とする．「姿勢・運動領域（postural-motor area；P-M）」，「認知・適応領域（cognitive-adaptive area；C-A）」，「言語・社会領域（language-social area；L-S）」の3つの領域からなり，発達年齢（developmental age；DA）と発達指数（developmental quotient；DQ）を算出することができる．

理学療法士・作業療法士が本検査を実施する機

表 3-13 発達全般を評価する検査と評価領域

	出版年	適用年齢	粗大運動	微細・巧緻運動	対人関係	言語	セルフケア・生活習慣	認知	所要時間
遠城寺式乳幼児分析的発達検査法	1977	0～4歳7か月	○	○	○	○	○		15分
DENVER II（デンバー発達判定法）	2003	0～6歳	○	○	○	○	○		20分
新版K式発達検査2020	2020	0歳～成人	○	○	○	○		○	30分
日本語版ASQ-3	2021	5か月～5歳6か月（66か月）	○	○	○	○	○		15分
乳幼児精神発達診断法（津守式）	1961（0～3歳）1965（3～7歳）	0～7歳	○	○	○	○	○		20分
KIDS乳幼児発達スケール	1989	1か月～6歳11か月	○	○	○	○	○		15分

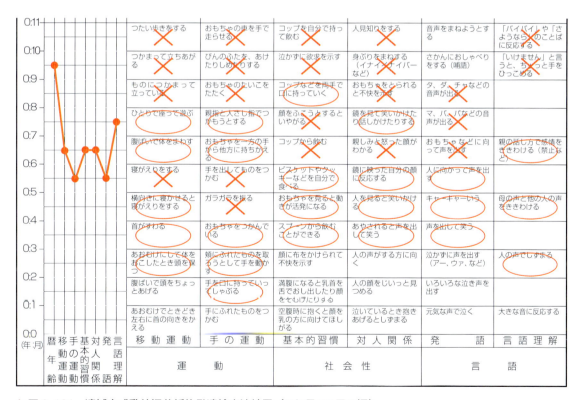

▶図 3-101 遠城寺式乳幼児分析的発達検査法結果（9か月10日の児）

検査項目のうち，できるものに丸をつけ，3つ続いた場合はそれ以前の検査をしなくてよい．できない項目が3つ続いた場合はそれ以上検査を進めず，左にあるマス上にて，直前に合格した項目と対応する箇所に点を打つ（例：「発語」の欄なら「人に向かって声を出す」であり，マス上の5か月と6か月の中間に点を打つ）．合格が3つ以上続いたあと，その上が1つ不合格，さらにその上が1つ合格，その次から不合格が3つ連続したとき，連続合格の上に1つ合格を加えて点を打つ（例：対人関係）．
〔遠城寺宗徳：遠城寺・乳幼児分析的発達検査法．九州大学小児科改訂新装版．慶應義塾大学出版会，2009より改変〕

会は多くはないが，乳幼児健診や療育手帳の判定など医療・福祉機関で実施されていることが多く，知っておく必要がある検査の1つである．

d 日本語版 ASQ-3

日本語版 ASQ-3 は，生後5～66か月を対象とする．月齢により10種類の質問紙があり，対象児の月齢に適した質問紙を，一緒に過ごしている保護者や養育者に記入してもらうことで評価を行う．コミュニケーション（喃語，発声，聞き取りと理解），粗大運動（腕，足と身体全体の運動），微細運動（手先と指の動き），問題解決（おもちゃでの学習と遊び），個人・社会（社会性を示す一人遊び，おもちゃや他の子どもとの遊び）の5領域を評価することができる（▶図 3-102）[4]．

2 運動機能を評価する発達検査

運動機能を評価する発達検査は，発達全般を評価する発達検査に含まれているほか，運動発達を単独で評価できる検査もある．

a アルバータ乳幼児運動発達検査（Alberta Infant Motor Scale；AIMS）

AIMS[5]は，0～18か月の乳幼児の姿勢運動発達を評価する．AIMS はカナダのアルバータ州の乳幼児を対象に標準化されており，日本の子どもを対象とした標準化はされていない．評価方法は，対象児に普段と変わらない環境で，背臥位，腹臥位，座位，立位の4つの姿勢をとらせ，各姿勢における姿勢運動を観察し，スコアシートに記載された姿勢運動を見ながら観察できた項目を選択する．姿勢運動は，体重負荷，姿勢，抗重力運動の3つの視点から評価を行う．

b エアハート発達学的把持能力評価（Erhardt Developmental Prehension Assessment；EDPA）

EDPA[6]は，把持能力の発達をリーチ運動も含めて評価できる．評価は，「初期不随意性上肢-手のパターン」，「リーチ，把持，操作およびリリースの初期随意運動（認識的方向性）」，「前書字動作（クレヨンまたは鉛筆握りと描画）」の3つのセクションに分かれている．評価は観察により行い，①確立されている正常なパターン，②現れていないパターン，③現れつつあるパターンまたは十分に統合されていない異常パターン，④より成熟したパターンに取って代わられる過渡的パターンに分類して評価を行う．EDPA は，上肢機能と粗大運動との関連，リーチと把持とリリースとの関連を理解するための学習教材としても活用できる．

3 認知機能を評価する発達検査

認知機能の発達を評価する代表的なものは知能検査である．知能は「一般的な知的能力であり，とりわけ推論し，計画し，問題を解き，抽象的に考え，複雑な観念を理解し，敏速に学習し，経験から学習する能力を含んでいる（米国心理学会）」と定義されている．

日本で使用されている知能検査として，ビネー式の知能検査とウェクスラー式の知能検査がある．ウェクスラー式の知能検査は，対象年齢により，2歳6か月～7歳3か月の主に就学前児を対象とする日本版 WPPSI-Ⅲ 知能検査（Wechsler Preschool and Primary Scale of Intelligence, third edition）[7]，5歳0か月～16歳11か月の学齢児を対象とする日本版 WISC-Ⅴ 知能検査（Wechsler Intelligence Scale for children, fifth edition）[8]，16歳以上を対象とする WAIS-Ⅳ知能検査（Wechsler Adult Intelligence Scale, fourth edition）[9]がある．

b. 粗大運動	はい	時々	いいえ
1. 身をかがめたり, しゃがんだりして床に落ちている物を拾い, 支えなしで立ち上がりますか.	☐	☐	☐
2. ひざと手をついてのハイハイよりも, 歩いて動き回りますか.	☐	☐	☐
3. あまり転ばずに, 上手に歩きますか.	☐	☐	☐
4. 欲しいものをとるために, いすなどによじ登りますか. (例えば, 棚の上のおもちゃをとるためや台所であなたの手伝いをするために)	☐	☐	☐
5. 片手を持ってあげると, 階段を歩いて下りますか. 手すりや壁を伝ってもかまいません. (お店や遊び場, 自宅などで観察してください)	☐	☐	☐
6. 大きなボールで, けり方を教えると, 足を前に振り出す, あるいは, ボールに向かって歩いていってボールをけろうとしますか. (すでにボールをける場合は, 「はい」と答えてください) 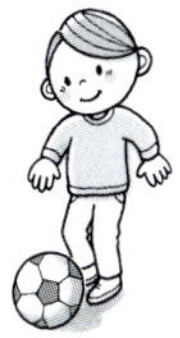	☐	☐	☐

c. 微細運動	はい	時々	いいえ
1. 腕を前に振って小さなボールを前方に投げますか. (ただ単にボールを落とすだけの場合は, 「いいえ」と答えてください) 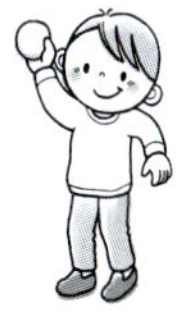	☐	☐	☐
2. 小さなブロックやおもちゃを積み上げますか. (糸巻きや, 小さな箱, 2〜3 cmほどの小さなおもちゃでもかまいません)	☐	☐	☐
3. 絵を描くとき, クレヨン(または鉛筆やペン)の先を紙につけて書きますか. 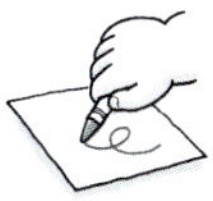	☐	☐	☐
4. 自分で 3 つの小さなブロックやおもちゃを積み上げますか(糸巻きや小さな箱, 2〜3 cm ほどの小さなおもちゃでもかまいません).	☐	☐	☐
5. 自分で本のページをめくりますか. (1 度に 1 ページ以上めくってもかまいません)	☐	☐	☐
6. スプーンのくぼみを上に向けて, 食べ物をこぼすことなく, 口に運びますか.	☐	☐	☐

This is a translation of Ages & Stages Questionnaires®, Third Edition(ASQ®-3), Squires and Bricker. © 2009 Brookes Publishing Co. Translated and adapted, with permission by Igaku-shoin／本書は医学書院が許可を得て翻訳. 改変した Ages & Stages Questionnaires®, Third Edition(ASQ®-3), Squires and Bricker. © 2009 Brookes Publishing Co. の日本語訳である.

▶ **図 3-102　日本語版 ASQ-3 (18 か月の質問紙)**
粗大運動, 微細運動の領域の質問項目.
〔橋本圭司, 他 (監・訳):日本語版 ASQ-3 乳幼児発達検査スクリーニング質問紙—質問紙ダウンロード権付. p24, 医学書院. 2021 より転載〕

第3章：人間発達とリハビリテーション

▶表3-14　ウェクスラー式知能検査で評価できる能力指標

	出版年	適応年齢	評価できる能力指標
日本版 WPPSI-Ⅲ知能検査	2017	2歳6か月〜7歳3か月	全般的な知能 4つの主要指標：言語理解指標，知覚推理指標，処理速度指標，語い総合得点 （2歳6か月〜3歳11か月は処理速度指標は測定できない）
日本版 WISC-Ⅴ知能検査	2021	5歳0か月〜16歳11か月	全般的な知能 5つの主要指標：言語理解指標，視空間指標，流動性推理指標，ワーキングメモリー指標，処理速度指標 5つの補助指標：量的推理指標，聴覚ワーキングメモリー指標，非言語性能力指標，一般知的能力指標，認知熟達度指標
WAIS-Ⅳ知能検査	2018	16歳0か月〜90歳11か月	全般的な知能 4つの主要指標：言語理解指標，知覚推理指標，ワーキングメモリー指標，処理速度指標

▶表3-15　行動，日常生活活動を評価する発達検査

	出版年	適応年齢	評価指標
日本版 Vineland-Ⅱ適応行動尺度	2014	0〜92歳11か月	コミュニケーション（受容言語，表出言語，読み書き） 日常生活スキル（身辺自立，家事，地域生活） 社会性（対人関係，遊びと余暇，コーピングスキル） 運動スキル（粗大運動，微細運動）（6歳まで）
S-M社会生活能力検査　第3版	2016	乳幼児〜中学生 （1歳0か月〜13歳0か月）	身辺自立，移動，作業，コミュニケーション，集団参加，自己統制
ASA旭出式社会適応スキル検査	2012	幼児〜高校生	言語スキル，日常生活スキル，社会生活スキル，対人関係スキル
こどものための機能的自立度評価法（WeeFIM）	1991	6か月〜7歳	セルフケア〔食事，整容，清拭（入浴），更衣（上半身），更衣（下半身），トイレ動作〕 排泄コントロール（排尿，排便） 移乗（いす・車いす，トイレ，風呂・シャワー） 移動（歩行・車いす・這い這い，階段） コミュニケーション（理解，表出） 社会的認知（社会的交流，問題解決，記憶）
子どもの能力低下評価法（PEDI）	2003	6か月〜7歳6か月	セルフケア，移動，社会的機能

　ビネー式の知能検査は，2歳〜成人を対象とする田中ビネー知能検査Ⅵと，2歳〜18歳11か月を対象とする改訂版 鈴木ビネー知能検査がある．

　ウェクスラー式とビネー式の知能検査の違いは，ビネー式は「全般的な知能」を測定している．つまり，知能を各因子に分かれた個々別々の能力の寄せ集めと考えるのではなく，一つの総合体としてとらえている．言い換えるならば，記憶力，推理力などさまざまな能力の基盤となる機能が存在し，それが一般知能であると考えられている．これに対し，ウェクスラー式知能検査で想定する知能は，多くの因子からなる諸能力の複合で

あるととらえており，4〜5つの能力指標により検査が構成されている（▶表3-14）．

　日本版 DN-CAS認知評価システム（Das-Naglieri Cognitive Assessment System）[10]は，5

NOTE

41 同時処理，継次処理

　同時処理は，情報の部分部分を全体的，空間的なまとまりとして統合する処理過程であり，継次処理は，問題解決のために情報を系列的，時間的に順を追って統合する処理過程である．

歳 0 か月～17 歳 11 か月を対象とし，プランニング，注意，同時処理，継次処理の 4 つの尺度が評価できる（→NOTE 41）．特に注意とプランニングの発達を評価できることが特徴である．DN-CAS で評価できる注意には持続性と選択性の注意が含まれ，プランニングには実行機能，メタ認知，ワーキングメモリといった脳の前頭葉機能が関与するものが含まれている．

4 その他の発達検査

不安や抑うつなどの心理状態を評価する心理検査もあるが，発達検査ではないためここではとりあげない．

運動機能，認知機能，心理社会的機能が複合された行動や日常生活活動を評価する発達検査としては，日本版 Vineland-Ⅱ適応行動尺度[11]，S-M 社会生活能力検査 第 3 版[12]，ASA 旭出式社会適応スキル検査[13]，こどものための機能的自立度評価法（Functional Independence Measure for Children；WeeFIM）[14-16]，子どもの能力低下評価法（Pediatric Evaluation of Disability Inventory；PEDI）[17]などがある（▶表 3-15）．

●引用文献

1) 遠城寺宗徳：遠城寺式・乳幼児分析的発達検査法　九州大学小児科改訂新装版．慶應義塾大学出版会，2009
2) Frankenburg WK（原著），日本小児保健協会（編）：DENVERⅡデンバー発達判定法．医歯薬出版，2024
3) 新版 K 式発達検査研究会（編）：新版 K 式発達検査 2020 解説書（理論と解釈）．京都国際社会福祉センター．2020
4) 橋本圭司，他（監・訳）：日本語版 ASQ-3 乳幼児発達検査スクリーニング質問紙—質問紙ダウンロード権付．医学書院，2021
5) M・C・パイパー，他（著），上杉雅之，他（監訳）：乳幼児の運動発達検査 AIMS アルバータ乳幼児運動発達検査法．医歯薬出版，2010
6) R・P・エアハート（著），紀伊克昌（訳）：手の発達機能障害．医歯薬出版，1988
7) Wechsler D（原著），日本版 WPPSI-Ⅲ刊行委員会（日本版作成）：日本版 WPPSI-Ⅲ知能検査—理論・解釈マニュアル．日本文化科学社，2017
8) Wechsler D（原著），日本版 WISC-Ⅴ刊行委員会（日本版作成）：日本版 WISC-Ⅴ知能検査—理論・解釈マニュアル．日本文化科学社，2022
9) Wechsler D（原著），日本版 WAIS-Ⅳ刊行委員会（日本版作成）：日本版 WAIS-Ⅳ知能検査—理論・解釈マニュアル．日本文化科学社，2018
10) Naglieri JA，他（原著），前川久男，他（日本版作成）：日本版 DN-CAS 認知評価システム—理論と解釈のためのハンドブック．日本文化科学社，2007
11) Sparrow SS，他（原著），辻井正次，他（日本版監修），黒田美保，他（日本版作成）：日本版 Vineland-Ⅱ適応行動尺度—面接フォームマニュアル．日本文化科学社，2014
12) 上野一彦，他（編）：S-M 社会生活能力検査—手引．第 3 版．日本文化科学社，2016
13) 肥田野直（監），旭出学園教育研究所（著）：ASA 旭出式社会適応スキル検査—手引．日本文化科学社，2012
14) 里宇明元，他：こどものための機能的自立度評価法（WeeFIM）．総合リハ 21：963-966，1993
15) 阿部薫，他：こどものための機能的自立度評価法（WeeFIM）．OT ジャーナル 38：693-699，2004
16) 慶應義塾大学医学部リハビリテーション科（訳）：WeeFIM 医学的リハビリテーションのための統一データセット利用の手引き．第 1.5 版．1991
17) Haley SM，他（著），里宇明元，他（監訳）：PEDI—リハビリテーションのための子どもの能力低下評価法．医歯薬出版，2003

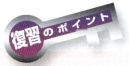

- □ 標準化された発達検査について理解する．
- □ 標準化された発達検査の目的を 5 つ理解する．
- □ 遠城寺式乳幼児分析的発達検査法の適応年齢と評価領域について理解する．
- □ DENVERⅡ（デンバー発達判定法）の特徴と適応年齢，評価領域について理解する．
- □ ウェクスラー式知能検査とビネー式知能検査の違いについて理解する．
- □ ウェクスラー式知能検査について，その種類と適応年齢，評価領域について理解する．

第4章

各発達期の特徴

① 胎生期〜老年期の特徴とは

　生涯発達については，第1章（➡3頁参照）で述べているが，本章では，胎生期〜老年期の各期における発達的特徴を説明する（横の関係）．リハビリテーションの目的・目標は対象児・者の生活や社会参加にあり，それはすべての発達期に共通していることである．そして，日常生活活動が自立するためには，各機能が相互に関連しながら総合的に発達していくことが必要になる．たとえば，スプーンなどの食具を使用して食べるために，食具操作の上肢機能，それを支える座位姿勢の獲得，口腔機能や食具や食材を認知する能力も関与する．そして，周囲の大人と同じように食具を使用したいという思いや興味，上手にできたことへの達成感や周囲の評価が，新たな機能獲得に対する動機へとつながっていく．

　人の発達に遺伝（生得説）と環境（経験説）の2つの要因が関連するといった考えは，現在では広く受け入れられている（➡7頁参照）．発達の連続性は，身体をもつ個体が変動する環境に適応しながら時間経過とともに変化していくことに加え，各期における社会的経験が重要な意味をもたらす[1]．乳幼児期には，養育者との緊密な関係性が安心感をもたらし（アタッチメント），外界への探索や学習・経験を支える．そして，外界としての社会的環境は，学齢期，青年期を経て家庭の外へと拡大していくこととなる．人は成人期を迎えると，仕事・結婚・育児・介護と多様な役割をもつようになり，所属する社会集団のなかで個々の役割に対する期待や責任が生じることになる．

　一方，成人期の後半から老年期にかけては，獲得と比較し多くの喪失を経験することになるといわれている．エリクソンやレヴィンソンは，このような人の生涯を発達段階に分けて説明しているが（➡23頁参照），経験学習をもたらす社会環境は時代背景の影響を受けて変化してきており，各段階を迎える時期や発達課題も多様なものとなってきている．

　リハビリテーションにおいては，機能的な発達段階（発達年齢）を考慮するとともに，対象児・者が生きる社会背景を踏まえつつ，各期（生活年齢）に応じた社会的経験や社会的役割に対する支援のあり方を考えていく必要がある．たとえば，認知機能の発達年齢が1,2歳である対象者が青年期・成人期を迎えるとき，リハビリテーションの目標をどこに置き，その人の人生や生涯発達をどのように支援していくべきだろうか．

　本章は，「胎生期」「乳児期」「幼児期（前期）」「幼児期（後期）」「学齢期」「青年期」「成人期〜老年期」で構成され，各発達期の特徴が記されている．特に乳児期から学齢期にかけては，発達的意義と変化が大きい日常生活活動と遊びに焦点を当てており，各機能の発達（縦の関係）と関連づけて理解を深めてもらいたい（▶表4-1）．

●引用文献
1) 明和政子：ヒトの発達の謎を解く─胎児期から人類の未来まで（ちくま新書）．p81，筑摩書房，2019

▲ 表4-1A　各発達期の特徴（乳児期）

	運動				認知			
	姿勢と粗大運動	上肢・手指の運動	口腔運動	知覚	概念形成（カテゴリー化）	言語	注意・実行機能	ピアジェの認知発達
出生〜1歳	新生児：生理的屈曲、GMs (writhing movements) 1〜2か月：生理的屈曲↓、GMs (fidgety movements) 3〜4か月：midline stability, on elbows 5〜6か月：on hands, airplane (swimming), on elbow, bottom lifting, bridging, 寝返り 7〜9か月：座位、ピボットターン、ずり這い移動、四つ這い移動 10〜12か月：四つ這い移動、つかまり立ち、つたい歩き、歩行	新生児：掌っている 1〜2か月：物をみると上肢をバタバタさせる（2か月） 3〜4か月：触れたものを持続的に握る（3か月）。視覚による中央でのリーチ（4か月） 5〜6か月：両手でのリーチ（5か月）、肘完全伸展でのリーチ（6か月）、持ち替え（2段階を関連させる）（8か月） 7〜9か月：尺側と橈側の分化、手関節中間位での把持（7か月）から背屈位での把持（9か月）。固定面があるとリリース（7か月）、空間でできないリリース（8か月）。ひっぱる・叩くなどのワンタッチ行動（7か月）、入れる・重ねるなど2つのものを関連させる（8か月） 10〜12か月：指腹つまみ（10か月）、指尖つまみ（12か月）	新生児：探索反射、吸啜・嚥下反射 5〜6か月：離乳食の開始、サッキング（下顎上下、舌前後運動） (6) 7〜9か月：マンチング（口唇での取り込み、舌挙上運動） 10〜12か月：biting（舌、下顎側方への運動）	2か月：情動的タッチに対する知覚が可能となる 5〜6か月前後：構造や奥行きの知覚が可能となる 7〜8か月：視覚（におい）で成人と同様の恒常性が獲得される。外的な手がかりから空間関係をとらえる	3〜4か月：知覚的カテゴリー形成が可能となる 6か月前後：空間的関係のカテゴリー形成が可能となる 10か月前後：動的特性（機能）によってカテゴリー形成が可能となる	2〜3か月：クーイングが出現する 6〜7か月前後：規準喃語が出現する。馴染みのある単語を認識する		0〜1か月：感覚運動期（第1段階） 1〜4か月：感覚運動期（第2段階） 4〜8か月：感覚運動期（第3段階） 8〜12か月：感覚運動期（第4段階）

	心理社会				日常生活活動				遊び
	情動	アタッチメント	共感	向社会性	食事	排泄	更衣	整容	
出生〜1歳	0〜3か月：一次的情動の分化が開始される。快・苦痛を示す 8〜9か月：二次的情動の6つの基本パターンに分化する	0〜2, 3か月：特定の人に限らず、アタッチメント行動を一様に示す 3〜6か月：人による反応の違いを示す 9か月〜：意図共有的の共同注意（視線）誘導の共同注意、指さしの発達	0〜2か月：前共同注意 2〜6か月：対面的共同注意 6〜9か月：共同注意 9か月：意図共有		哺乳期（0〜4か月） 離乳初期（5〜6か月ごろ）：スプーンを見て期待して口を開ける 離乳中期（7〜8か月ごろ）：手づかみ食べが開始される 離乳後期（9〜10か月ごろ）：スプーンやコップに興味を示す 離乳完了期（11〜12か月ごろ）：手づかみ食べが実用的になり、スプーンでも利用し始める。スプーンでも口に運ぼうとする	新生児期：生後3か月ごろまでは、尿を膀胱にほとんど溜めることができない。5〜20 mL/回で、15〜20回/日 7か月前後：膀胱の容量が増し、蓄尿の感覚が生じるようになり、膀胱壁が伸展される刺激で泣くこともある 8〜10か月：腹圧（体幹の同時収縮）を排尿や排便に利用し始める（いきむ動作） 12か月以降：便意の知覚を伴う随意的な排便行動をとる	0〜4か月：全身が屈曲位であり、上下肢を他動的に伸展させながら衣服を着せる。オムツの汚れを訴える 5〜7か月：誘導に四肢の動きを合わせるようになり、袖通しの際に上肢の伸展を保つ 8〜9か月：協力動作がみられ、座位でも徐々に着替えるようになる 10〜12か月：脱衣への協力心が高まる。脱衣を面白がり、靴・靴下や帽子を脱ぐ		・感覚運動遊び（見る・聞く遊び「触る・触れる遊び」動く遊び） ・同調遊び

172 ● 第4章：各発達期の特徴

▶表4-1B　各発達期の特徴（幼児期）

	運動		
	姿勢と粗大運動	上肢・手指の運動	口腔運動
1〜3歳	2〜5歳：側臥位を経由して立ち上がる 1歳3〜6か月：支えがあっての階段の昇降 1歳6か月〜2歳2か月：支えなしでの二足一段での階段の昇降 2歳2か月〜3歳：一足一段で階段を昇る	2歳：約半数で手内操作（手指から手掌）が可能	2〜3歳：端から端への舌の側方運動．円弧を描くような滑らかな下顎の回旋運動
3〜5歳	3歳：片足立ちで数秒立つ 3歳7〜8か月：支えなしに一足一段で階段を降りる 4〜5歳：スキップができるようになる（個人差は大きい） 5歳：対称的な起き上がり	4〜5歳：手内操作（回転）が可能となり始める	

	心理社会			
	情動	アタッチメント	共感	向社会性
1〜3歳	1歳6か月〜2歳：自己意識的情動（社会的情動・道徳的情動）が出現する（照れ，共感，嫉妬）	6か月〜2, 3歳：相手によって明確に異なる反応を示し，人見知りがみられるようになる アタッチメントの行動レパートリーも増加する		1歳以降：利他的な動機に基づく情報提供の指さしがみられる 2歳以降：他者の苦痛に対する向社会的行動（慰めるなど）を示すようになる
3〜5歳	2歳半〜3歳：恥，罪悪感，後悔，誇りなどがみられるようになる	3歳前後以降：養育者と協調性に基づく関係性を築き始める．養育者などのアタッチメント対象のイメージが内在化する	4歳前後：心の理論に関する課題の通過	3〜4歳：直接互恵性に従って親切にする相手を選択するようになる 3歳以降：向社会的な嘘をつく傾向がみられるようになる

▶表4-1C　各発達期の特徴（学齢期）

	運動		
	姿勢と粗大運動	上肢・手指の運動	口腔運動
6〜8歳			
9〜15歳			

	心理社会			
	情動	アタッチメント	共感	向社会性
6〜8歳		利用可能性が，物理的近接性よりも重視されるようになる		
9〜15歳				

1 胎生期～老年期の特徴とは ● 173

認知				
知覚	言語	概念形成（カテゴリー化）	注意・実行機能	ピアジェの認知発達
1歳前後：母語以外の言語音の音素を識別する能力が消失する	1歳前後：初語が現れる 1歳6か月：50語以上を獲得する 2歳前後：二語文での発話がみられる	1歳6か月：見た目と機能が，実世界で一貫している関係性に対してカテゴリーを形成する		12～18か月：感覚運動期（第5段階） 18～24か月：感覚運動期（第6段階）
	3歳前後：受動詞や使役助動詞などが獲得される 4歳前後：音韻意識が高まる	4歳前後：自然数に対する基礎概念が獲得される	3～5歳：抑制機能の向上が最もみられる 4歳前半：自己制御に外言語を用いる	2～4歳：前操作期（前概念的思考期） 4～7歳：前操作期（直観的思考期）

日常生活活動				
食事	排泄	更衣	整容	遊び
1歳0～6か月：スプーンなどの食具を使いたがるが，手と口の協調は未熟 1～2歳：コップの縁を嚙んでコップを安定させて飲む子どもも多い 1歳6か月～2歳ころ：スプーン操作が上達する（手掌回内握り）．コップで下顎を安定させすることが可能になる．連続飲みが可能になる 3歳以降：ほとんどこぼさずにスプーンで食べる（静的三指握り）	1歳過ぎ：排尿している感覚がわかるようになる．約180 mL/回で，約10回/日 1歳6か月～2歳：短時間，排尿を我慢できる．周囲の大人がトイレに誘導する（トイレトレーニング開始） 2～3歳ころ：排尿を抑制する中枢神経系が発達する．排尿と排便を区別するようになる	1歳0～6か月：立ったままパンツやズボンを踏んで脱ぐ 1歳6か月～2歳6か月：引っ張ってかぶりシャツを脱ぐ．ズボンを履くとき，座位になって足を通す 2歳6か月～3歳：衣服の前後などの向きを合わせることは難しい．脱衣時に上肢と頭頸部の逆方向の運動を連動できる	1歳：大人の援助を受け入れる段階 2～3歳：大人の行為をまねて行おうとするが，機能的に行うことはできない	・対立的役割遊び（同調遊び→追いかけ遊びへと発展） ・もの遊び ・想像的遊び（見立て遊び・ふり遊び）
3～4歳：三指握りでスプーンを操作するようになり，フォークや箸の練習が始まる．スプーンで食べ物を寄せ集める 4～5歳：フォークや箸を使用できるようになる．食事の準備・片づけに参加する．食事のマナーを学習する	3～4歳：1人でトイレに行くようになり，自らの意思で排便や排尿ができる．トイレで水を流すことができ，自分でお尻拭きができるようになる 4～5歳：生活習慣が身につき排便時刻も決まってくる．夜尿が減り，昼間・夜間ともに自立する	3～4歳：ボタンやチャックなどの留め具に関する操作性が向上する．シャツをズボンのなかに入れるなどの細かな操作が可能になる．着る順番が安定する（パンツ→ズボン） 4～5歳：ボタンの掛け外し，衣服の前後の確認なども含めて，ほぼ自分で着脱が可能となる．裏返った衣服を表向きにしたり，たたむことを教えられるとできるようになる	3～4歳前後：手洗いや洗顔は自立して行えるようになる．歯磨きも一連の動作を手順にそって行えるようになる．鼻水が出そうになると自分で拭くようになる 5～6歳：日常生活のなかで行為習慣が確立し，朝起きたら顔を洗うなど適切な時間に行えるようになる	・想像的遊び（ふりの理解の変化，ごっこ遊びの発展） ・社会的遊び（仲間関係や競争関係の経験） ・もの遊び（造形・描画遊び）

認知				
知覚	言語	概念形成（カテゴリー化）	注意・実行機能	ピアジェの認知発達
	読み書きや教科学習が開始される	6歳前後：心理的数直線が獲得される	6～9歳：前頭葉機能が著しく発達する	7～8歳：具体的操作期（第1段階）
			9歳以上：不完全ではあるが，問題解決のために2つの要因の情報を組み合わせて思考できるようになる 12歳前後：注意を効率的に分配できるようになる 成人と同様の前頭葉機能を獲得する	9～10歳：具体的操作期（第2段階） 11歳以降：形式的操作期

日常生活活動				
食事	排泄	更衣	整容	遊び
	6歳前後：排泄場所の選択や一連の動作手順を身につける．外出先のトイレ利用，手洗いや後始末を含めたマナーを習得する	6歳前後：日常生活の行為習慣が確立する．ひもの堅結びができ，エプロンのひもが結べる．靴ひもが結べるようになる		・想像的遊び（→劇遊び，歌，ダンスへの発展） ・ルールのある対立遊び（→スポーツ，ゲームへの発展） ・社会的遊び（メール，SNS） ・もの遊び（造形・描画遊び）
	10歳前後以降：二次性徴の発現により，女児は初潮とそれに続く月経が始まり，月経の管理が必要になる	自分で衣服を選択するようになり，装いへの関心が高くなる（男子の装いへの関心は，女子よりも遅い傾向にある）		

② 胎生期

学習目標
- 卵体期，胚子期，胎児期それぞれに出現する機能に触れながら，その時期の特徴を説明できる．
- 胎生期における中枢神経系，循環器・呼吸器，筋骨格系の発達の概要を説明できる．
- 胎生期から始まる感覚機能と運動機能の発達の概要と特徴を説明できる．

A 胎生期の特徴

受精から40週（出生）までの期間を胎生期という．通常，①受精卵が子宮に着床するまでの**卵体期（細胞期）**，②外・中・内胚葉の3層構造においてそれぞれの主要器官の原型が形成される**胚子期（胎芽期）**，③各器官が形態的に完成し，それらが系列化して機能的になる**胎児期**の3つに分けて考えられることが多い．

1 卵体期（細胞期）

ヒトの生殖は有性生殖である．卵巣内で減数分裂を完了した卵子は，性周期のたびに1個ずつ卵巣表面から排卵される．卵管膨大部で卵子が精子に遭遇すると受精がおこり，受精後数日間は受精卵が均等に分かれていく細胞分裂が進む．これを**卵割（分割）**といい，卵割が進み8〜16細胞になったものを**桑実胚**という（▶図4-1）．

卵管内で桑実胚の細胞が2種類に分化し，外方の栄養膜（のちに胎盤の一部となる）と内方の内細胞塊（のちに胚子を形成する）に分かれて**胚盤胞**となり，子宮腔へと入る．子宮腔へ入った胚盤胞は，子宮内膜表面に接着し，その深部へ進んでいく．これが**着床**である（▶図4-2）．

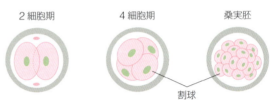

▶図4-1 卵割の様子

2 胚子期（胎芽期）

a 胚子期前半（2〜3週）

着床が完了すると，桑実胚から分化した栄養膜が，内方の**栄養膜細胞層**と外方の**栄養膜合胞体層**に分化する．やがて栄養膜合胞体層に腔隙ができ，発生2週末までに，そこへ子宮内膜の母体血が流入することにより子宮-胎盤循環が始まる．

桑実胚から分化した**内細胞塊**の細胞は，**胚盤葉上層（上胚盤葉）**と**胚盤葉下層（下胚盤葉）**に分化し，二層性胚盤が形成される．その後，胚盤葉上層の細胞が上皮様になり，そのなかに1つの球形の腔（羊膜腔）ができる．胚外体腔が大きくなると，胚盤と羊膜腔，卵黄嚢が1か所で胚外中胚葉によって栄養膜と連絡する．この中胚葉組織が付着茎で，将来，臍帯となる（▶図4-3）．

胚盤は，発生2週には円形または楕円形で表面は無構造にみえるが，3週に入ると胚盤に明らかな変化が現れる．子宮壁との付着茎に近い部分の胚盤で，外胚葉の一部が直線上に肥厚してひとつ

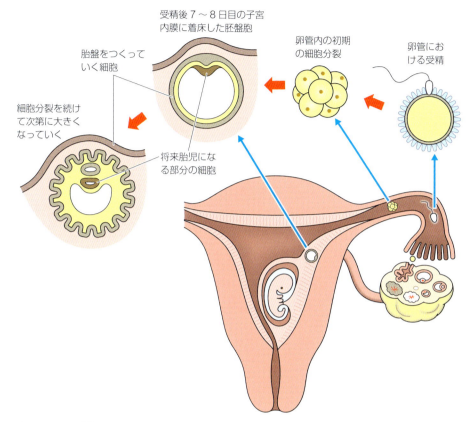

▶図 4-2　受精と着床

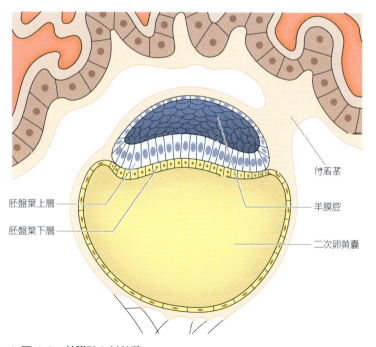

▶図 4-3　羊膜腔と付着茎

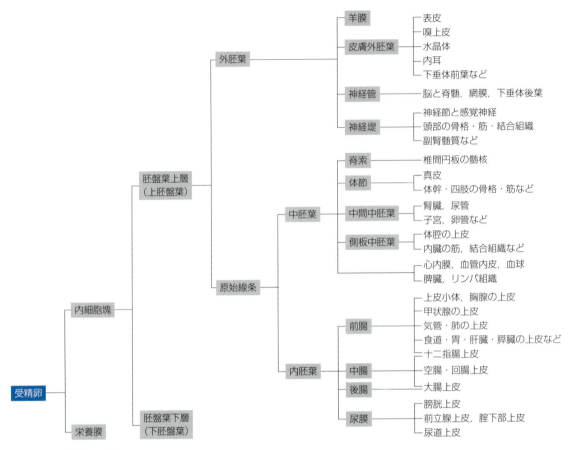

▶図 4-4　胚葉の分化

じの高まりをつくり，**原始線条**を形成する．

　原始線条の出現により，胚盤の正中軸と頭尾の方向が定まり，胚の頭，尾，左，右の方向が明確になる．原始線条の部位から**胚内中胚葉**が発生し，それが胚盤葉の上層と下層の間で広がって三層性胚盤ができる．原始線条頭方端の原始結節の部位から頭方へ向かって脊索突起が伸び，のちに充実性（中身の成分が細胞組織）の**脊索**となる．

　脊索は体軸を規定し，脊柱が形成される際に重要な役割を果たす．脊索の左右にある沿軸中胚葉が分節状に凝集して**体節**をつくる．体節は体幹の分節構造のもととなる．沿軸中胚葉の側方にある**側板中胚葉**のなかに腔ができ，胚子の左右と頭方につながる馬蹄形の腔が形成される．これが胚内体腔であり，将来の心膜腔，胸膜腔，腹膜腔のも

ととなる．

　背側の**外胚葉**が肥厚し，正中線上で陥入することで神経溝を形成する（神経溝の両側の土手状になった隆起の先端部分を神経ヒダという）．中胚葉のなかでは，中胚葉細胞が凝集して血管内皮と血球のもとになる血島が散在性に発生し，それがつながって原始血管系が形成されていく．

　各胚葉から発生する組織の分化を▶図 4-4 に示す．**外胚葉層**は主に外界との接触を保つ器官や構造（中枢神経系，末梢神経系，耳・鼻・眼の感覚上皮，毛と爪を含む皮膚など）を生じる．**中胚葉層**からは身体を支持する骨格，筋，その他の結合組織，心臓，腎臓などを生じる．**内胚葉層**は，消化管と消化腺および呼吸器の上皮を生じる．

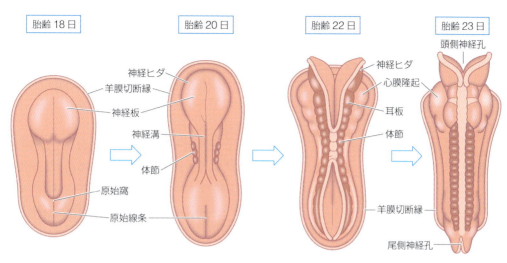

▶図 4-5 神経板から神経管の形成

胚子期後半（4〜8 週）

　胚子期後半（4〜8 週）は多くの器官の原基が形成されるため，**器官形成期**とも呼ばれる．この時期に重要な器官形成が進み，外形も大きく変化して，8 週の終わりまでにヒトとしての外形ができあがる．

　神経溝は，左右の神経ヒダが正中線上で接して癒合をし始めることにより，管状の神経管となる．神経ヒダの癒合は，第 3〜4 体節の高さで始まって頭尾両方向へ向かって進み，最後に頭方端近くに残る孔が**頭側神経孔**，尾方端に残る孔が**尾側神経孔**である（▶図 4-5）．それぞれが発生第 24〜28 日ころに閉鎖することで閉じた神経管ができ，これが脳と脊髄をつくる中枢神経系の原基となり，なかの腔は脳室と脊髄中心管になる．

　神経管の頭方部分は，神経孔が閉鎖するころから 3 つの部分にくびれて拡張し始め，これが一次脳胞（頭方から順に前脳胞，中脳胞，菱脳胞）となる（▶図 4-6）．また，神経ヒダの部分から発生した神経堤細胞が体内の各所へ遊走し，末梢神経ニューロンなどに分化する．

　胚子の体が屈曲し，心臓と肝臓の原基が相対的に大きいため，心肝隆起をつくる．頸部の両側に

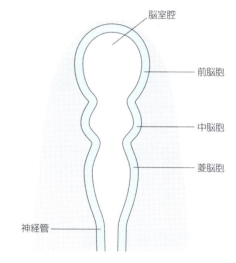

▶図 4-6　3 つの一次脳胞

咽頭弓（鰓弓）ができる．咽頭弓は，左右 6 対形成されるが，体表から膨らみとして認められるのは頭方の 4 対〔第 1（上顎隆起・下顎隆起）〜第 3 咽頭弓〕である．ここから頭頸部の筋・骨格，頸部の主要動脈，胸腺，上皮小体などができる．

　体幹背側では左右で体節の形成と分化が進み，各体節が皮板，筋板，椎板に分かれ，それぞれ体幹の真皮，筋，骨格に分化する．また，上肢と下肢の原基が出現し，その先が手板と足板になり，

そのなかで間葉が凝集して指の原基である指放線ができ，その発達に伴って指間陥凹が現れる．網膜に色素上皮が現れ，眼瞼も発生する．

受精卵から胚子期の終わりまでの胚子の発生段階は，**カーネギー発生段階**によって23段階に分類されている（▶図4-7）．

3 胎児期

胎齢9週以降，出生までの個体は**胎児**と呼ばれる．胎児期には，胚子期後半（器官形成期）に形成された器官原基が大きさを増し，それぞれの器官のなかで組織発生（組織学的な分化）が進むとともに，機能的にも成熟する．また，全身が発育し，胎児期後半には皮下脂肪が増えて体の丸みが増す．胎児期末期には，体長（身長）が平均50 cm，体重が平均3,000 gになる（▶図4-8）．

中枢神経系では，胎齢11～18週にニューロンの発生が活発で，そのあとにグリアの発生，髄鞘形成，神経路の形成が進む．肺では，胎齢20週ころから肺胞Ⅱ型細胞が分化し，界面活性作用をもつ肺サーファクタントを分泌し始める．生殖器や脳の分化は主として胎児期に進む．

B 中枢神経系の発達

間脳，中脳，延髄のニューロン形成は，胎齢13～16週に完了する．17週ころには，およそ140億個のニューロンの産生が完了し，大脳皮質が形成される．大脳皮質が形成される過程では，放射状グリア細胞の突起が手引きし，脳室帯から増殖した神経細胞が内側から脳の表層方向に移動し（▶図4-9），最終的に6層の皮質構造に積み重なっていく．

胎齢20週ころの大脳は，**サブプレート層**が大部分を占め，外界からの感覚情報を伝えるための視床皮質線維は，サブプレート層のニューロンとシナプス結合したあと，皮質ニューロンとシナプス結合する．そして，胎齢40週ごろには，それらの結合が確立しサブプレートニューロンは細胞死する．すなわち，サブプレート層は機能的な神経回路網を組織化するとともに感覚情報の経路を形成し，皮質層が感覚情報経路とつながると消失する．

以上のように，胎児期の脳は，あらかじめ準備的な回路を構築し，その回路を活用して皮質の機能回路をつくり，それが完了すれば最初の回路を壊すという，入念な仕組みで発達しており，大脳皮質の6層構造の形成にはサブプレート層が重要な役割を果たしている．

胎齢20週には，軸索が髄鞘化（ミエリン形成）していくことで軸索の伝導速度が増加し，脳幹や脊髄におけるニューロンの信号伝達や処理機能が向上し始める．こうしたミエリン形成と脳の機能は，一般に相関しながら発達するとされている．胎齢26週には，大脳表面に中心溝，頭頂後頭溝，シルビウス裂が認められ，前頭葉，頭頂葉，側頭葉，後頭葉の区分が明確になる（▶図4-10）．脳幹，脊髄から大脳に向かう軸索のミエリン形成は胎齢30週ころに，大脳内部の軸索のミエリン形成は37週以降に開始される．

また，軸索はシナプスを盛んに形成し，神経ネットワークを張り巡らせていく．このネットワーク形成は有限であり，役割を終えた神経細胞が細胞死（アポトーシス）をおこすことで，過剰な神経回路を整理している．中枢神経系（大脳，間脳，中脳，橋，小脳，延髄，脊髄）は胎児期に構造を完成させ，下位の脊髄は反射，脳幹（中脳，橋，延髄）は生命をつかさどる呼吸，心拍，体温調節などのホメオスタシス，橋・小脳は主に運動制御と運動学習，中脳は運動反応と神経伝達物質（ドパミンなど）の作動に関与する．

CS	受精後胎齢（日）	外観と発生の特徴	CS	受精後胎齢（日）	外観と発生の特徴
1	1	• 受精 • 1 細胞期	15	34	• 水晶体胞 • 鼻窩 • 手板
2	2～3	• 卵割～桑実胚 （2～16 細胞）			
3	4	• 未着床胚盤胞	16	37	• 耳介原基 • 網膜色素上皮 • 足板
4	5～6	• 着床初期胚盤胞			
5	7～12	• 二層性胚盤 • 胚外中胚葉 • 栄養膜細胞増殖 • 栄養膜腔隙と母体側類洞が交通	17	41	• 上肢指放線 • 指間陥凹
6	13	• 原始線条 • 原始結節 • 二次卵黄嚢出現			
7	16	• 脊索突起 • 尿膜	18	44	• 手の指間陥凹著明 • 下肢指放線 • 眼瞼初発 • 耳介原基癒合
8	18	• 原始窩 • 脊索管 • 神経溝			
9	20	• 体節初発（1～3 対） • 神経溝著明 • 心臓原基出現	19	48	• 咽頭弓ほぼ完全に癒合 • 下肢指放線著明
10	22	• 神経ヒダ癒合開始 • 第1・2 咽頭弓 • 体節数 4～12 対			
11	24	• 前神経孔閉鎖 • 耳胞 • 体節数 13～20 対	20	50	• 肘やや屈曲 • 足の指間陥凹著明
12	26	• 後神経孔閉鎖 • 上肢芽 • 咽頭弓 3～4 対 • 体節数 21～29 対 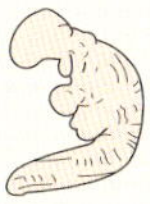			
13	28	• 下肢芽 • 水晶体板 • 耳胞閉鎖 • 心肝隆起著明	21	52	• 指伸長 • 両手が接近
			22	54	• 眼瞼・耳介著明 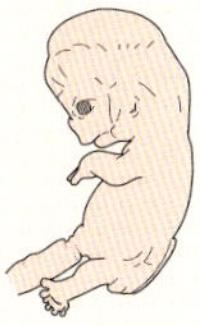
14	32	• 水晶体窩 • 鼻板 • 上下肢ヒレ状	23	56	• 頭部静脈叢が頭頂にほぼ達する • 四肢伸長 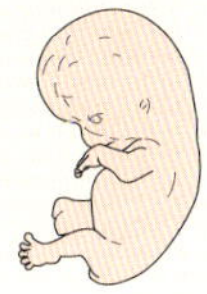

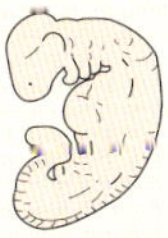

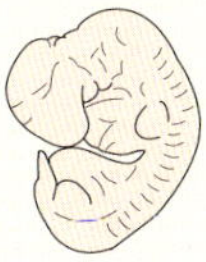

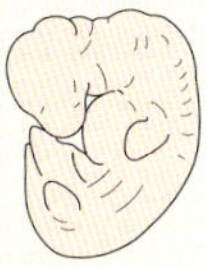

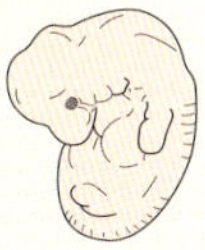

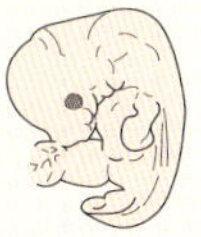

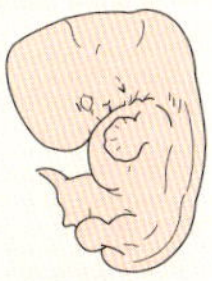

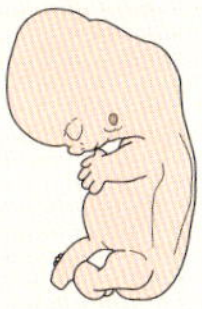

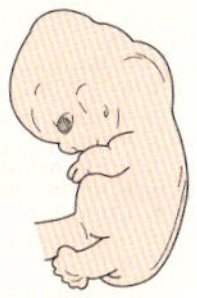

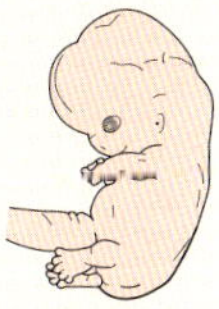

▶ 図 4-7　カーネギー発生段階（カーネギーステージ；CS）

180 ● 第4章：各発達期の特徴

受精後胎齢 7〜10週	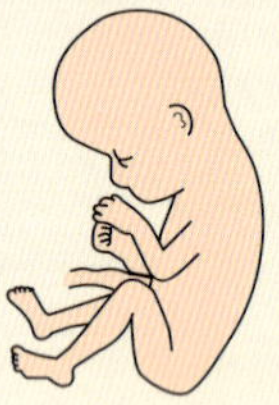 ・胎児の頭部が頭殿長のほぼ半分の大きさである ・頸部がはっきりとしてくる ・上下の眼瞼が癒合し，眼球を覆う ・鼻腔上皮が増生し，鼻腔が閉じる ・自発運動が開始される ・いくつかの骨の原基に一次骨化点が現れる ・肝臓で造血が行われるようになる（赤血球は有核である） ・10週ころから腎臓からの分泌が開始される
受精後胎齢 11〜14週	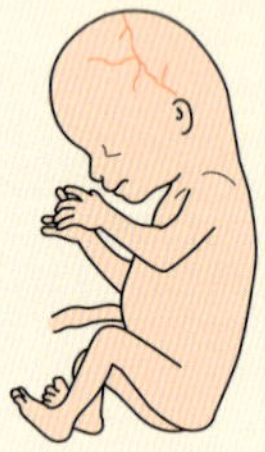 ・左右の口蓋突起が癒合し，口蓋（二次口蓋）が形成される ・全身の皮膚は薄く，皮下の血管が透見する ・外生殖器の分化が進み男女差が現れてくる ・多くの骨で骨化が始まる ・14週ころから甲状腺が機能し始める
受精後胎齢 15〜18週	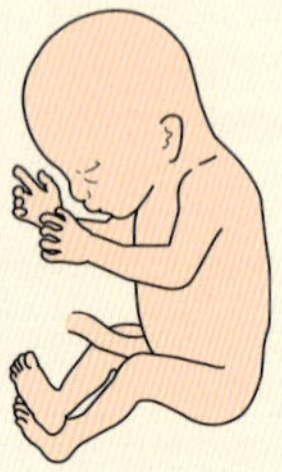 ・頭部と体幹が丸みを帯びてくる ・母親が胎児の動きを胎動として感じる ・外生殖器の超音波像から男女の判別が可能になる ・全身にうぶ毛が生え，皮膚が胎脂に覆われ始める ・脾臓でも造血が行われる
受精後胎齢 19〜22週	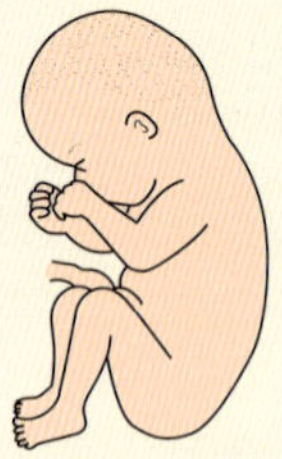 ・眉毛，睫毛，頭髪が認められる ・鼻孔が再開する ・肺で肺胞II型上皮細胞が分化し，肺サーファクタントが産生される
受精後胎齢 23〜26週	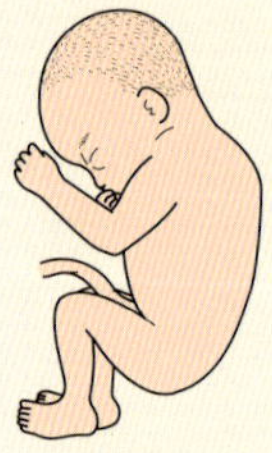 ・皮下脂肪が増えて体全体が丸みを帯びてくる ・体毛が明瞭に認められる ・眼瞼が開き，外耳道が開通する ・男児では精巣が下降し始める ・多くの骨で骨化が進み，骨髄が主要な造血の場となる

▶ 図4-8　胎児期の発達の様相（つづく）

受精後胎齢 27〜30週	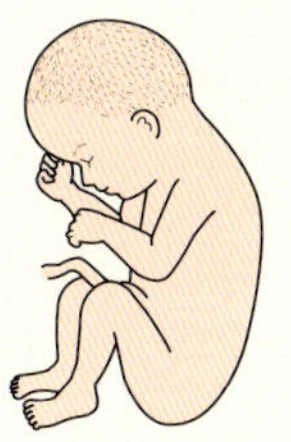 ・手の爪が伸びて指先に達する ・男児では，精巣が鼠径管を通って陰嚢内へ下降する
受精後胎齢 31〜34週	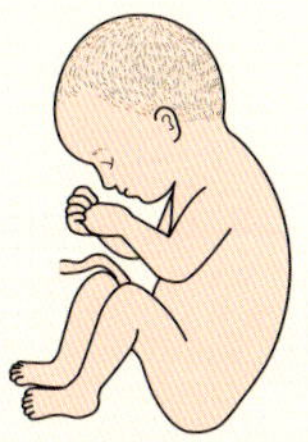 ・皮膚の厚みが増し，皮膚の色が薄くなる ・うぶ毛が消失し始める
受精後胎齢 35〜38週	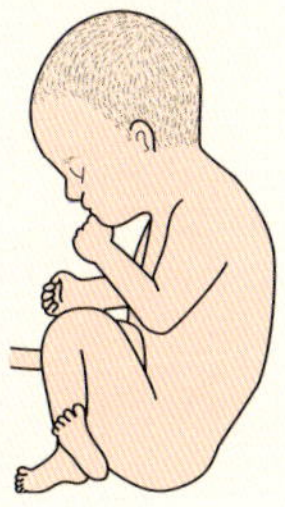 ・皮下脂肪が発達して，胎児の体が丸みを帯びる ・妊娠末期胎児の身長は平均約 50 cm，体重は平均 3,000 g である

胎齢と身体の大きさ

齢（週）	頭殿長（cm）	体重（g）
9〜12	5〜8	10〜45
12〜16	9〜14	60〜200
17〜20	15〜19	250〜450
21〜24	20〜23	500〜820
25〜28	24〜27	900〜1,300
29〜32	28〜30	1,400〜2,100
33〜36	31〜34	2,200〜2,900
27〜38	35〜36	3,000〜3,400

▶ 図 4-8　胎児期の発達の様相（つづき）

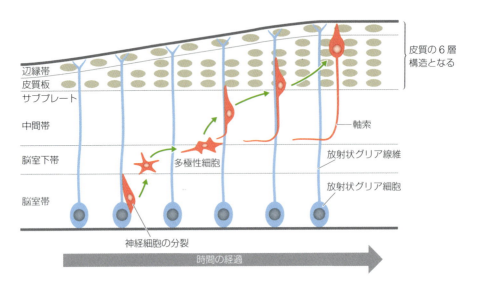

▶図 4-9 神経細胞の遊走（移動）

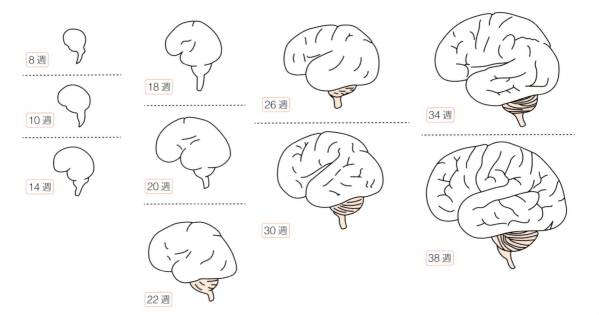

▶図 4-10 脳溝の発達

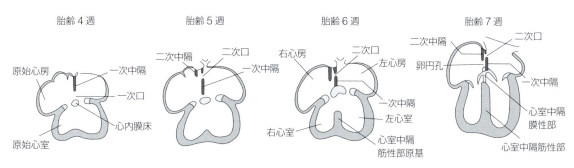

▶図 4-11　4 腔心（心房中隔・心室中隔）の形成

C 循環器・呼吸器の発達

1 循環器

　胎齢 4 週時点で心血管系の原型はほぼ形成されており，4～6 週にかけて心房と心室の中隔形成が始まり，7 週に 4 腔心となる（▶図 4-11）．胎児の心室中隔には**卵円孔**と呼ばれる開口部分があり，血液は卵円孔を通って右房から左房へと流れている．また，臍帯血の半分が肝臓を静脈管で迂回（バイパス）して下大静脈へ，動脈管で肺動脈血流のほとんどが肺を迂回して下行大動脈へ入っている（▶図 4-12）．胎児の循環にみられるこのような**短絡経路**は，胎児の成長に必要な酸素を効率的に運搬するうえで重要な役割を担っている．

　出生後に自発呼吸が開始されると，肺血管抵抗減少，肺血流増加，左房への血液還流量増加，左房圧上昇が生じ，卵円孔は機能的に閉鎖する．動脈管は約 1～2 日，静脈管は 2 週以内に機能的に閉鎖し，その後，解剖学的に閉鎖する．

2 呼吸器

　肺芽から気管支と肺が発生する．肺芽は，胎齢 5 週の半ばに，右で 3 本，左で 2 本の葉芽に分枝し，これらが葉気管支および肺葉の原基となる．葉芽の先端は，胎齢 7 週までにさらに分枝し，右

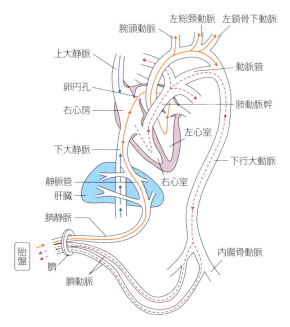

▶図 4-12　胎生期の血液循環
赤矢印：酸素分圧の高い血液，**青矢印**：酸素分圧の低い血液，**紫矢印**：その中間的な酸素分圧の血液の流れを示している．

肺で 10 本，左肺で 8～9 本の肺区域が形成される（▶図 4-13）．これが将来の肺区域の原基となる．区域芽の先端はさらに細かな分枝を繰り返しながら発育し，胎齢 6 か月末には 17 次の分枝に達し，この時点で呼吸細気管支まで形成される．

　内胚葉からは，咽頭から肺までの気道上皮とこれに付属する腺の上皮成分が発生し，局所の間葉からは周囲の結合組織，血管，軟骨，平滑筋などが発生する．**腺様期**と呼ばれる胎齢 6～17 週の間は，気管支の枝分かれの原型がつくられる時期で

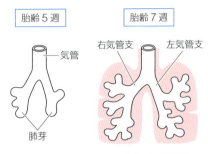

▶図 4-13　気管および肺の初期発達

ある．上皮細胞はまだ存在しておらず，外分泌腺の様相を呈しているが，気管支の枝分かれは腺様期において終末気管支の形成までほぼ完成する．

管腔期と呼ばれる胎齢 17～24 週は，気管支原基内の円柱上皮が立方上皮へと変化して内腔が生まれてくる時期である．管腔期において，間葉組織の血管から毛細血管が肺胞の周囲へと発達し，次第にガス交換が可能な構造となっていく．肺胞期と呼ばれる胎齢 24～40 週は，気管支先端の細葉の立方上皮が扁平化して肺胞が発達していく時期である．また，肺胞期において，肺胞上皮細胞はⅠ型とⅡ型に分化する．

肺胞上皮の 95％を占めるⅠ型肺胞上皮細胞は，非常に薄く扁平な形で，この部位で肺胞内の酸素と血液中の二酸化炭素とのガス交換が行われる．Ⅱ型肺胞上皮細胞は，肺サーファクタントと呼ばれる肺胞の虚脱（つぶれること）を防ぐための界面活性物質を産生・分泌し，自己を複製しながらⅠ型肺胞上皮細胞にも分化できるという肺における幹細胞としての重要な役割を担っている．胎齢 14～16 週ころには，胸郭の呼吸様運動が観察されるようになる．

D 筋骨格系の発達

1 骨格

軟骨が形成される場所では，はじめに間葉細胞の増殖・集積がおこり，特に細胞密度が高い中心部を**軟骨化中心**と呼ぶ．軟骨化中心は胎齢 5 週ころから出現し，軟骨芽細胞へと分化し，増殖を続けながら軟骨細胞に分化する．胎生期に現れる軟骨は，①そのまま体の軟骨（鼻，外耳，咽頭，気管，関節，椎間円板など）になる，②靱帯（蝶下顎靱帯，茎突舌骨靱帯など）になる，③骨組織に置き換わる，という 3 種類の経過をたどる．

体幹や四肢のほとんどの骨は軟骨性の原基が形成・吸収されて骨組織に置き換わることで骨化したものである．ヒト胚子・胎児における主要な骨の一次骨化中心（将来骨幹となる部位）の発現時期を▶表 4-2 に示す．

2 筋

骨格筋，心筋，平滑筋は，いずれも間葉から発生する．筋は，胚子期のかなり早い時期に基本的なパターンが形成される．頭頸部の筋は後頭筋板，耳前筋板，咽頭弓間葉から，体幹と四肢の筋は体節の筋板から発生する（▶図 4-14）．

胚子全体の成長に伴って筋の長さと太さが増していくが，これは筋線維の周縁にある**外套細胞**（衛星細胞）が分裂して筋線維に融合していくことにより行われる．また，筋節がつながることによって筋線維の長さが伸びていく．筋は胎児期初期から収縮能力を有しているが，生後にかけて生理的に成熟していく．ヒトにおいては，胎生期の 20 週ころより筋線維が typeⅠ線維（遅筋線維，赤筋線維）と typeⅡ線維（速筋線維，白筋線維）へと分化を始める．初期には typeⅠ線維の比率が高いが，出生時には成熟時の筋線維構成比にほ

▶表 4-2 一次骨化中心の出現時期

軟骨・骨	胎齢（週）
頭蓋	
下顎骨	9
上顎骨	9～10
前顎骨	9～10
口蓋骨	10
前頭骨	10
側頭鱗	10～11
上後頭骨	10～11
頭頂骨	10～11
蝶形骨大翼	11
側後頭骨	11
底後頭骨	11～12
蝶形骨小翼	12～13
底蝶形骨	12～13
岩様部	14～15
耳小骨	15～18
舌骨（大角）	19～

軟骨・骨	胎齢（週）
脊柱と胸部	
頸椎椎体	12～16
胸椎椎体	11～13
腰椎椎体	11～12
仙骨	11～17
肋骨	10～12
胸骨柄	15～
胸骨体	16～
上肢骨	
鎖骨	9
肩甲骨	10～11
上腕骨	9～10
橈骨・尺骨	9～10
手根骨	生後
中手骨	11～12
基節骨	11～12
中節骨	12～15
末節骨	10～12

軟骨・骨	胎齢（週）
下肢骨	
腸骨	10～11
坐骨	14～16
恥骨	18～20
大腿骨	9～11
脛骨	9～11
腓骨	10～11
踵骨	17～
距骨	34～
中足骨	11～12
第1～2基節骨	12～15
中節骨	15～28
末節骨	10～17

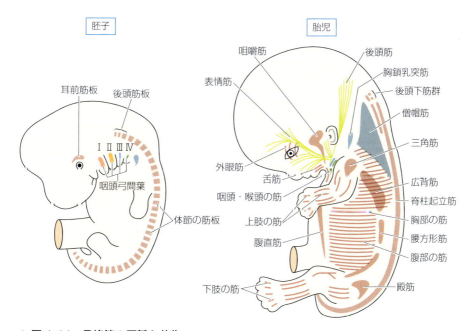

▶図 4-14　骨格筋の原基と分化

▶ 表 4-3　胎生期における各感覚機能の発達概要

感覚	発達の概要
触覚	・胎齢 9 週ころには触刺激に対する反応が出現し，10 週ころには顔全体の触覚が発達している ・胎齢 12 週ころには手と口の接触行動が始まり，24 週ころには指しゃぶりが可能となる
温度覚	・羊水中に冷たい生理食塩水を注入すると，18〜20 週齢の胎児で胎動がおこることが知られている
視覚	・胎齢 24〜30 週には両眼の輻輳運動が可能となり，強い光刺激に対して顔をそむける ・胎齢 30〜34 週では開眼・凝視することができ，出生時から眼前の物体（特に人間の顔）を注視する行動がみられ，視覚的な刺激に反応する
聴覚	・母体の話し声や心音，子宮動脈の血流音，腸管の蠕動音，腹壁を通じた外界の音など，さまざまな音を知覚しており，胎齢 26 週ころからは音に対する反応（心拍数や胎動回数の増加）が認められる
前庭 （平衡） 感覚	・胎齢 14〜15 週ころには前庭感覚器官が解剖学的に完成し，機能的反応（母体の体位・姿勢の変化に対しする胎動）がみられるようになる
味覚	・胎齢 34〜38 週には，羊水中に人工甘味料を注入すると，胎児が羊水を嚥下する量が増加することが知られている
嗅覚	・嗅覚受容ニューロンは胎児期から発達しているが，実際に機能するのは出生後の第一啼泣時からと考えられている

ぼ等しくなり，遅くとも出生後数週間以内には分化を完了すると考えられている．

E 感覚機能の発達

　大脳，視神経や脳幹，脊髄から大脳に向かう軸索などのミエリン形成の発達や，感覚受容器の成熟を背景に，感覚機能は胎生期の早い段階から発達している（▶表 4-3）．

1 体性感覚

　触・圧覚，振動覚，痛覚，温度覚，深部感覚などの体性感覚の受容器は，脊髄神経節細胞からの神経終末としてさまざまな形態をとる．これらは，出生時には解剖学的に十分に完成しており，全身のあらゆる部位に存在する．

　受容器から入力された求心性信号は間脳（視床）を介して大脳皮質の感覚野，運動野，連合野へ投射され，知覚・認知のための情報として処理される．約 120 もの神経核の集合体からなる視床は，嗅覚以外のすべての感覚情報が集まる重要な部分であり，胎齢 5 週ころからその発達がおこっている．

　感覚機能のなかでも触覚は特に早期（在胎 9 週ころ）から発達が進んでいる．中絶のために外界に出された胎児を観察した研究では，胚子期が終わる胎齢 10 週ころには触覚反応が認められることが報告されている．皮膚の表面付近に存在するマイスナー小体，深部に存在するパチニ小体，メルケル細胞，ルフィニ終末，自由神経終末（主に痛みに反応）などの触覚の受容器も，胎児期の早期から発達が進んでいる．

　体性感覚は自己の運動を伴って得られる感覚であるため，その発生と発達は自発運動の発生・発達と密に関連していると考えられている．「手と口の接触（hand to mouth）」は胎齢 10 週ころに，「指しゃぶり（sucking）」は 24 週ころには観察されるようになり，このような二重接触（double touch）と呼ばれる自己の身体同士が触れ合う運動は，触覚と固有受容感覚の統合を意味し，身体図式（➡65 頁参照）の発達の現れを示す行動であると考えられている．

2 視覚

　視覚器の発達は，胎齢 6，12，28 週ころにそれぞれ網膜神経節細胞，錐体細胞（色調感知），桿体細胞（明暗感知）が出現し，胎齢 32 週ころまでには網膜の構築がほぼ完成する．また，視神経の髄鞘化が胎齢 23〜25 週ころに始まり，30〜35 週ころに視覚野の樹状化が進む．

　子宮内は光が到達しにくいが，胎児鏡で光を与えると胎児が顔を背けたり，腹壁上から強い光刺激を与えると心拍変動がみられたりすることが知

られている．出生時（胎齢40週ごろ）には網膜はほぼ完成しているものの，黄斑部は未完成であり，生後すぐの視力は0.01～0.02程度である．

3 聴覚

聴覚器の発達は，外耳孔を取り囲む耳介が胎齢4週ころから形成され，16週ころから順にツチ骨，キヌタ骨，アブミ骨が骨化していく．内耳や中耳などの基本的な構造は，胎齢20週ころまでには完成し，出生時に鼓膜はすでに成人の大きさに達する．

母体の腹壁上から胎齢24～28週の胎児に音を聞かせると，心拍の変化や胎動がみられることが知られている．また，胎児期に聞かせた音を出生後に聞かせた際の脳波の変化を調べた研究では，母音や音程の変化を区別していることが示唆されている．音に対する感受性や反応できる力が，胎児期からすでに備わっている．

4 前庭（平衡）感覚

前庭感覚に関連する受容器の発達も胎児期の早い時期から進んでおり，前庭機能は14～15週齢ころには解剖学的に完成し，母体の姿勢変換に反応して胎動がおこるといった機能的反応がみられるようになる．前庭感覚器官には，3次元の方向を感じる三半規管，耳石器（卵形嚢，球形嚢）があり，それぞれの器官の分化が胎齢7週ころに始まり，9週ころに卵形嚢に感覚毛の出現が観察される．

F 運動機能の発達

1 自発運動

胎児が原始反射のような外的刺激に依存せず，

早い時期から自発的に運動を表出していることが，2次元の超音波診断装置を用いた胎児の運動観察によって明らかになっている．

胎児期にみられる自発運動について観察した報告では，全身性の運動（just discernible. movementやgeneral movement）が胎齢8～9週ころから，しゃっくり（hiccup）や驚愕様運動（startle），上・下肢の独立した運動（isolated arm movement, isolated leg movement），頭部の運動（head retroflexion, head rotation, head anteflexion），全身性の伸展運動（stretch）が10週ころからみられるようになることを明らかにしている．また，このころには手を顔にもっていく運動（hand/face contact）も示し，13週ころからは開口（下顎の運動）（jaw opening）や呼吸様の胸郭運動（breathing movement）も観察されるなど，胎児が示す15種類の多様な運動が示されている（▶図4-15）[1]．

近年では，胎児の運動や行動が3次元や4次元の超音波診断装置で観察できるようになり，顔の運動（表情）を観察した研究では，微笑み，しかめ面，泣き顔などの表情が胎齢20週前後において観察されることが報告されている．

2 胎児行動

近年では，胎児が自発的に運動を表出していることのみならず，すでにその運動が意図（目的）を伴った行動であるという可能性も示されている．4次元超音波によって胎齢19～35週の胎児を対象に行動観察を行った研究では，胎児が指を口周囲にスムーズにもっていく様子から，指しゃぶりに先んじて予期的な開口がみられることが報告されている．

胎齢24～36週における胎児が自分の顔へリーチする様子を観察した研究では，胎齢を追うごとにリーチの到達点が口元に集まるようになり，さらに手が口に触れることを予測したような口の動きが出現していく様子が報告されている．このよ

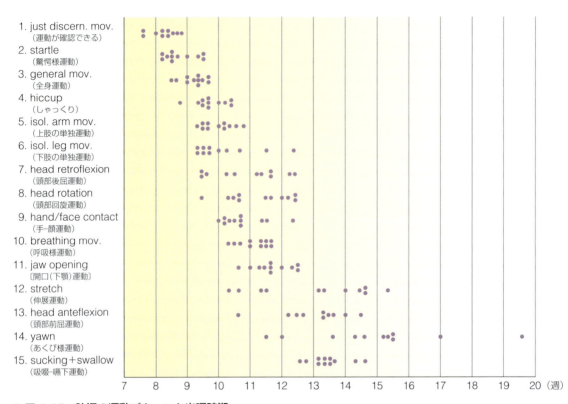

▶図4-15 胎児の運動パターンと出現時期

1. just discernible movement：1/2～2秒くらい持続するゆっくりとした小さな運動. 2. startle：上・下肢を同時に, 急激に屈曲あるいは伸展させる運動. 3. general movement：頭部, 体幹部, 四肢の迅速で滑らかな運動. 4. hiccups：横隔膜, 胸部, 腹部を急激に動かす運動. 四肢, 頭部の動きに続いておこることが多い. 5. isolated arm movement：上肢のみのゆっくりとした運動. 6. isolated leg movement：下肢のみのゆっくりとした運動. 7. head retroflexion：頭部の後屈運動. 8. head rotation：頭部の回旋運動. 9. hand/face contact：手をゆっくり顔に触れる運動. 10. breathing movement：横隔膜が下がり, 胸部は内側, 腹部は外側に動く逆説的な運動. 11. jaw opening：単発あるいは連続する開口運動. 12. stretch：頭部を後ろ, 体幹を弓状にそらせ, 上肢を持ち上げるゆっくりとした運動. 13. head anteflexion：頭部の前屈運動. 14. yawn：口を大きく開けたのち, 素早く閉じる運動. 上肢の挙上を伴うこともある. 15. sucking+swallowing：規則的な顎の開閉と, それに続く舌と喉頭部の運動.
〔de Vries JIP, et al：The emergence of fetal behaviour：I. Qualitative aspects. Early Hum. Dev 7：301-322, 1982 より一部改変して転載〕

うな様子は, 胎児期における固有受容感覚（筋や腱, 関節などからおこる深部感覚）に基づく自己身体表象形成の可能性を示している.

また, 母体が胎児に向かって絵本の読み聞かせを行った場合と, お腹を触って音や振動を与えた場合とで胎児の反応・行動を観察した研究では, 胎齢21～23週の胎児が母体の腹壁接触に対して上肢・頭部・口の動きを増加させたことが示されている. これらの知見は, 胎児が早い時期から外界の刺激に対して選択的に反応しており, 自らの運動や行動を自発的・能動的にコントロールしていることを示している.

G 睡眠の発達

胎動や胎児の心拍数には, 24時間周期の**概日リズム（サーカディアンリズム）**があることが知られており, 心拍数のサーカディアンリズムは胎齢22週ころにはすでに観察される.

胎児にみられるサーカディアンリズムは, 胎盤を経由して母胎から伝えられるホルモンや栄養の

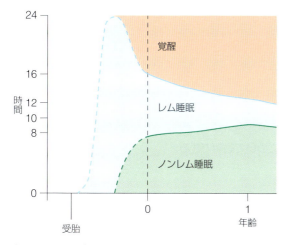

▶図 4-16　睡眠と覚醒の発達
〔Hobson JA：REM sleep and dreaming：towards a theory of protoconsciousness. Nat Rev Neurosci 10：803-813, 2009 より一部改変して転載〕

サーカディアン信号に依存している．特に，夜間に母体から分泌されるメラトニンが胎盤を経由して胎児の脳（視交叉上核）に届き，これがメラトニン受容体に結合することにより，胎児は外界が夜であることを知覚している．胎児の睡眠-覚醒状態は，1日の大半が睡眠の状態である．

睡眠には，レム睡眠とよばれる瞼の下で急速な眼球運動（rapid eye movement；REM）を伴うものと，ノンレム睡眠と呼ばれる REM を伴わないものの2つの型が存在する．胎児においては，胎齢28〜30週以前は眼球運動や胎動，不規則な呼吸を伴うレム睡眠（動睡眠）の状態であり，31〜32週以降から徐々に心拍や呼吸が規則的で眼球運動を伴わないノンレム睡眠（静睡眠）の状態が現れ始める．これにより，レム睡眠の割合は徐々に減少していき，ノンレム睡眠が現れるのと同じ時期から少しずつ覚醒期もみられるようになっていく[2]（▶図 4-16）．

●引用文献

1) de Vries JIP, et al：The emergence of fetal behaviour. I. Qualitative aspects. Early Hum Dev 7：301-322, 1982
2) Hobson JA：REM sleep and dreaming：towards a theory of protoconsciousness. Nat Rev Neurosci 10：803-813, 2009

●参考文献

1) T・W・サドラー（著），安田峯生，他（訳）：ラングマン人体発生学　第11版．メディカルサイエンス・インターナショナル，2016
2) 大城昌平，他（編）：子どもの感覚運動機能の発達と支援　発達の科学と理論を支援に活かす．メジカルビュー社，2018
3) 塩田浩平：カラー図解　人体発生学講義ノート　第2版，金芳堂，2018
4) 大城昌平，他（編）：リハビリテーションのための人間発達学　第3版．メディカルプレス，2021
5) 浅野大喜（編）：Crosslink 理学療法学テキスト　小児理学療法学．メジカルビュー社，2020

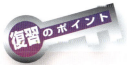

- [ ] 受精と着床の流れ，受精卵から胚葉が分化する経過を理解する．
- [ ] 胚子期後半における神経管や一次脳胞の形成過程を理解する．
- [ ] カーネギー発生段階，胎児期の発達の様相について，経過を理解する．
- [ ] 中枢神経系の発達過程を理解し，各部位のニューロン形成や大脳皮質の形成の様相を理解する．
- [ ] 胎生期の血液循環の特徴，肺芽から気管支と肺が発生する様相を理解する．
- [ ] 一次骨化中心の出現時期と，骨格筋の原基と分化の様相について理解する．
- [ ] 胎生期における各感覚機能〔体性感覚，視覚，聴覚，前庭（平衡）感覚〕の発達概要を理解する．
- [ ] 胎児が行う自発運動や胎児行動の概要を理解する．

③ 乳児期

学習目標
- 乳児期の特徴について概要を説明できる.
- 乳児期の日常生活活動について説明できる.
- 遊びの定義・分類について説明できる.
- 乳幼児期における遊びの発達的意義と特徴について説明できる.

A 乳児期とは

　人間の新生児は, ほかの動物に比べ生得的に備わっている能力が乏しく無力である.「生理的早産」という説を提唱したポルトマンによると, 人間は乳児期の1年間を子宮外で過ごすことを前提として誕生するのである. 確かに, 人間の新生児は生まれてすぐ自分の足で立って移動することも, 母親にしがみついて母乳を飲むこともできず, 生得的に備わっている能力が少ない未熟な存在だといえるだろう.

　一方で, 未熟であるからこそ環境からさまざまなことを吸収し, 経験学習していく能力が高いとも考えられている. 服部は,「人間の無力さは, 生得性から受ける制約が少なく, 出生後の学習のもたらす可能性をゆたかにもっている特徴がある」と述べている[1]. リハビリテーションで提供する早期からの発達支援は, そのような乳児の可能性を最大限に引き出すものでなければならない.

　乳児にとって養育者は生きていくために不可欠な存在であるとともに, さまざまなことを学習するための最も身近な環境でもある. そのため, この時期の養育者の存在や役割, そしてアタッチメントなどといった養育者と乳児の関係性について理解することも重要である.

　乳児は無力な存在であると述べたが, 他者(養育者)を自分のもとに引き寄せ, 相互作用に引き込むといった点では決して単に受け身で無力な存在ではない. 乳児は, 幼児図式(baby schema)や赤ちゃんらしさ(babyishness)といわれる魅力的な身体的特徴に加え, 社会的な同調によって人の動作に調子を合わせるメカニズムを有していることが知られている[2]. このような乳児の生得的な特徴は, 養育者を引き寄せ, 相互の関係性を確かなものにしていくのである(➡NOTE 42).

B 乳児期の日常生活活動

1 睡眠

　新生児は昼夜の区別なく眠っていることが多く, 1日に約16~20時間は眠っているといわれている[5]. 一般的に1~2時間起きて, 3~4時間寝るといった睡眠覚醒リズムをとることが多い. 睡眠中に生理的微笑(自発的微笑)(➡148頁参照)が観察されることもあり, 母親と新生児の共感的結びつきを促進する.

　個人差も大きいが, 睡眠時間は4か月ころには14~15時間, 6か月ころには13~14時間となり, このころに6~8時間は夜間に連続して眠れるようになっていく. そして, 9か月ころまでには8割近くの子どもが夜間に連続して眠るようになる[5]. 日中については, 12か月ころまでは, 2~4時間の昼寝を1日に2回ほどするといわれている.

NOTE

42 赤ちゃんの個性（気質：temperament）

　現在では，生まれたばかりの新生児であっても，明確な個性があるという認識が浸透している．そして，そのような個性を気質（temperament）と呼び，近年では視線や脳波や心拍などの生理指標を用いたさまざまな研究もなされてきている．気質は情動的反応の特性ともいわれており，刺激に対する感受性や反応の強さ・速さなどが含まれる[1]．

　乳児期の気質として最初に提案されたのは，9つの気質次元（活動水準，接近/回避，周期性，順応性，反応性の閾値，反応強度，気分，気の散りやすさ，注意の範囲と持続）であり，子どもの発達が，子ども自身の気質と環境との適合のよさによって影響を受けるといった考えが提唱された[3]．その後，気質の次元についてはいくつかの説が新たに提唱され（**表**），それらに基づく気質の質問紙なども開発されている．

　門田ら（2017）は，気質に関する質問紙を用いた調査を実施し，子どもの気質と関連した遊びが，育児不安や育児満足に及ぼす影響について検証している[4]．この調査の結果では，否定的感情反応の気質を示す子どもの場合，大人との相互遊び（「たかいたかい」や「くすぐり遊び」）が少ないと，養育者が子どもに対処できると感じる機会を得られにくくなることなどが明らかとなっている．このような結果から，育児不安を軽減し，養育者が育児満足を感じることができる遊びの選択といった観点も重要かもしれない．

気質の分類

気質（次元・タイプ）	
Thomas & Chess （1977）	活動水準
	接近/回避
	周期性（規則正しさ）
	順応性
	反応性の閾値
	反応強度
	気分
	気の散りやすさ（転導性）
	注意の範囲と持続
Buss and Plomin （1975, 1984）	情動性
	活動性
	社交性
	衝動性（中断）
Goldsmith & Campos （1982, 1986）	活動水準
	肯定的情動
	恐怖
	怒り
	悲しみ
	内気
	接近
	固執
	抑制制御
Rothbart （1981, 2007）	否定的情動
	俊敏さ・賢さ
	努力性の制御

〔Fu X, et al：International Encyclopedia of the Social & Behavioral Sciences, 2nd edition, Volume 24, pp191-198, Elsevier, 2015 より一部改変して転載〕

2 食事

a 哺乳期

　哺乳期（0〜4か月）の乳児の口腔は，乳首から母乳を吸啜するために最適な形態をしており（➡50頁参照），探索反射や吸啜-嚥下反射（➡108頁表3-3参照）を用いて母乳を取り込むことを可能としている．

　新生児期は，哺乳中にほとんど呼吸を停止することなくリズミカルに飲むことができる[6]．この時期は，舌の蠕動様運動（前後運動）が主に行われ（▶動画4-1），このような口腔運動をサックリング（suckling）と呼ぶ（➡55頁参照）．

　そして，定頸がみられる4か月前後になると，

吸啜がより随意的なものに移行し，舌の運動も下顎から分離するようになる．さらに5〜6か月ころには，吸啜の際に口唇を閉じた状態で舌の上下運動が可能となる．このような口腔運動は，サッキング（sucking）と呼ばれる．

口腔機能のほかにも，哺乳中に，乳児が哺乳瓶や乳房に手をもっていき添える様子が観察されるようになる[7]．授乳は3〜4時間おきに行われ，この間は頭頸部の位置などを養育者が支える必要がある．

出生直後の新生児の視力は0.01〜0.02程度とされ，約20〜30 cm離れた位置の対象に焦点を合わせることができる程度だといわれている．この焦点距離は，授乳を行う母親の顔と新生児の顔の距離とほぼ一致し，授乳中の相互的親子関係を促進し愛着形成にもつながると考えられている．

食事以外の場面では，生後2か月ころから指しゃぶりが観察される[8]．最初のころは手（こぶし）をしゃぶるが，手を直接もっていくのではなく，探索反射（➡108頁表3-3参照）のように口唇周辺に手が触れることで口が手に向かう．

非対称性緊張性頸反射（asymmetrical tonic neck reflex；ATNR）が統合され姿勢筋緊張が左右対称的になると（➡108頁表3-3参照），乳児はより手を口元にもっていきやすくなり，口に手や指を入れる動作が頻繁にみられるようになる．離乳期に移行していくために，指しゃぶりのような感覚運動経験は，口腔内の過敏な反応を軽減させ，原始反射を抑制する作用もあると考えられている[9,10]．そのため，指しゃぶりは経口摂取の準備行動としてとらえることもできる．

b 離乳期

離乳期（5〜18か月）は，いくつかの段階に分けることができる．この時期は食事動作の獲得に向けて，口腔運動の発達と姿勢や上肢機能の発達がより関連するようになる．本項では，5〜18か月の時期を4期に分けてみていくことにする．

(1) 離乳初期（5〜6か月）

離乳初期では，スプーンからの摂食が開始され，食事以外の場面では，物を把持して口に入れるような行動が観察される．頭頸部の持続的安定が得られるようになると，体幹サポートがあるベビーチェアなどを使用することで食事中に座位がとれるようになる．養育者から食物が提供される経験をとおして，スプーンが口元にくるのを期待して口を開ける様子が観察される[7]（動画4-2）．

吸啜-嚥下反射（➡108頁表3-3参照）による舌の前後運動によって食物が口から外に押し出されやすいが，徐々に口唇が閉じるようになり，スプーンからの取り込みが行いやすくなる．乳児は，すりつぶされたピューレ状の食物を摂取し，唾液と混ぜた食塊を嚥下するようになる（成人嚥下➡76頁参照）．

(2) 離乳中期（7〜8か月）

離乳中期では，食事への意欲・関心が高まる時期でもあり，食べることや飲むことに対して主体的に向かうようになる．座位姿勢も安定してくることで，外的なサポートは少なくて済むようになる．食事中はハイチェアを利用するなど，家族と同じ食卓を囲むことにより食事への関心がさらに高まる．

哺乳瓶を両手で保持して飲むことや，食物に自ら手を伸ばす様子が観察されようになり，手づかみ食べが徐々に開始される．コップで飲むことはまだ難しく，連続飲みや口腔内に液体を留めておくことはできない[11]．

生後6〜7か月ころには，乳歯が生え始める子どももいる．上下の乳中切歯（前歯，▶図4-17）が生えることも口腔機能の発達には重要であり，歯で舌の前方突出が押さえられ，舌と口唇の動きを分離しやすくする[10]．

この時期は，口腔内での押しつぶし機能が獲得

動画4-1　　動画4-2

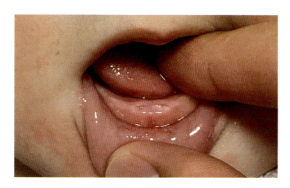
▶図 4-17　乳中切歯

される時期であり，舌の挙上運動で押しつぶして咀嚼する**マンチング（munching）**がみられるようになる．挙上運動で力強く食物を押しつぶす際に，口角が左右対称に横にひかれる様子が観察できる[12]．

発声器官を含む口腔機能の構造的変化により，声道の共鳴を伴う音声の生成ができるようになるのもこの時期である．また，この時期には，口腔運動の発達に伴い，規準喃語が出現し，音声言語についても複雑な音節を組み合わせることが可能となってくる（➡125頁参照）．

(3) 離乳後期（9〜10か月）

離乳後期は，手と口が協調する時期ともいわれている[9]．座位もかなり安定し，乳児は食具や食器に興味を示して，自らスプーンに手を伸ばすようになる．また，食器にスプーンを打ちつけたりする様子も観察される．道具操作獲得には，道具を介して対象物を知覚することが重要となり，このような行動はスプーンを介した知覚体験の1つとしてとらえることもできる．

また，食物を手づかみで口にもっていけるようになるが，力のコントロールが難しいため，食物を握り込んでしまうことも多い（▶動画4-3）．口に運んだ食物をうまく離すことができずに落としたり，手指も一緒に口の中に入れて噛んでしまったりすることがある．

この時期の口腔運動と姿勢運動で共通している点は，抗重力の伸展を伴った**回旋・側方運動**が獲得される点である．座位での体幹の回旋運動を伴う側方移動は生後7〜9か月ころから観察されるようになり，それに続いて舌にも側方運動が出現する（➡92頁参照）．抗重力活動による骨盤帯の安定性が体幹の回旋運動を引き出すのと同じように，舌の回旋運動にも頭頸部や下顎の安定性の獲得が不可欠である[9]．

舌の回旋運動は，左右の臼歯部（臼歯はまだ生えていないので，実際には歯茎）に食物を送り咀嚼することや，口腔内で食塊を形成することを可能にする．食物形態は柔らかい固形物であり，すりつぶして咀嚼することができるようになる．臼歯部ですりつぶすことから，左右の口角が非対称に動く様子が観察でき，頰と口唇の協調した運動もみられる[12]．少し大きめの食材を嚙み切って食べるような練習も徐々に導入していくことで，ひと口量の学習にもつながる．

この期の後半には，ジャーゴンや会話様喃語が出現するようになり（➡126頁参照），初期の発話機能獲得に向けてより複雑な発声が可能となる．

(4) 離乳完了期（11〜18か月）

離乳完了期になると，食事動作における目と手の協調がより向上する．上肢操作では手全体で握るだけではなく，つまみ動作も可能となり，手づかみ食べがより実用的になる．スプーンやフォークでも食物を口に運ぼうとするが，自ら行う摂食行動としては手づかみ食べが主である（▶動画4-4）．

上肢操作として，前腕や手関節の運動でスプーンの向きや傾きを調整することは難しく，うまく皿からすくうことができないため，手指で食物をつまんでスプーンにのせるようなこともある．また，上唇を使用した食物の取り込みを代償して，スプーンを返して口の中に放り込むような動作がみられることもある[9]．

　動画 4-3　　　動画 4-4

12か月の時点で，上下の中切歯（前歯）と側切歯の8本が生えていることが多く[13]，前歯でビスケットなどを噛み切ったりもできるようになる．ただし，乳歯が生える時期は個人差も大きいため，食物形態の変更などは個々の発達に応じて段階的に進めていく．

口唇，下顎，舌は協調して運動するようになり，口腔内で食物の移動が容易になる．垂直運動成分が均一な咀嚼により，固形物の咀嚼もできるようになる．このような咀嚼運動は，**チューイング**（chewing）と呼ばれる．下顎の円弧を描くような滑らかな回旋運動が可能となるのは2歳ころである（➡92頁参照）．この時期の乳児はコップで飲むことも上手になり，下唇に当てたコップを傾け，連続飲みをすることができる[11]．

3 排泄

生後3か月を過ぎるころまでは，膀胱の蓄尿機構が成熟しておらず，ほとんど尿を溜めることができない．排便に関しても同様に，直腸に便を溜めることはできず，体動や泣くなどの全身からの刺激によって排尿や排便が引き起こされる状態である．排尿も排便も1回量はわずかであるが，1日の回数が多く，排尿は1日に15〜20回，排便は1日に2〜10回程度である[11]．4か月ころになると，睡眠時の排泄は抑制され，入眠時よりも覚醒時のほうが排尿量は多くなる[14]．

この時期は，まだ尿意や便意を感じることはないが，一次的情動に含まれる快や苦痛（不快）の情動は分化しており（➡142頁参照），触知覚システムもすでに機能していることから（➡120頁参照），オムツの濡れなどによって泣くなどの反応を示すことはできる．養育者は，乳児にとって不快を取り除いてくれる存在でもある．オムツ交換をする際には，まなざしを合わせるなど親子間での相互交流を行うことが望ましい[14]．

生後6,7か月ころになると，膀胱に蓄尿できる容量も増し，排尿の抑制ができ始めるとともに蓄尿の感覚が中枢神経に送られ，膀胱壁が伸張される刺激で泣くという反応がみられるようになる[9,11]．

生後8〜10か月は，排尿や排便に腹圧を利用するようになる時期である．この時期は，姿勢運動においても座位や四つ這い位へと姿勢変換が頻繁に行えるようになるため，腹部体幹の同時収縮が促通されることで，排泄時にいきむ動作も可能になってくる[9]．

生後12か月を過ぎるころには，排便に関しても神経機構が発達し，便意の知覚に伴う随意的な排便行動が可能となってくる[14]．乳児期は，消化にかかる時間が短く，直腸に便を溜めておくことも難しいため，特に新生児期では排便の回数が多くなる．離乳食が始まる時期になると，有形便に近くなり，便の回数も1日1〜2回程度に安定してくる[14]．

4 更衣

この時期の更衣は，体温調整，身体の保護や衛生面の管理といった要素が強く，自己表現などの心理社会的要素は少ない．しかし，養育者の思いや子育てに対する価値観，社会文化的背景などが衣服の選択に反映される側面があることは理解しておく必要がある．

生後3か月ころまでは，全身が屈曲優位となり，養育者が衣服を着替えさせる際には，伸展方向の運動を他動的に行うことで更衣を実施する必要がある（▶**動画4-5**）．更衣中，乳児は一方的に動かされるのみであり，更衣に対する協力動作は観察されない．暑さや寒さ，オムツが濡れた不快感に対しては，泣くなどの反応を示すことができる．

4〜6か月ころになると，袖を通すなどの場面

▶動画4-5

で上肢の伸展運動がみられるようになり[11]，更衣動作に伴う身体誘導に対しても動きを合わせる様子がみられる．定頸を獲得し上部体幹の安定性も向上することで，養育者も衣服の交換が行いやすくなる．

7〜10か月では，姿勢運動でも抗重力の活動が盛んになり，座位も徐々に安定性が向上し，立位姿勢への挑戦が開始される（➡76頁参照）．空間での上下肢の保持も持続するようになり，更衣に対する協力動作が観察される．具体的には，袖口を見せると手を伸ばして入れようとする，両上肢をバンザイして脱衣に協力するなどがみられ，足蹴りによって靴下や靴を脱ぐこともある[9]．

この時期には，空間認知が発達することで，自分の身体との関係や環境にあるモノどうしの関係から空間をとらえることが可能になる（➡119頁NOTE 25 参照）．更衣の協力動作が可能になる背景には，このような**空間認知**や**身体図式**の発達（➡65頁参照）も関与すると考えられる．

更衣動作の特徴として，衣服で構成される空間に自己の身体部位を合わせていく必要がある．そして，動作を遂行する際には，衣服の張りや抵抗を連続的に感じとりながら，左右や上下などの向きを意識した探索活動が行われることになる．また同時に，そのような探索活動を行うなかで，身体部位や空間的関係性への気づきも育まれていく．

生後12か月を過ぎると，自己主張がみられるようになるとともに，ピアジェの認知発達論における第3次循環反応が出現する時期となり，自ら新たに試す行為も多くなる（➡122頁参照）．そのため，自分で衣服の着脱を試みるような素振りが観察されるようになる．この時期は，着衣よりも脱衣に興味を示すことが多く，座位で手が届く靴下に手を伸ばして引っ張り，偶然脱げたことをきっかけに脱衣が繰り返されるようになることもある[9]．

▶表4-4　遊びのパターン

遊びのパターン	内容
同調遊び	養育者との情動的な双方向性の遊び
身体と動きの遊び	運動に関連し，自己身体について学習することを助ける遊び
もの遊び（ものを用いた遊び）	対象物の操作性の発達と関連し，身体的・認知的発達を助ける遊び
想像的遊び	現実とつくり話の両要素を含む抽象的な遊び（見立てやごっこ遊び）
社会的遊び	並行遊びから始まり，さまざまな対人的相互交流を含む遊び
格闘ごっこ・じゃれ合い遊び*	友好的な身体接触を含む遊び
祝賀・儀式遊び（パーティーごっこ）*	誕生日会や夕食会のような行事や宗教的儀式も含む遊び
物語（お話）と語りによる遊び	情報を文脈としてつなげ，理解することを助ける遊び
斬新で統合的そして創造的な遊び	イメージに基づき，創意工夫を発揮する遊び

＊社会的遊びに含まれる場合もある
〔Kuhaneck HM, et al：Activity analysis, Creativity, and Playfulness in Pediatric Occupational Therapy：Making Play Just Right. p7, Jones and Bartlett Publishers, Massachusetts, 2010/National Institute for Play をもとに作成〕

Ⓒ 乳児期の遊び

遊びは，人の発達において非常に重要であり，乳児期から老年期まで生涯をとおして行われる活動である．本項では，まず遊びについて概要を説明したうえで，乳児期の遊びの特徴について記述する．また，各期にみられる遊びの特徴については，その詳細を「幼児期」「学齢期」においてそれぞれ解説する．

遊びの分類について，統一されたものは存在しないが，ここでは National Institute for Play が提案している遊びのパターン[15, 16]を参考にしながら遊びの特徴を示す（▶表4-4）．

表4-5　あそび空間の分類

あそび空間	あそび場	あそび場の状態	代表的なあそび方法の例
自然スペース	山, 川, 田畑, 水路, 森, 雑木林など	木, 水, 土を素材として生きものがいる状態	採集のあそび 川あそび
オープンスペース	グラウンド, 広場, 空地, 野球場, 原っぱなど	広がりがある状態	集団ゲーム 追跡あそび（鬼ごっこなど）
道スペース	道路, 路地など	人が通る道がある状態	乗り物あそび（自転車など）
アナーキースペース	焼跡, 城跡, 工事場, 材料置場など	混乱し, 未整理な状態	戦いごっこ 格闘あそび
アジトスペース	山小屋, 洞窟, 馬小屋など	秘密の隠れ家の状態	秘密基地あそび 大人たちから知られない独立した空間でのあそび
遊具スペース	児童遊園, 遊具公園など	遊具がある状態	遊具を媒介としたあそび
バーチャルスペース	インターネット空間	通信機器でインターネット接続が可能な状態	オンラインゲームなどネット空間を媒介としたあそび

注：あそび方法とあそび空間は一対一の対応関係にあるわけではない（例：集団ゲームは, オープンスペース以外でも可能）.
〔仙田満：こどものあそび環境. p18, 筑摩書房, 1984より一部改変して転載〕

1 遊びとは

a 遊びの特徴

　遊びを定義づけることは非常に難しいが, ホイジンガは遊びを人間文化と関連づけてとらえており, 特に社会的な遊びに着目した[17]. ホイジンガが提案した遊びの形式的特徴として, ①自由な行為であること, ②必要や欲求の直接的満足を求める生活過程の領域を超え, 独自の仮構の世界に入ること, ③時間・空間的に限定されていること, ④ある種の規則をもつこと, ⑤秘密を有していることがあげられる.

　①については, 遊びは仕事ではなく, いつなんどきでも延期できるし, 中止もできる. そして, 命令されて遊ぶのではなく, 「楽しい」から遊ぶのだとした. つまり, 内的に動機づけられる行為である. ②については, 遊びは生活から遊離しており, 物質的な利益や生活上の必要性や欲求を直接的に満たすような領域を超えているとした. ③については, 一時的な仮の世界という限定性とそれが繰り返されるという時間的な特徴と, 遊び場といったその遊びを行うための場があることが述べられている. ④については, 遊びは独自の秩序を創造し, 緊張をもたらす側面もあるとしている. ⑤については, 秘密で取り囲むことで, 遊びをありきたりの現実世界と区別する特徴があるとした.

　そして, ホイジンガは遊びの機能的な特徴として, 「競うこと・戦い」と「演技」の2つの側面があると考えた[17]. ホイジンガの提案以降も, 遊びのとらえ方についてはさまざまな議論がなされているが, 共通する特徴としては「柔軟性」「自発性」「内的動機づけ」「抽象的なものの使用」「自由意思による従事」「自由な選択」「肯定的情動の誘発（楽しさ）」「機能的目的や目標を伴わない」「現実行為と類似するが結果は伴わない」といった点が含まれている[16].

b 遊びの環境

　次に, ホイジンガが提案した時間・空間的限定という特徴に着目して, 遊びの環境についても少し触れておきたい. 仙田は「あそび環境」に, あそび場, あそび時間, あそび集団, あそび方法という4つの要素を含めている[18]. 学齢期の子どもを対象とした戸外遊びの調査研究において, あそび場は6つの実態的あそび空間（そこで何をする

のか，どういうふうにして遊ぶのかという子ども の行為のイメージが明確なものを指す）として分 類されている（▶表4-5）.

現代では，仙田が分類した6つのあそび空間に 加えて，新たに「バーチャルスペース」といった あそび空間も含まれてくるように思う（2025年 現在）. 実際，仙田が分類したようなあそび場は， 現代の子どもたちの生活圏からは減少傾向にあ り，それに取って代わろうとしているものの1つ にインターネット空間があると考える. 発達過程 をとおして，子どもが選択する遊び環境は変化す る. そして，そこには子どもが生きる時代背景も 色濃く反映されている.

c 遊びの多様性と豊かさ

さらに，人は同じ遊び空間，同じ仲間，そして 同じ物で遊ぶ場合であっても，同じことを単に繰 り返すのではなく，遊びの内容を発展的に変化さ せるものである. 子どもが滑り台などの遊具で遊 ぶ場合を想定すると，最初は上まで登って滑るこ とを繰り返すが，そのうち頭から滑ったり寝て 滑ったりと滑り方を変え，最終的には友だちと連 結して滑ったり，互いに滑り方を競い合ったりす る.

仙田は，遊具の遊びには「機能的あそびの段階 （遊具に備わったあそびの機能を初歩的に体験す る段階）」「技術的あそびの段階（より高度な技術 を使ってあそぶ段階）」「社会的あそびの段階（遊 具を媒介としてあそぶ段階）」の3つの段階があ ると述べている[18]. どの段階まで遊びを発展させ られるかは，子どもの生活年齢や発達段階，遊具 自体がもつ物理的特性，そして子ども一人ひとり の興味や関心によっても異なってくる. 河﨑は， 遊びの多様性と豊かさについて「マテマテ遊び」 を題材にとりあげ，成長のどの段階でも一定の形 態とおもしろさがあり，発達段階で切り替わって その遊びをしなくなるのではなく，多様性と豊か さを増すものであると述べている[19].

つまり，何におもしろさを感じるのかは，発達

段階や年齢によって一様に決まるものではない. 遊びの多様性と豊かさは，さまざまな機能の発達 と相互に関連していることは確かであるが，「何 歳ならこの遊び」と特定の年齢に特定の遊びを拘 束する必要もないのである. これは，リハビリ テーションや保育・教育など，発達支援を目的と して子どもに遊びを提供するときにも常に心に留 めておきたい点である.

さらに，遊びの過程における本質として，河﨑 が提唱している「様式化」と「脱様式化」につい ても少しだけ触れておきたい[20]. 様式化とは，あ る行為が繰り返されるなかで一定のまとまった意 味のありそうな行動様式が形成されることであ り，その過程は学びや練習の過程でもある. 脱様 式化とは，安定した様式化から抜け出す過程であ り，失敗や逸脱がおもしろがられ，分解や破壊が 新たな様式化につながることもある.

そして，河﨑は「遊びの過程の本質は『様式 化』と『脱様式化』の絶えざる交替，相互転化と いう変動性である」と述べている[20]. 失敗や逸脱 が受け入れられ，おもしろがられるといった体験 は，子どもの新たな挑戦を支える心理的基盤にも なるといえるだろう.

d 青年期以降の遊び

ここでは詳細は述べないが，青年期以降では遊 びは余暇・レクリエーションとして位置づけられ る. 余暇は，気晴らしや休息・娯楽など，労働と 対比する形で語られることが多く，祭事のような 発散や昇華のための適応的な退行を保障するもの も含まれる[21].

余暇にもさまざまな活動が含まれ，山根は，余 暇活動は趣味・娯楽，スポーツ，創作・表現活 動，知的活動などに分類されるとしている[22]. た だし，これらの余暇活動も，現代社会において は，自由な行為（＝遊び）としては遂行されがた くなっているといえるかもしれない. ▶図4-18 には，乳児期から成人期の遊びの分化と展開を示 している.

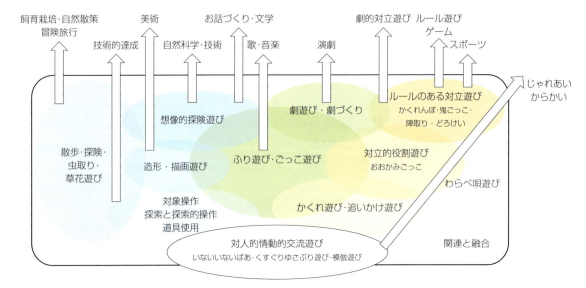

▶図 4-18　遊びの分化と展開（乳児期〜成人期）
遊びが相互に関連性をもちながら融合しつつ新しく分化していくことで，成人期以降の興味・関心などにもつながっていく．
〔河崎道夫：あそびが語る保育と発達．p25，かもがわ出版，2022 より一部改変して転載〕

2 乳児期における遊びの発達的意義

　乳児期の遊びは，姿勢運動の発達が関連するものが多い．ライリーは，「遊びは身体的技能に付随して，精神的戦略の獲得と練習の双方を含む活動の可能性を拡大させる」と述べている[22]．また，探索に伴う身体活動は，多感覚な経験を同時に引き起こし，乳児はそれらの相互相関から行為や対象のカテゴリーをみつけていくともいわれている[23]．特に，この時期に飛躍的に発達する移動能力は，遊び空間を拡大し，知覚，認知そして心理社会的側面にも発達的変化を及ぼす．

3 乳児期の遊びの特徴

a 遊び空間

　この時期の遊び空間は屋内にある場を主とし，姿勢運動の発達により，二次元平面から三次元空間へと飛躍的な広がりがみられる特徴がある．加藤は，乳児期の姿勢運動発達と遊び空間の広がりを関連づけて，一次元の点としての存在から二次元平面を動き回るようになり，三次元空間に適応していくと，この時期の発達を次元への適応からとらえている[24]．

　乳児期の前半は，外界をとらえる感覚情報をより正確に知覚できるようになるとともに，意図をもって自己の身体を操作できるようになってくる時期である．定頸し，正中線上での左右対称的な四肢の運動が可能になるころ，両眼視差によって空間内で距離感をとらえることや立体構造を知覚することも可能となる（➡118 頁参照）．

　遊び空間は，自己身体と隣接している平面や手を伸ばして届く空間が主であるが，養育者との情動的交流をとおしてさまざまな感覚運動経験が展開され，遊び空間はより多様で豊かなものとなる．そして，寝返り，座位，ずり這い移動，四つ這い移動へと姿勢変換や移動能力が獲得される時期になると，遊び空間は格段に広がり，二次元平面から三次元空間への新たな挑戦が開始されるのである．

3 乳児期 ● 199

▶表4-6 感覚運動遊び（乳児期）

	開始時期	乳児期にみられる遊びの特徴
見る・聞く遊び	1, 2か月ころ	光, 声や音に反応する（モビールの動きや音を楽しむ）
	3, 4か月ころ	変化の知覚（動くものを注視して目で追う, いないいないばぁを楽しむ）
	5, 6か月ころ	対象の認知（操作・機能：音の鳴る玩具を触って楽しむようになる） （立体構造の知覚：奥行きを知覚し, 興味のある物に正確にリーチするようになる）
	7〜9か月ころ	対象の認知（対人：知っている人に笑いかけるようになり, 意図共有的共同注意が遊びのなかでも観察される） （形態の知覚：恒常性が獲得され色や形を楽しみ, 絵本や絵カードに興味を示すようになる）
	10, 11か月ころ	対象の認知（操作・機能：容器から物を出す, リズムに合わせて身体を動かす, 手を叩く）
触る・触られる遊び	2, 3か月ころ	自己身体の認知（抱っこされて喜ぶ, 手足をなめる, 指をしゃぶる, 正中線上で手足を合わせる）
	4, 5か月ころ	対象の認知（操作・素材：手で触り素材を探索, 軽くて変化がおきやすい素材や柔らかい素材への働きかけ）
	6か月ころ	対象の認知（操作・素材：手を伸ばしてつかむ, 物をなめる・噛む・しゃぶる） 予測性の発達が進む（身体を動かされて喜ぶ, くすぐりに反応する）
動く遊び	5か月ころ	二次元平面への適応 （興味がひかれる方向へ向こうとするなどをきっかけに寝返りをする） （腹臥位で顔をあげ周囲を見回す, 近くの玩具に触れようとする）
	6, 7か月ころ	二次元平面への適応の拡大から三次元空間への適応 （腹臥位で手を伸ばせるようになり, 玩具をつかむ） （ずり這いで移動し, 興味がある対象に自ら近づくようになる） （座位で両手を使用して遊ぶことができるようになり, 壁面の物に手を伸ばしたりもする）
	8, 9か月ころ	三次元空間への適応（認知的興味や心理社会的動機づけが移動を促進する） （四つ這い移動が可能となり, 移動時の視点も変化する）
	10, 11か月ころ	三次元空間への適応（垂直方向への三次元空間の拡大） （高這いやつかまり立ちを繰り返す） （椅子や机の下, 簡単なトンネルをくぐるなど空間を自由に探索する）

b 遊びの内容（対象と遊び方）

この時期は, 感覚運動遊びが主な遊びとなる. 感覚運動遊びは, 大きく「見る・聞く遊び」「触る・触られる遊び」「動く遊び」の3つに分類することができ（▶表4-6）, 乳児はこれらの遊びをとおして環境にかかわるための自己身体への認識を高めていく[24].

また, 感覚運動遊びは, 身体運動もしくは外部環境から得られる感覚を楽しむ要素が含まれることから, 「感じる遊び」と関連づけて考えられる場合も多い[9, 25]. 感じる遊びは, 「感覚の心地よさを楽しむ遊び（遊び自体が感覚的な心地よさを提供する遊び）」「一次的な緊張感を楽しむ遊び（たかいたかいなど緊張感を経由して快を感じる遊び）」「生活感覚を楽しむ遊び（収集や鑑賞, 飼育・栽培など知的で情緒的な味わいを感じる遊び）」などに分類される[9]. 感覚を楽しむという要素は, 乳児期の遊びに限ったものではなく, 遊びの形態を変えながら幼児期以降の遊びにも含まれている.

乳児期前半の感覚運動遊びは, 養育者との「同調遊び」が主であることから, 社会的な要素も同時に多く含まれており, ▶図4-18に示した「対人的情動的交流遊び」[20]と重なる部分も多い. 遊びの対象は養育者と自己身体が主となり, 養育者

から提供されるさまざまな感覚刺激を楽しみつつ，自らも自己身体を探索し働きかけることで遊びが展開する．この時期は，ピアジェの認知発達論における第1次循環反応として，自分の身体に向けられた行動が繰り返される時期でもある（→121頁参照）．

　乳児期後半になり，身体機能（姿勢，移動能力，操作性など）が向上すると，乳児の興味・関心は外的な対象物（玩具など）に向くようになり，目が手を誘導するようになっていく．つまり，「身体と動きの遊び」をとおして「もの遊び」へと展開していくのである（▶表4-4）．

　自己が行ったことが結果の原因になっていること（因果関係）への気づきと理解が得られるようになり，外的な対象物に向けられた行動を繰り返す様子が観察される（第2次循環反応→121頁参照）．そして，飽きることなく何度も繰り返し試しながら，自己流のやり方で工夫する様子がみられるようになり，自分の身体機能を使うことを楽しむことができる．このような遊びは，機能を使うことを楽しむという点から「機能的遊び」と呼ばれることもあり，自己有能感を育てるという点でも重要な遊びだと考えられている[9]．

　前述の河﨑[20]が提唱している遊びの「様式化」と「脱様式化」という観点で機能的遊びについて考えると，乳児はある行動を繰り返して行うことで様式化しつつも，常にその様式から逸脱する脱様式化をすることによって，自ら行動を洗練させていくのである．

●引用文献

1) 服部祥子：生涯人間発達論―人間への深い理解と愛情を育むために　第3版．pp17-34, 医学書院，2020
2) 遠藤利彦，他：乳幼児のこころ―子育ち・子育ての発達心理学．pp59-119, 有斐閣，2011
3) Thomas A, et al：Temperament and development. Brunner/Mazel, New York, 1977
4) 門田昌子，他：子どもの気質と関連する遊びが養育者の遊びにおける対処可能感を介して育児不安，育児満足に及ぼす影響．パーソナリティ研究25：206-217, 2016

5) Becker RE, et al：Sleep and sleep disorders in children. Feldman HM, et al（eds）：Developmental-Behavioral Pediatrics, fifth edition. pp711-721, Elsevier, Amsterdam, 2022
6) 金子保：哺乳機構の発達とサッキング効果．二木武，他（編）：新版　小児の発達栄養行動―摂食から排泄まで/生理・心理・臨床．pp40-59, 医歯薬出版，1995
7) Pickler L, et al：Feeding and swallowing disorders. Feldman HM, et al（eds）：Developmental-Behavioral Pediatrics, fifth edition. pp671-676, Elsevier, Amsterdam, 2022
8) 一般社団法人日本赤ちゃん学協会（編）：赤ちゃん学で理解する乳児の発達と保育　第2巻―運動・遊び・音楽．pp16-21, 中央法規，2017
9) 岩﨑清隆：標準理学療法学・作業療法学　専門基礎分野　人間発達学　第2版．医学書院，2017
10) 井上美津子：乳幼児期の口腔機能の発達―食育の視点から．小児保健研究75：718-720, 2016
11) 原義晴：ADLの発達（遊び・食事・排泄・更衣）．上杉雅之（監修）：イラストでわかる人間発達学．pp179-202, 医歯薬出版，2015
12) 弘中祥司：摂食嚥下の発達と障害．日本摂食嚥下リハビリテーション学会，他（編）：小児の摂食嚥下障害ver. 3. pp7-14, 医歯薬出版，2020
13) 篠川裕子：乳児期．福田恵美子（編）：コメディカルのための専門基礎分野テキスト　人間発達学　改訂6版．pp41-55, 中外医学社，2022
14) 帆足英一：排泄行動の生理と発達．二木武，他（編）：新版　小児の発達栄養行動―摂食から排泄まで/生理・心理・臨床．pp111-169, 医歯薬出版，1995
15) Kuhaneck HM, et al：Activity analysis, Creativity, and Playfulness in Pediatric Occupational Therapy：Making Play Just Right. pp3-27, Jones and Bartlett Publishers, Massachusetts, 2009
16) National Institute for Play：How we play. https://www.nifplay.org/what-is-play/types-of-play/（2024年5月17日閲覧）
17) ヨハン・ホイジンガ（著），里見元一郎（訳）：ホモ・ルーデンス―文化のもつ遊びの要素についてのある定義づけの試み．講談社，2018
18) 仙田満：こどものあそび環境．筑摩書房，1984
19) 河﨑道夫：「子どもの遊び」研究と実践的カテゴリーの可能性．心理科学37：13-21, 2016
20) 河﨑道夫：あそびが語る保育と発達．かもがわ出版，2022
21) 山根寛：ひとと作業・作業活動―作業の知をとき技を育む　新版．pp24-28, 三輪書店，2015
22) メアリ・ライリ（著），山田孝（訳）：遊びと探索学習―知的好奇心による行動の研究．pp59-64, 協同医書出版社，1982
23) Thelen E, et al：A Dynamic Systems Approach to the Development of Cognition and Action. MIT press, Massachusetts, 1994

24) 加藤寿宏：遊び．日本作業療法士協会（編）：作業―その治療的応用　改訂第2版．pp165-181，協同医書出版社，2003
25) 増田靖弘（編）：遊びの大事典．東京書籍，1989

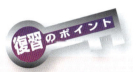

- 乳児期の特徴について，養育者との関係性を踏まえて理解する．
- 哺乳期，離乳期について，運動機能の発達と関連づけ，この時期の食事の特徴を理解する．
- 排尿や排便に関する神経機構の発達と関連づけて，この時期の排泄の特徴を理解する．
- 身体機能，空間認知，身体図式の観点からこの時期の更衣の特徴を理解する．
- 遊びの定義や分類を整理するとともに，生涯発達における遊びの意義を理解する．
- 乳幼児期の遊びの意義について，身体活動の経験と関連づけて理解する．
- 乳幼児期の遊び空間について，姿勢運動の発達と関連づけて理解する．
- 乳幼児期の遊びの内容について，「感覚運動遊び」，「同調遊び」，そして「もの遊び」への展開を中心に理解する．

4 幼児期（前期：1～3歳）

学習目標
- 幼児期（前期）の特徴について説明できる．
- 幼児期（前期）の日常生活活動について説明できる．
- 幼児期（前期）における遊びの発達的意義と特徴について説明できる．

A 幼児期（前期）とは

生後1年を過ぎると，「歩くこと」や「話すこと」が可能となっていき，人として自立に向けた行為が大きく歩みを進めることになる．母親との共生関係にあった乳児期から，自己と他者という関係性が明確となり，母子関係の面においても変化がみられる．

0～3歳の母子関係の観察分析に基づくマーラーの**分離・固体化理論**では，自己-他者（母親）の分化過程を経て，個としての自己（自我）が確立されると考えられている[1]．分離・固体化理論は，一部否定されている側面はあるものの，乳幼児期の母子関係と自我の発達をとらえる際に用いられる代表的理論の1つである（▶表4-7）．

幼児期に，子どもはできることも増えて自分の意思を主張するようになり，親の意思と衝突するといったこと（反抗）も経験するようになる．2歳前後は，イヤイヤ期と呼ばれることもある．自己認識が成熟する時期であり（→146頁 NOTE 35 参照），自己への気づきや自我の確立から自己主張

▶表4-7 分離・固体化理論の概要

段階	時期	内容
正常な自閉段階	出生時～	外部刺激に対する生得的無反応性が明確な時期である 新しい胎外環境で恒常的平衡状態を達成することが課題となる
正常な共生段階	1, 2か月～	欲求充足対象である母親をぼんやりと意識するが，二者単一体の状態であり，内と外，自己と他者の分化はまだ曖昧である
分化期	4, 5か月～	自分自身の身体と母親の身体を区別し始める 母親に興味をもち見て触れて探索し，母親と他者を区別する（人見知り：8か月ころ）
練習期	初期練習期 （9か月～）	這う，よじ登る，つかまり立ちをするなど，母親から身体的に離れようとする最も初期の能力によって開始される 移動能力が拡大することで子どもの世界は広がる 対象物へも興味を示すが，母親への関心が先行する時期である
	本来の練習期 （12か月～）	歩行の開始によって特徴づけられる 自分自身の能力と外的世界への関心が拡大し，自分自身の諸機能や身体に対して，能力を習得することに集中する時期（ぶつかったり，倒れたりすることに鈍感） 母親への関心は一時期減少する（母親は必要なときの基地である）
再接近期	15か月～	分離不安の増大が観察されるようになる（対象喪失不安に基づく） 母親への絶え間ない関心と積極的接近行動が観察される（後追いなど） 母親と分かち合いたいという欲求から絶えず物をもってきたりする 独立移動能力の拡大や環境探索から社会的相互作用へと喜びや関心が変化する
個体性の確立と情緒的対象恒常性の始まり	24か月～	母親の内的イメージを次第に内化することで，一貫した情緒的対象恒常性を確立する 「良い」対象と「悪い」対象を1つの全体的表象（母親表象）として統合する 愛情対象（母親）が不在のときにもその表象を保持し，本能的欲求や内的不快の状態にかかわりなく，表象を比較的安定した代理とすることができる

〔M・S・マーラー，他（著），髙橋雅士，他（訳）：乳幼児の心理的誕生—母子共生と固体化．黎明書房，2001より一部改変して転載〕

が強くなるが，柔軟に状況の変化に対応することはまだ難しい．

また，褒められて嬉しいといった社会的承認欲求が芽生える時期でもあり，信頼できる他者（母親）との関係性を基盤としながら，**自律性**を学んでいくこととなる．そのため，幼児期（前期）は自律性を発達させる時期ともいわれ，自己への信頼（自信）と他者（母親）への信頼が自律性の発達を支えている[2]．

自己-他者の認識が発達することで，幼児は利他的な動機に基づく情報提供の指さし（➡154頁参照）や他者の苦痛に対する向社会的行動（➡157頁参照）を示すようになる．自己意識的情動（社会的情動/道徳的情動）が出現するのも幼児期（前期）であり（➡145頁図3-93参照），心理社会的な側面も全般的に豊かになっていく時期だといえる．成功・失敗の原因帰属や自己評価が可能になることで，恥や疑惑（自己に対する問いかけのなかで，不安や恐怖を抱くこと）といった情動も生じるようになるが，自律性が恥や疑惑を上回る形で自我が統合されていくことが，この時期の心理社会的危機を解決していくために望ましいとされている[2]（➡23頁参照）．

そして，生活場面ではしつけといった観点が子育てに取り入れられ，日常生活活動の自立と社会生活への適応に向けた準備が進められていくことになる．

B 幼児期（前期）の日常生活活動

1 睡眠

幼児期（前期）になると1日の睡眠（昼寝を除く）は約12時間程度となり，昼寝は30分〜3時間半程度となる[3]．多くの幼児は，生後18か月ころまでに昼寝は1日1回となり，2回以上は昼寝をしなくなる．

2 食事

1歳を過ぎると，いろいろな食物を食べることが可能となってくるとともに，好き嫌いなどもみられるようになる．スプーンやフォークを使うことが増えてくるものの，1歳半前後は手と口の協調は未熟であり，スプーンを口に運ぶ際にも対側の手（スプーンを把持していない側）を使って落とさないようにする必要がある．

1〜3歳ころの食具操作の概要を▶**表4-8**に示す．道具を使用し始めた初期には，道具の機能的特性（スプーンはすくう，フォークは刺すなど）

▶**表4-8　食具の上肢操作の発達〔幼児期（前期）〕**

	スプーンとフォークの操作	年齢
スプーン	スプーンを全指で握る（全指握り）	10〜11か月
	食物のなかにスプーンを突き立てるように入れ，口へ運ぶ	1歳3か月
	食物をすくい，こぼしながら運ぶ	1歳半〜2歳
	スプーンを満たし，口の中で裏返し，こぼす	1歳半
	スプーンの先端をわずかに口に向ける（スプーンの側面を押し込む）	1歳半
	口からスプーンを抜くとき，柄を上に傾ける	1歳半
	ほとんどこぼすことなくスプーンをうまく使う	2〜2歳半
	スプーンの先端から口に入れる	2歳
	裏返すことなくスプーンを口に入れる	2歳
	スプーンを手指で握る（静的三指握りがみられる）	3歳
	皿のなかの食物を寄せ集める，切る，ほぐすなどができる	3歳半〜4歳
フォーク	ほとんどこぼさず食物を突き刺し，かき込む	2〜2歳半
	手指でフォークをもつ	4歳半

〔A・ヘンダーソン：第10章　セルフケアと手のスキル．A・ヘンダーソン，他（編著），園田徹，他（監訳）：子どもの手の機能と発達―治療的介入の基礎　原著第2版，pp192-235，医歯薬出版，2010をもとに作成〕

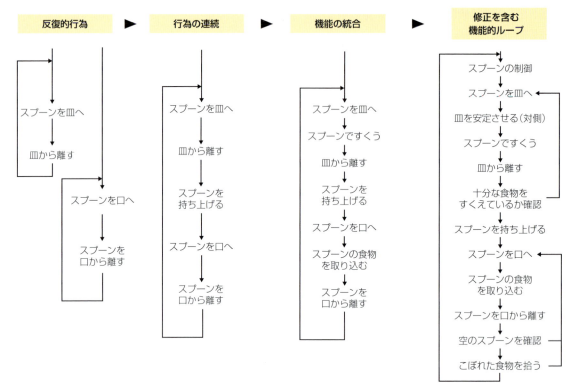

▶図 4-19　スプーン操作の発達
〔Connolly K, et al：The emergence of a tool-using skill in infancy. Dev Psychol 25, 894-912, 1989 より一部改変して転載〕

に応じた操作はまだ難しい．通常，スプーンが最初に使用する食具となるが，食物によっては突き刺すといったフォーク操作のほうが安定して口元に運びやすいため，スプーン操作より早く使用される場合もある．

2歳になるまでのスプーン操作をビデオ分析した研究では，スプーン操作が単純な反復的行為から，複雑な一連の行為として発達的に変化することを明らかにしている（▶図 4-19）[4]．この研究では，年少児（11〜12か月児）と年長児（17〜18か月児）を6か月間追跡調査しており，年長になるほど①把持のパターン数（▶図 4-20）が減少し把握形態が一貫すること，②非利き手が食器の保持などに参加すること，③すくう際に手関節運動を用いるようになること，④口元に運ぶ際に主に肘の運動を用いること，⑤スプーンを皿から口元に運ぶ際の方向性エラーが減少し運動の軌跡がスムーズになること，⑥スプーンを予期して口を開けるタイミングが一貫してくることなどを明らかにしている．また，予期的に口を開けるようになると，食器から口にスプーンを運ぶ際に視覚で確認することが減少する傾向も確認されている．

このような結果から，この時期にスプーン操作が一貫して効率的になり，意図的な制御が可能になることがわかる．2歳ころには，スプーンを使用する際の食べこぼしも少なくなり，3歳までにはほとんどこぼさずにスプーンで食べられるようになる．

McCartyらは，9か月，14か月，19か月児を対象に，スプーンの食物を口に入れるために，スプーンの向きを考慮した把握ができるかを調べている[5]．この研究では，年長になるほどおこり得る問題を予測し，効率的な把握（橈側把握；▶図 4-21B）ができるようになることが明らか

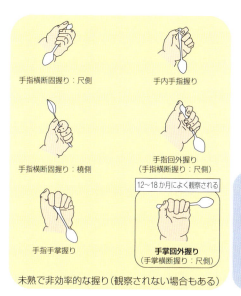
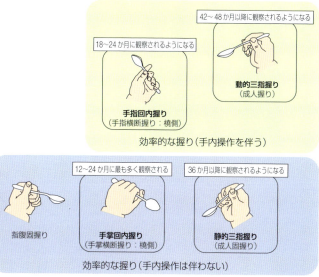

▶図 4-20 スプーンの把持形態の分類〔幼児期（前期）〕（ 動画 4-8, 9）
　　　　　は，幼児期（前期）にみられる握りの形態であり，太字は代表的な握りである．握りと操作に必要な関節運動は関連する〔描画の筆記具操作とも関連する（➡ 214 頁図 4-22 参照）〕．
〔Connolly K, et al：The emergence of a tool-using skill in infancy. Dev Psychol 25：894-912, 1989 より一部改変して転載〕

になっている．

　具体的には，▶図 4-21A の設定で食物がのったスプーンが提示されると，9 か月児はスプーンの向きにかかわらず優位側（preferred hand）でスプーンを把持し，スプーンの持ち手側が口に入る向きでも，口の中に入るまで修正しないことも多い（▶図 4-21 C）．一方，19 か月児では提示されるスプーンの向きに応じて使用手を変えることで，橈側把握を常に用いるようになる（優位側の手は，生後 7 か月ころからみられるようになる）（▶図 4-21D）．

　食事という行為全般をみてみると，1 歳を過ぎて歩行が可能となることで，声かけで食事のテーブルまで移動するようになる．1 歳後半には，食事の準備として自分でエプロン（前掛け）をつけようとしたり，「いただきます」や「ごちそうさま」といった食事の前後の挨拶を行ったりと，生活習慣として見通しをもって行動できることが増えてくる．

　2 歳前後になると，食材や献立に興味を示し，「これは何？」と大人にたずねる様子がみられる

ようになる．言語発達の面でも語彙が急激に増える時期であり，社会的な手がかりを優先的に使用しながら生活経験をとおして学習していく（➡ 127 頁図 3-82 参照）．

　2 歳後半にかけては，コップをテーブルの上にそっと置ける，コップに飲み物を注ぐ，コップで連続飲みができるなど，上肢操作や呼吸・嚥下機能における調整や制御の能力がいっそう高まる（ 動画 4-6, 7）．スプーン操作が円滑に行えるようになることで，ほかに注意を向ける余裕が生まれ，徐々に他者と会話を楽しみながら食事を行うようになる．

　そして，3 歳ころには，スプーンでほぐす，混ぜる，集めるなども可能となり，スプーン操作はほぼ自立して行えるようになる．この時期は，母指・示指・中指を使用した静的三指握り（static tripod）でスプーンをもつことが増え，3 歳後

動画 4-6, 7

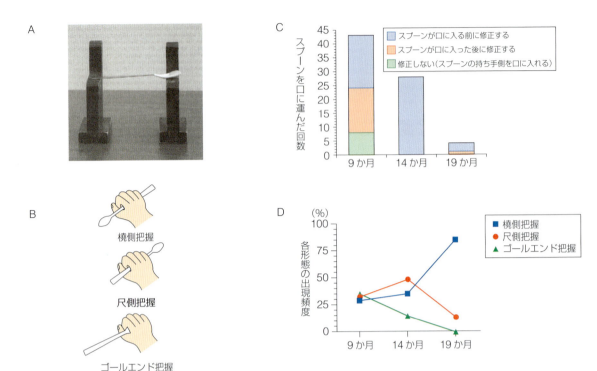

▶図4-21　スプーンの予測的な操作
A：子どもにスプーンを提示するときの設定，B：この実験で分類されている3種類の把握形態（スプーンのどの部位を把握するかで，手掌回内握りをさらに3種類の形態に分類している），C：尺側把握もしくはゴールエンド把握でスプーンを把持したあとにみられる修正行動の月齢変化，D：優位手と反対側にスプーンの持ち手がくるように提示された条件（困難条件）での握りの形態の出現頻度．
〔McCarty ME, et al：Problem solving in infancy：The emergence of an action plan. Dev Psychol 35, 1091-1101, 1999より一部改変して転載〕

半〜4歳になると動的三指握り（dynamic tripod）も徐々に観察されるようになる（▶図4-20，▶動画4-8, 9）．

3 排泄

15か月を過ぎるころには，排尿回数は新生児期の約半分（約10回/日）となり，2歳ころまでには，短時間ではあるが排尿を我慢することができるようになる[6,7]．自分で尿意を事前に知らせることは18か月ころまではできないが，もじもじする様子や遊んでいても急に動きが止まるなどの様子がみられるため，周囲の大人がおまるやトイレに誘導することも可能となってくる（トイレトレーニングの開始）．

トイレトレーニングを行うにあたっては，排泄機能の成熟に加え，①トイレに行きたいことを伝えられるコミュニケーション能力，②下衣の着脱を行う能力，③便座に座る能力などの発達も関連する．周囲の大人がトイレを使用するのを見て，自分も使いたいといった思いが芽生えることもトイレトレーニングを促進する要素となる．

2歳ころになると，「うんち」「ちーでる」など排便と排尿を区別して予告できるが，排尿でいきんだときに排便もしてしまうようなこともある[6]．3歳ころまでには，日中は定時誘導で失敗することがほとんどなくなり，主にパンツなどで過ごすようになる．この時期には，排泄に関する一連の行為も見通せるようになり，洗浄レバーで水を流したり，手を洗ったりすることも経験学習

していく．

2歳半～3歳は，家族や社会の規則を内在化する時期でもあり，恥や誇りなどの感情を示すようになる（→145頁参照）．トイレに行き排泄ができたことを誇らしげに報告したり，失敗したときに恥ずかしそうにしたりする様子も観察され，周囲の大人から褒められることがトイレで排泄することへの動機づけを高める．

3歳ころになると，排便に関しても中枢神経系の抑制機能が成熟し，トイレまで我慢することが可能となる．この時期，排便回数は，ほとんどの幼児で1日1回となる[8]．直腸と肛門の角度が排便に適した状態となり，しゃがみ込み動作など，腹圧をかけていきみやすい前傾姿勢が持続的に安定してとれるようになることも重要である．

近年では，生活習慣の変化に伴い，しゃがみ込み動作の経験が少なくなっているが，足底が接地でき，前傾姿勢でいきみやすいトイレ環境は，排便が成功するための大切な要素である．このころには，トイレットペーパーで拭く動作が可能となるが，自分で綺麗に拭き切ることはまだ難しく，大人の確認や仕上げ拭きが必要である．4歳を過ぎるころには，トイレットペーパーの適量もわかるようになり，徐々に自分で排便の後始末ができるようになる．

3歳後半にかけては，男児は立便器で排尿をすること，女児は排尿後にトイレットペーパーで拭くことも練習し始める[9]．

夜間の排泄動作に関しては，睡眠中の排便は，2歳までは10％程度認められるが，3歳を過ぎるとほとんどみられなくなる[8]．そして，5歳ころまでには，睡眠中に排尿することは通常ほとんどなくなるが，5歳以降にも夜尿が定期的にみられる場合には夜尿症の可能性も考慮する必要がある．

4 更衣

幼児期（前期）の更衣動作の発達的特徴を▶表4-9に示す．衣服の着脱は服の種類によって影響を受けるが，脱衣が着衣に先行してできるようになる．

a 脱衣

立位が安定することで，排泄時にもパンツを下げることが可能となり，上肢の支持があれば片足を上げてズボンの着脱に協力するようになる．1歳半を過ぎるころには，立ったままパンツやズボンを踏んで脱ぐようにもなる．

2歳ころには1人でかぶりシャツやズボンを脱げるようになる．下衣に比べると上衣は衣服の操作も複雑であり，動作も多様となりやすい．また，頭を通す部分では，視覚が遮られるため，衣服の構造が視覚的にとらえにくくなるプロセスが含まれている．

かぶりシャツの脱衣動作の特徴として，2歳前半のころは，襟の前方などをつかんで力で衣服を引っ張って脱ぐような脱ぎ方となりやすい（袖を引っ張って片袖から脱ぐこともある）．2歳後半になると衣服の張りを感じとり，衣服を引く方向を変えたり，つかむ位置を襟の後方に持ち替えたりするようになる[6]．また，上肢で衣服を引く運動（伸展）に合わせて頸部が屈曲するなど逆方向の運動が可能となり，身体部位間での協調もスムーズになる．

b 着衣

2歳前半の着衣については，立ったままでパンツやズボンを履くことはまだ難しい（▶動画4-10）．座位になって足を通すが，最初は1つの穴に両足を入れてしまうこともある．前後などの認識はまだ難しく，向きを合わせて衣服を提示するなどの援助が必要である．足を通したあとに立位になり，パンツやズボンの前部を握って引き上

▶動画 4-10

208 ● 第4章：各発達期の特徴

▶表4-9　更衣動作の発達〔幼児期（前期）〕

	更衣動作	年齢
帽子・手袋	求めに応じて適切に帽子を脱ぐ	1歳半
	ミトンの手袋を脱ぐ	1歳〜1歳2か月
	帽子をかぶるが，前後逆かもしれない	2歳
靴・靴下	求めに応じて靴下を脱ぐ	1歳半〜2歳
	ひものない靴を脱ぐ	1歳半〜2歳
	途中まで靴を履く	1歳半
	ひもがなければ（ひもがほどけていれば）履く	2歳
	ひもをほどき，靴を脱ぎ履きする	2〜3歳
	かかとの向きを合わせるための援助を受けて靴下を履く	3歳
	靴ひもを結ぼうとする（多くは不正確）	3歳
	かかとを正しい向きに履く	3〜3歳半
下衣	汚れたズボンを脱ぐ	1歳
	パンツやズボンをずり下げる	1歳半〜2歳
	ズボンを上げるのを手伝う	2歳
	ボタンを外し，ゴムの長ズボンを脱ぐ	2歳〜2歳半
	1つの穴に両方の足を入れて履こうとする	2歳〜2歳半
	言語的な方向づけがあれば履ける	3歳〜3歳半
上衣	コートから片方の腕を脱ぐ	1歳
	前のスナップを外す	1歳
	大きな腕の穴をみつける	2歳
	穴から頭を通す	2歳
	チャックを上げ下げする	2〜2歳半
	かぶりシャツを脱ぐ	2〜3歳
	1つの大きな前ボタンを留める	2歳半
	前と横のほとんどのボタンを外す	3歳
	体幹まで服を引き下げる	3歳
	後ろのスナップを外す	3歳
	腕を穴から通す	3歳半
	前のチャックを開ける	3歳半
	前開きシャツを着る	3歳半〜4歳
	前と横のほとんどのスナップを留める	3歳半〜4歳

〔A・ヘンダーソン：第10章　セルフケアと手のスキル．A・ヘンダーソン，他（編著），園田徹，他（監訳）：子どもの手の機能と発達—治療的介入の基礎　原著第2版．pp192-235，医歯薬出版，2010をもとに作成〕

げるが，最初のころは殿部で衣服が引っかかり十分に引き上げられないことが多い[6]．

　立位の安定性は向上してきているものの，衣服の構造に合わせた運動は難しく，上肢が衣服を引っ張るのに合わせて全身を伸展させる方略をと

りやすい．かぶりシャツの着衣は，頭や腕を通す穴を提示すると自分で通して着られるようになる．一人でかぶりシャツが着られるようになるためには，両上肢の協調に加え，衣服の構造と自己身体との対応関係を理解する必要があり，空間認

知や身体図式の発達が重要となる．さらに，一連の動作として定着するまでは，着衣するための手続きを計画すること（運動企画）が求められる[10]．そして，2歳後半ころには，かぶりシャツを一人で着ることが可能となる（▶動画4-11）．

着る動作が繰り返し経験されることによって衣服の構造的特徴が学習されるとともに，幼児期（後期：3～5歳）になり，問題解決能力や実行機能が飛躍的に発達する時期を迎えることで（→136頁参照），効率的に一連の更衣動作が行えるようになる．

3歳前半では衣服の前後や裏表を区別する様子は観察されないが，絵柄など目立った手がかりがあれば前後が逆になっていると気づくことができるようになる[6]．また，手指の巧緻性や両手の協調性の発達に伴い，大きなボタンであれば留められるようになる．前開きシャツはかぶりシャツよりも難しく，ボタンの留め外しも含めて自分で着ることが可能になるのは幼児期（後期）である．

5 整容

1歳の時点では自ら整容動作を行うことはなく，歯磨きをしてもらうために口を開く，鼻を拭くことを受け入れる，手を洗ってもらうために両手を差し出すといった大人の援助を受け入れる段階といえる．大抵は援助に対して拒否を示すことはないが，感覚刺激に対して過剰反応を示す傾向がある子どもは，この時期から過度に歯磨きなどを嫌がる場合がある．

2歳前後になり自我が確立してくると，自分でやりたいという思いから援助を拒むこともある．また，鏡像が自分であることがわかるようになる時期でもあり（→146頁NOTE35参照），鏡に映っている自分の顔を確認したりする様子が観察される．

▶ 表4-10 整容動作の発達〔幼児期（前期）〕

	整容動作	年齢
手洗い	洗ってもらうために両手を差し出す	1歳半～2歳
	きれいにするために両手を一緒にこする	1歳半～2歳
	蛇口を開け閉めする	2歳半～3歳
	指示なしで手を拭く	3歳半
	完全に手を洗って，手を拭く	3歳半～4歳
歯磨き	歯磨きをしてもらうために口を開く	1～2歳
	歯ブラシをもち，歯磨きのまねをする	1歳半～2歳
	歯磨きをするが，完全ではない	2～2歳半
鼻のケア	鼻を拭かれることを受け入れる	1歳半～2歳
	鼻をかもうとする	1歳半～2歳
	求めに応じて鼻を拭く	2～2歳半
	求めに応じて鼻をかむ	3～3歳半
	求めなしで鼻を拭く	3～3歳半

〔A・ヘンダーソン：第10章 セルフケアと手のスキル．A・ヘンダーソン，他（編著），園田徹，他（監訳）：子どもの手の機能と発達―治療的介入の基礎 原著第2版，pp192-235，医歯薬出版，2010をもとに作成〕

整容動作は，社会文化的な意味合いも強く，学齢期以降は性別による違いなどもみられるようになる．▶ 表4-10には，幼児期（前期）における整容動作の特徴を示している．手洗いや歯磨きは，食事や排泄と関連した一連の動作として習慣化されていく側面もある．

C 幼児期（前期）の遊び

遊びの概要については乳児期の遊び（→195頁参照）で説明しているが，「何歳ならこの遊び」というように遊びの種類と発達段階を単純に結びつけるのではなく，遊びの質的変化が各機能の発達とどのように関連しているかといった視点が幼児期以降でも大切となる．

動画4-11

1 幼児期（前期）における遊びの発達的意義

この時期は，自己-他者の認識が芽生えることにより，「同調遊び」の延長として相手との関係を意識しかかわりを期待する遊び，道具や玩具などの対象物の操作と関連した「もの遊び」，そして日常生活活動を再現した「想像的遊び」など多様な遊びが観察されるようになる（➡195頁表4-4参照）．

幼児期（前期）は，日常生活活動の自立と社会生活への適応に向けた準備が開始される時期である．遊びのなかで失敗や逸脱が受け入れられることにより，子どもは安心して繰り返すことができ，経験を重ねることをとおして道具操作なども洗練されていく[11]．

また，移動能力の向上は，新しい世界での出会いや発見をもたらす．そして，言語機能が飛躍的に発達することで遊びをとおした概念形成もより深まり（➡131頁参照），遊びのなかで目の前にないもの・ことを表象する言語活動もみられるようになる．

2 幼児期（前期）の遊びの特徴

a 遊び空間

歩行を獲得し，自由に移動ができるようになることで遊び空間は大きく広がり，物を押したり，引いたりしながら空間を探索する（▶動画4-12）．箱の中に入ってみたり，這って段差や傾斜を昇り降りしたりすることを楽しむことで重心の移動を経験し，バランス能力をさらに向上させていく（▶動画4-13, 14）．

この時期になると屋外で活動する機会も増え，公園や園庭での砂遊びや水遊びに加え，自然スペースで草花や虫の採集をするなど感覚運動の経験も多様で豊かなものとなっていく．

b 遊びの内容（対象と遊び方）

（1）身体と動きの遊び

乳児期に行われていた養育者との「同調遊び」は，身体機能の発達とともに，肩車やおうまさん，たかいたかいといったダイナミックな身体活動へと発展し，その延長に「追いかけ遊び（マテマテ遊び）」が生じてくる[11]．追いかけ遊びでは，追う-逃げるといった関係性が存在し，相手の行動を予測して働きかけることで遊びが展開する．このような関係性は，その後の「対立的役割遊び（互いの目的が対立するような関係性にある遊び）」にも発展していく[11]．

また，養育者が提供する安心感を基盤としつつ不安定な状況下でバランスを保つ経験を重ねることは，この時期のバランス能力の向上にもつながる．1歳半ころにはつま先立ちやはしごを渡り，2〜2歳半には転ばずに走ることができるようになり，ボールを蹴る，両足でジャンプをする様子が観察される[9, 12]．そして，2歳後半には，バランス能力とともに空間認知や身体図式が発達することで，縁石の上をバランスをとりながら歩く，サーキット遊びのなかで段差や隙間を越えることに挑戦するといった様子もみられるようになる．

（2）もの遊び

幼児期（前期）には，つまみなどの上肢機能が向上することに加え（▶動画4-15, 16），言語や視覚認知などの認知機能が発達することで，「もの遊び」においても多様な操作が観察されるようになる．

1歳後半では，丸，三角，四角などの形を弁別できるようになり，容器からものを出し入れするだけではなく，型はめパズルなどで形を合わせて遊ぶようになる（➡NOTE 43，▶動画4-17, 18）．

2歳前半では，積木を並べたり積み上げたりす

動画
4-12〜14

動画
4-15, 16

ることができ，大小がわかるようになると大きいものから順に積み上げたりもする．さらに，2歳後半で色や長さを認識できるようになると，積木やブロックも色ごとに分けたり，高さや長さを比べて遊んだりする（▶動画4-19, 20）．また，イメージしたものをつくろうとしたり，大人や友だちがつくったものを自分もつくろうとまねしたりすることで，立体的な構成能力も育まれていく．

操作を繰り返すことにより目と手の協調性が発達し，橈側三指を使用した細かな手指操作も可能となるため，対象物の向きや位置を微調整することで正確につくろうとする様子がみられる．両手でちぎる，合わせる活動からひも通しなど両手の協調した操作を必要とする遊びも，この時期に観察されるようになる（▶動画4-21, 22）．

道具の操作は，この時期にみられる「もの遊び」の大きな特徴である．河﨑は，子どもが道具としての可能性を発見し，試していくことができるものの代表として木の枝をあげている[11]．棒状の枝は振り回して危ないとされることもあるが，枝で地面や壁を触れたり，木の葉や実を叩いてみたり，水たまりをかき混ぜたりと道具使用につながる操作を自由に知覚体験することができる．

(3) 想像的遊び

「想像的遊び（見立て遊びやふり遊び）」がみられるようになることも，この時期の遊びの特徴である（➡NOTE㊸）．ピアジェの認知発達論では，2歳前後になると子どもは象徴機能を獲得し，目の前のモノを用いて別のモノを表現することができるようになる（➡130頁参照）．

見立て遊びとふり遊びは，遊びのなかで一緒に観察されることも多いが（例：ブロックを食物に見立てて，料理をつくるふりをする），その違いを整理しておく必要がある．見立て遊びは，赤い積木を苺やリンゴに見立てるといった別の物で代用する遊びが該当し，ふり遊びは，物がなくても対象物があるかのようにふるまう行為を含み，動作で表現することで代用する遊びが該当する．

見立て遊びをするためには，対象となる物に関する抽象的なイメージ（例：イチゴやリンゴであれば，赤い色をしている）を別の対象物（例：赤い積木）にあてはめる必要がある．また，ふり遊びをするためには，対象となる物を操作するイメージが重要であり，動作を用いて再現する能力が必要になる．子どもは，自身が経験した日常の出来事を，楽しみながら「想像的遊び」のなかで再現することにより，日常生活活動として必要な行為を繰り返し学習していく．

見立て遊びやふり遊びは，言語機能が発達しストーリー性や役割がでてくると，**ごっこ遊び**へと発展していく．身近な大人や年長の友だち，きょうだい，あるいはアニメのキャラクターなどへの憧れは，「同じようにしたい」という模倣行為の動機づけとなり，「ごっこ遊び」に反映されることも多い．

2歳前半は大人とのやりとりのなかで，お店屋さんごっこやママゴトなどを行うが，2歳後半〜3歳前半ころになると友だちとかかわりながら遊ぶことが増え，一緒にイメージを共有して楽しめるようになる．このような象徴機能の獲得による想像性の芽生えは，言語機能の発達とともにお話や絵本を楽しむこと，上肢機能の発達とともに造形・描画遊びを楽しむことにも関連してくる．

(4) 造形・描画遊び

描画については，12か月前後になると，クレヨンなどの筆記具をもたせるとなぐり描きをするようになる．しかし，この時点では描くこと自体（結果としての描画作品）への興味よりも，保護者など周囲がする行為を模倣することを楽しむ要素が強い[13]．その後，18か月ころまで徐々に描画のレベルは発達していき，ピアジェの認知発達論における感覚運動期から前操作期に移行する2歳前後で大きく変化する（▶図4-22）[14]．

動画 4-19, 20

動画 4-21, 22

NOTE

43 「もの遊び」のバリエーションの発達的変化

8〜60か月の乳幼児を対象とした「もの遊び」に関連した研究[15]では，8か月児は，「物を口に入れる，床にさまざまな物をぶつける（乱雑な遊び）」といった行為が最も多いのに対して，18〜24か月児では，「玩具のトラックを押す（特徴的な遊び）」「型はめパズルからピースを取り外す（分解する遊び）」「容器からビーズを出し入れする（組み合わせる遊び）」「型はめパズルをはめる（構造的な組み合わせ遊び）」（▶動画 4-17, 18）」「ものを保護者に渡す（手渡す遊び）」などの行為が頻度として高く観察されるようになることを報告している．

さらに，この研究では，「もの遊び」を5因子（知覚的，表象的，ふり，構成的，ロールプレイ），21カテゴリーに分類して，各カテゴリーの遊びのバリエーションが月齢とともにどのように変化するのかを示している．

バリエーションは，各カテゴリーで定義されている遊びの種類の多さを数えており，同じことを複数回行ってもバリエーションとしては1となる．遊びのバリエーションは，遊びのカテゴリーで要求される知識やプロセスに関して子どもが何を知っているかを反映しているとされ，リハビリテーション専門職が遊びを観察する際にも，遊びのバリエーションをみていくことは重要である．

知覚的なカテゴリーは，最も早期（8〜18か月）にバリエーションが急激に増加する遊びが含まれ，玩具などのものの物理的特性を利用した遊び方が多い特徴がある（A）．12か月前後になると，「食べる」「飲む」といった身近な食事の経験から食器などの特徴をとらえ，コップを口に近づけて飲むまねなどをするようになる（自己のふり遊び）．

表象的なカテゴリーの遊びは，もの，人，出来事に関してイメージできる能力が関連し，さまざまな生活経験をとおして18〜24か月で遊びのバリエーションが増え，その後も月齢とともに増加傾向を示す（B）．

そして，"ふり"カテゴリーと**構成的カテゴリー**の遊びは，30か月で複数のバリエーションが観察されるようになり，その後は緩やかに増加する傾向がある（C）．表象的なカテゴリーの遊びと"ふり"カテゴリーの遊びについては，類似している点もあるが，質的側面が異なる点から別のカテゴリーとして分類されている．"ふり"カテゴリーの遊びでは，表象的なカテゴリーの遊びよりも多様なもの（時には架空のもの）を高頻度に代用して遊びが展開される．そのため，より高度な象徴機能が求められると考えられる．

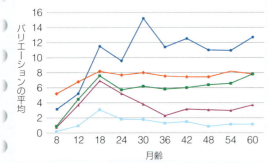

A 知覚的なカテゴリーのバリエーションの変化

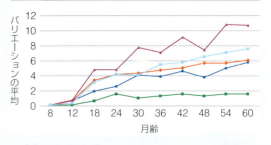

B 表象的なカテゴリーのバリエーションの変化

 ▶動画 4-17, 18

NOTE

43 「もの遊び」のバリエーションの発達的変化（つづき）

	カテゴリー	内容
①	代理人を用いた遊び	ものを用いた遊びに人を関与させる（例：カップを保護者に渡して飲ませる）
②	代理人形を用いた遊び	人形があたかも行為ができるかのように動かす（例：積木をトラックに積み込むように人形を動かす）
③	代用（有）の遊び（見立て遊び）	別のものを代わりに用いる（例：赤い積木を苺に見立てて人形に食べさせる）
④	代用（無）の遊び（ふり遊び）	架空のものを参照したり言及したりする（例：車のキーをポケットから出すふりをする）
⑤	複数の体系からなる複雑な遊び	代用したものの要素を統合して関連づける（例：苺に見立てた積木を人形に食べさせ口を拭く）

	カテゴリー	内容
①	パターンを創造する遊び	ものの特性に基づき組み立て、構成していく（例：配色のパターンに応じてビーズを通す）
②	構造物を組み立てる遊び	1つの構造物をつくるために、ものを使って組み立てる（例：ブロックで家をつくる）

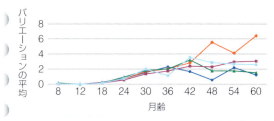

C "ふり"カテゴリーのバリエーションの変化

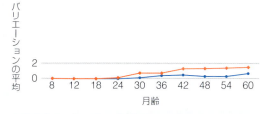

D 構成的なカテゴリーのバリエーションの変化

	カテゴリー	内容
①	社会的参加を求める遊び	保護者へ遊びに参加するよう要求する（例：カップを保護者に渡し、一緒に参加させる）
②	複数の体系からなる役割遊び	役を演じることを含む複数の遊びを関連づける（例：リングを冠に見立てお姫様になり、ペット役の保護者にご飯をあげる）
③	役をする遊び	1つの役を演じる（例：シーツをまとい、ヒーローになって室内を走る）
④	空想の遊び	遊びのなかに空想の要素が伴う（例：杖を使って、保護者に魔法をかける）

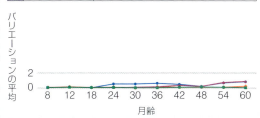

E ロールプレイカテゴリーのバリエーションの変化

〔A～E：Lifter K, et al：Emergent patterns in the development of young children's object play. Acta Psychol 224, 103524, 2022 より一部改変して転載〕

　幼児期（前期）における描画の発達における目安としては、らせん状の円錯画が描けるようになるのが2歳前後であり、2歳前半に縦線や横線を描くようになる。そして、3歳前半で円、3歳後半には十字の模写ができる。クレヨンなどの筆記具の操作は、上肢の運動機能の発達とも関連することから、スプーン操作と共通する点も多い。

　子ども主体の描画は、筆記具を動かすことで紙面に跡がつくことに気づき、視覚的な変化を楽しむことから開始される。描画というと、紙の上に描くということを想定しやすいが、河﨑は、「『描画』は、対象の平面状の部分に働きかけそこに何

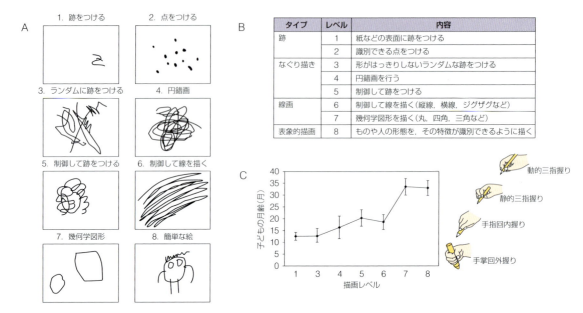

▶図 4-22　描画の発達的変化
A：描画レベル 1〜8 の例，B：描画レベル 1〜8 の内容，C：描画レベル 1〜8 の月齢による変化（平均と標準偏差）とその時期の筆記具の把持形態
〔Dunst C, et al：Development of infant and toddler mark making and scribbling. Cent. Early Learn. Lit. Rev. 2, 1-16, 2009 より一部改変して転載〕

らかの視覚的な形状変化をもたらし，作られた変化をおもしろがるもの」としている[11]．曇った窓ガラスに指で跡をつけたり，棒で地面に跡をつけたり，手形や足形などを壁につけることも描画である．

描画は，発達検査のなかで用いられることも多く，「まだ丸が描けない」と不安になる保護者に出会うこともある．描画をとおして子どもの発達を理解することはもちろん大切であるが，視覚的な変化を楽しむという描画がもたらす豊かな体験も生活のなかでは大切にしたい．

●引用文献

1) M・S・マーラー，他（著），髙橋雅士，他（訳）：乳幼児の心理的誕生―母子共生と固体化．黎明書房，2001
2) 服部祥子：生涯人間発達論―人間への深い理解と愛情を育むために　第 3 版．pp35-70，医学書院，2020
3) Becker RE, et al：Sleep and sleep disorders in children. Feldman HM, et al（eds）：Developmental-Behavioral Pediatrics, fifth edition. pp711-721, Elsevier, Amsterdam, 2022
4) Connolly K, et al：The emergence of a tool-using skill in infancy. Dev Psychol 25：894-912, 1989
5) McCarty ME, et al：Problem solving in infancy：the emergence of an action plan. Dev Psychol 35：1091-1101, 1999
6) 岩﨑清隆：標準理学療法学・作業療法学　専門基礎分野　人間発達学　第 2 版．医学書院，2017
7) 原義晴：ADL の発達（遊び・食事・排泄・更衣）．上杉雅之（監修）：イラストでわかる人間発達学．pp179-202，医歯薬出版，2015
8) 天野信一，他：正常小児の排便機能の発達過程―アンケート調査による検討．日小外会誌 25：236-239, 1989
9) 乳幼児の発達と保育研究会：0・1・2 歳児の発達と保育―乳幼児の遊びと生活．郁洋舎，2022
10) A・ヘンダーソン：第 10 章セルフケアと手のスキル．A・ヘンダーソン，他（編著），園田徹，他（監訳）：子どもの手の機能と発達―治療的介入の基礎　原著第 2 版．pp192-235，医歯薬出版，2010
11) 河﨑道夫：あそびが語る保育と発達．かもがわ出版，2022
12) 橋本圭司，他：日本語版 ASQ-3-乳幼児発達検査スクリーニング質問紙．医学書院，2021
13) Longobardi C, et al：Reconsidering the scribbling stage of drawing：a new perspective on toddlers'

representational processes. Front Psychol 6：1227, 2015
14) Dunst C, et al：Development of infant and toddler mark making and scribbling. Cent. Early Learn. Lit. Rev. 2：1-16, 2009
15) Lifter K, et al：Emergent patterns in the development of young children's object play. Acta Psychol 224：103524, 2022

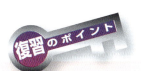

- [ ] 幼児期（前期）の特徴について，自己-他者（母親）の分化過程を踏まえて理解する．
- [ ] 食具（主にスプーン）の上肢操作の発達を整理し，この時期の食事の特徴を理解する．
- [ ] 中枢神経系の抑制機能が成熟し，トイレトレーニングが開始される時期であることを踏まえ，この時期の排泄の特徴を理解する．
- [ ] 衣服の種類によって更衣動作が影響を受けることを踏まえ，この時期の更衣の特徴を理解する．
- [ ] 自我の確立と関連づけて，この時期の整容の特徴を理解する．
- [ ] 幼児期（前期）の遊びの意義について，道具操作の習熟や表象機能の発達と関連づけて理解する．
- [ ] 幼児期（前期）の遊びの内容について「対立的役割遊び」，「もの遊び」，「想像的遊び」の観点から理解する．

5 幼児期（後期：3～5歳）

学習目標
- 幼児期（後期）の特徴について説明できる．
- 幼児期（後期）の日常生活活動について説明できる．
- 幼児期（後期）における遊びの発達的意義と特徴について説明できる．

A 幼児期（後期）とは

　幼児期（後期）には，移動能力が成熟し自由に走り回ることが可能となり，より協調的な運動を獲得していく段階となる（➡93頁参照）．自分の思いどおりにすることに貪欲であり，好奇心や探求心にも満ち溢れ，象徴機能の獲得を経て内的な豊かさをさらに育んでいく．そして，幼児期（前期）に芽生えた自我はより確かなものとなり，自分の意思や考えを主張するようになる．

　一方，社会文化的な規範を学ぶ過程では，大人から禁止されたり注意されたりする経験を重ねることで，規範に基づき自己を統制する内的基準をもつようになる（➡NOTE 44）．この時期には，子どもは親から独立したいという思いと，依存したいという思いを同時にもつ傾向があり，相反する2つの思いの葛藤を経験することになる[1]．

　3歳前半までと比べ，3歳後半～4歳は，こうした葛藤の影響もあり，情緒的には不安定となりやすい時期だともいわれる[2]．そのため，ちょっとしたことでぐずったり，癇癪をおこしたり，周囲の大人や友だちに対して指示してコントロールしようとしたりする行動がみられやすい．

　4歳になると，右半球優位で全体像や情緒的な情報に注目していた時期から，左半球による論理的な思考なども機能する時期へと移行するとされている[2]．ピアジェの認知発達論における前操作期はこのころに転換期を迎え，4歳以降では直観的思考の段階に入り，概念的な判断基準に基づく思考が可能になる（➡131頁参照）．

　心の理論の発達についても4歳は発達の節目と考えられており，幼児期（後期）には相手の心的状態を推測することができるようになることで

NOTE

44 自己概念・自己理解

　第3章4では自己認識について紹介したが（➡146頁NOTE 35参照），ここでは自己概念・自己理解について記述する．

　2歳前後でみられる自己鏡像認知は，視覚的に自己を認識していることを反映しているととらえられている．この時期には，言語機能も飛躍的に発達し，自分の内面的な「目に見えない事象」についても認識し表現し始めるようになる[3]．

　そして，自己を過去から現在にいたる時間軸上において結びつけてとらえられるのは，4歳以降であるといわれている[4]．Povinelli がルージュテスト（➡146頁NOTE 35参照）を応用して行った実験では，子どもの頭にステッカーをつけて数分後にそのときの映像を見せ，子どもがどう反応するかを調べており，3歳前半までの子どもは自分と認識してステッカーを探す行為が少ないことが報告されている（遅延自己映像の認知）[4]．

　子どもは，3歳後半になると時間軸上で自己を連続的にとらえ，経験を重ねていくことで自己を理解するようになり，自分が体験したことや感じたことも言葉で伝えられるようになる（例：「○○くんと遊んだ」）．

　幼児期（後期）になると，自分のふるまいに対して，さまざまな自己意識的情動（社会的情動／道徳的情動）を経験し（➡145頁参照），他者から評価を受ける経験も増える．そのような経験をとおして，子どもは自分自身や他者の特徴について，特性的な表現（やさしい，怖い，いじわるなど）を用いるようになる[3]．

　この時期は，まだ観察可能な特徴によって自己を表現することが多い．「良い‐悪い」などの相反する特徴を「全か無か」でとらえる傾向が強く，一人のなかに異なる特徴が共存するとは認識されない[3]．異なる側面の存在を認識し，全体として自己の特徴をとらえられるようになるのは学齢期（後期）ころである．

(→156頁参照），向社会的行動（→157頁参照）においても発達的な変化が生じる．また，実行機能は幼児期（後期）に最も向上するといわれており（→136頁参照），抑制機能が成熟することにより，行動や情動をコントロールする力を身につけていく．

そして，5歳になるころには，脳内の機能的なネットワークも飛躍的に発達していく．特に左右の脳を連絡している脳梁や半球内を連絡している下縦束は，ほかの神経線維より早期に成熟し，この時期に神経線維の髄鞘形成が進むことが報告されている[5,6]．

B 幼児期（後期）の日常生活活動

1 睡眠

幼児期（後期）では，1日の睡眠時間は約11～12時間となり，多くの幼児は5歳までに昼寝をしなくなるが，約25％は5歳でも時々昼寝をすることがあるといわれている[7]．

2 食事

4歳ころまでに食具を使用し，食事動作はほぼ自立して行えるようになる．使用する食具については，幼児期（前期）の段階で，食形態に応じてスプーンを操作できるようになると，幼児期（後期）では箸を日常的に使用するようになる．箸は，スプーンやフォークに比べて「はさむ」「さく」「つきさす」など複数の機能を有している特徴がある．

食具の使用は，社会文化的な背景が大きく関与するが，日本においては箸が使えるようになることが，食事動作自立の一つの指標となることが多いといえる．子どもにとっても家族が使う箸のイメージが先行しやすく，道具への憧れから幼児期（前期）から使いたがる場合もあるだろう．

1～5歳児を対象に食具の使い方と持ち方について調べた研究では（食具：1,2歳児はフォーク，3～5歳児は箸を使用），1歳児は食具の使い方（例：「すくう」や「つきさす」など）が変わっても持ち方は変わらず，2～4歳児は年齢が高くなるほど料理形態に応じて食具の使い方を変え，使い方に応じて持ち方も変化することを報告している．さらに，5歳児では，箸の使い方は多様になる一方で，持ち方は変化が少なくなり安定することが報告されている[8]．

近年では，市販の補助箸などを幼児期（前期）から導入し，早期から箸の使用を促す家庭や園が増えているようにも思われる．箸が使えるようになるためには，その基盤となる上肢機能の発達や知覚経験が重要であり，スプーンやフォークの使用段階で，食形態や料理形態に応じた多様な道具の使い方を経験できているかを確認しておく必要があるだろう．

フォークと箸の持ち方については，▶図4-23に発達段階に応じた類型を示している[8]．3歳児は，箸の持ち方の個人差が大きく，「はさむ」といった使い方は少ない．また，スプーン操作の延長である「すくう」が多くなりやすい傾向がある（▶動画4-23）．

5歳ころになると箸操作も日常生活のなかで実用的になってくる．操作の特徴としては，3,4歳児は近箸と遠箸の両方を動かす傾向があるのに対して，5歳児では遠箸のみを動かすようになる（▶図4-24，▶動画4-24, 25）[9]．

このような変化には，橈側と尺側の手指の分離が重要な役割を果たしている．つまり，近箸を動かさず安定させるためには，尺側の手指が静止し安定している必要がある．尺側が安定した状態

動画4-23

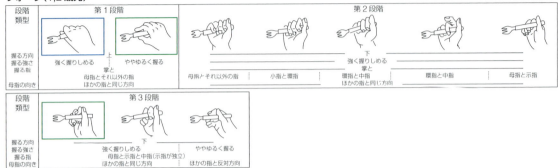

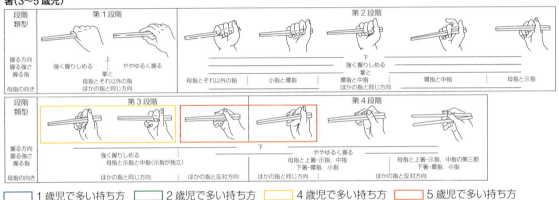

▶図 4-23　フォークと箸の持ち方の類型
3 歳児では，箸の持ち方の個人差が大きく，第 2 段階から第 3 段階に分布している.
〔伊与田治子，他：保育所給食の料理形態との関連からみた幼児における食具の持ち方および使い方の発達的変化. 小児保健研究 55：410-425, 1996 を一部改変して転載〕

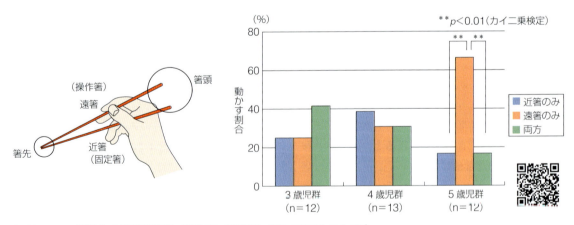

▶図 4-24　箸操作の発達的特徴〔幼児期（後期）〕（▶動画 4-24, 25）
3, 4 歳児は近箸と遠箸の両方を動かす傾向があるのに対して，5 歳児では遠箸のみを動かすようになる.
〔大岡貴史，他：幼児期における箸の操作方法および捕捉機能の発達変化について. 小児歯誌 44：713-719, 2006 より一部改変して転載〕

で，橈側の示指と中指が運動することで（伸展することで遠箸を開き，屈曲することで閉じる），精密な箸操作が可能になるのである．ただし，遠箸を動かす際の方向性などについては，5歳児でも安定しておらず，X箸といった下側の近箸と上側の遠箸が交差する状態となりやすい[9]．

4～5歳前後の児を対象として，箸の使用を調べた調査では，食物を箸ではさむために開閉する際にX箸が高頻度で観察されている．さらに，この研究では，箸のどの位置で交差するかを調べたところ，年齢が高くなるほど箸頭（箸先から遠い位置）で交差する傾向があり[10]，箸の持ち方だけでなく操作する位置や方法が手指の巧緻性の発達に伴い変化することが示唆されている．

箸操作の大きな特徴として「はさむ」があるが，2本の棒でこの操作を行うためには食物の重心をとらえることが不可欠である．また，箸を介して食物の物理的特性（柔らかさや滑りやすさ）を感じとり，それに応じて運動を制御していくことが必要になる[11]．幼児期（前期）に経験する手づかみ食べなどは，食物の知覚経験としても重要であり，箸の操作性にもつながっているととらえられる．

幼児期（後期）の箸操作は，定型発達児でも個人間での差が大きく，誰もが実用的なレベルに達しているとは限らないことを理解しておく必要がある．箸操作が上達することは社会文化的に大切な要素の一つではあるものの，そればかりに注目しすぎると，子どもにとって食事時間が楽しい時間ではなくなってしまう可能性がある．そのため，子どもの上肢機能の発達に合わせてスプーンやフォークを併用しながら，箸操作を無理なく進めていくことが望ましい時期だと考える．

保育所・幼稚園などの集団生活場面では，手洗いやうがい，配膳や下膳が，食事に関連する一連の動作として習慣化し定着していく．4歳前後になると当番活動として，給食の配膳や片づけのお手伝いをするようになる．また，しゃもじやお玉など道具の操作性が向上することで，自分でおか

わりの量を調整したりするようにもなる．

幼児期（後期）は，食材や食物への興味もさらに広がり，家庭菜園で野菜を栽培したり，収穫した野菜に触れて皮をむいたり匂いを嗅いだりと，食材に関する知識も増えていく時期でもある．そして，5歳を過ぎると食事にかかる時間も短くなり，集団生活場面でも会話を楽しみながら食事をすることが増える．

3 排泄

排泄に関しては，幼児期（前期）で述べているように，4歳ころまでにはトイレットペーパーの取り扱いも含め主要な動作は自立して行えるようになる（→206頁参照）．そして，就寝前にトイレに行くなど生活習慣として排泄時間なども定着し，外出先など家庭以外の環境で排泄を経験することも増えてくる．4歳後半には，尿意や便意を感じると自分のタイミングでトイレに行くようになり，見守りがなくても一人で済ませることができるようになる．

5歳前後になると，男児はズボンや下着を下までおろさず，立便器で排尿することを練習し始める[12]．まだうまくできないこともあり，衣服を濡らしてしまうこともあるが，自分で着替えをすることができる．

4 更衣

幼児期（後期）では，ボタンやチャックなど，衣服の留め具に関する操作性が向上する（▶表4-11）．留め具の操作には，手指の巧緻性の発達に加え，両上肢の協調性や順序性のある運動を組み立てる能力（運動企画）も，操作性の獲得に関与する．さらに，小さな留め具を操作するためには，精密さに加えてつまむ力も要求されるだろう．留め具は衣服によって形状や大きさ，留め具がある位置などが異なるため，それによっても難易度が左右される．

▶表 4-11　更衣動作の発達〔幼児期（後期）〕

	動作の特徴	年齢
靴・靴下	靴を自分で履くが，左右は逆のこともある	3～3歳半
	靴下を十分に引き上げて履く	4歳
	左右正しく靴を履く	4歳半～5歳
	靴のベルクロ（マジックテープ）を操作する	4歳半～5歳
	靴のひもを結ぶ（蝶結びはまだ難しく，堅結び）	4歳半～5歳
	靴のひもを蝶結びで結ぶ	6～6歳半
下衣	正しい方向でズボンを履く	4歳
	正しい側にズボンを裏返すことができる	4歳
上衣	一連のボタン（3つ程度）を留める	3歳半
	ほとんどのボタンを留め外しする	4～4歳半
	セパレートのチャックを開け閉めする	4歳半
	背中のチャックを開ける	4歳半～5歳
	背中のチャックを閉める	5歳半
	セパレートのチャックのフックの留め外しができる	5歳半～6歳

〔Henderson A：第10章　セルフケアと手のスキル．Henderson A，他（編著），園田徹，他（監訳）：子どもの手の機能と発達―治療的介入の基礎　原著第2版，pp192-235，医歯薬出版，2010をもとに作成〕

▶表 4-12　整容動作の発達〔幼児期（後期）〕

	動作の特徴	年齢
手洗い	指示なしで手を洗う	3歳半～4歳
	完全に手を洗って，手を拭く	3歳半～4歳
	蛇口のひねり具合を調整し，適切な量の水を出す	4～5歳
洗顔	指示なしで行う	4歳半～5歳
	完全に顔を洗い，拭く	5歳半～6歳
歯磨き	完全に歯磨きをする	4歳半～5歳
	歯ブラシを準備し，ぬらして歯磨き粉をつける	4歳半～5歳
鼻のケア	両側の鼻腔から息を出して，鼻をかむ（完全には難しい）	3歳半～4歳

〔Henderson A：第10章　セルフケアと手のスキル．Henderson A，他（編著），園田徹，他（監訳）：子どもの手の機能と発達―治療的介入の基礎　原著第2版，pp192-235，医歯薬出版，2010をもとに作成〕

3歳後半になると，子どもは声かけでシャツの襟を直したり，シャツや下着をズボンのなかに入れたり，細かな衣服の調整をすることができるようになり，服の前後なども自分で気づいて修正する様子が観察される．

4歳後半になると，ボタンのある服も含めて着替えはほぼ自立して行えるようになり，片足立ちが安定することで，立ったままズボンや靴下を履くことができるようになる．また，脱衣時には，服が裏返らないように脱ぐ，裏返った衣服を自分で直すなどができる．このころより，自分で服をたたむことなども学んでいき，暑かったら上着を脱ぐなどの衣服の調整をする行動もみられる[12]．ジャンパーなどフックの留め外しが必要なチャックがある衣服や，ワンピースなど背中に留め具が

ある衣服などは，5歳を過ぎるころに着脱ができるようになってくる．

5 整容

4歳前後になってくると，手洗いや洗顔は大人の援助がなくても一人で行えるようになる．また，生活習慣の定着に伴い，食事や排泄と合わせて，手洗い，うがい，歯磨きなどの一連の行為を手順にそって遂行できるようになる．この時期の整容動作の特徴を▶表 4-12に示す．

整容動作の自立には，自己概念の発達や子どもが所属する社会的規範も影響する．幼児期（後期）には自己を連続的にとらえることができるようになり，自分自身や他者の特徴に対する認識を発達させていく時期でもある（➡216頁 NOTE 44参照）．自主性に基づき行動することが増えるとともに，他者に対する意識が高まり，社会的基準や道徳性の理解も深まっていく．

そして，心理社会的側面と認知的側面の両者が発達することにより，子どもは整容動作の目的性を理解できるようになる．つまり，単に大人を模倣する行為から，「なぜ？　どうして？」といっ

た行為の目的を理解して遂行する段階へと移行することで，より機能的な行為として定着させることができる．たとえば，歯磨きも「虫歯にならな

いように，歯磨きをする」という目的を理解することで，歯間や奥歯などを綺麗に磨こうとするようになる．

NOTE

45 社会的ルール・社会的規範の獲得

社会生活を送るうえでは，特定の状況における行動指針に沿って行動する必要があり，そのような指針は，所属する社会集団の構成員によって，社会的ルールもしくは社会的規範として理解されている．そして，子どもは能動的に社会に参加することで，社会的規範の理解を多次元的に発達させると考えられている．

われわれが日常的に社会的場面を解釈し行動するためには，異なる認知領域を働かせる必要があり，表に示すような3つの領域概念が存在すると考えられている[13]．

この3つの領域概念の1つである「道徳領域」は，4歳前後で発達の節目を迎える心の理論（➡156頁参照）と関係があることが示唆されている[13, 14]．たとえば，4，5，7歳児を対象に，親のいいつけに対する登場人物の行動や情動をどのように推論するかを調べた研究では，4歳から7歳の間で，「登場人物がいいつけを守ることでよい気分になる」という回答が有意に増加することを報告している[14]．つまり，この研究の結果は，他者の心情を推測できるようになることが，社会的規範の理解に関連する要素の1つであることを示唆している．

幼児期（後期）は，社会的規範の理解が発達していく時期であり，多くの子どもは保育の場といった集団生活の経験をとおしてそれらを学ぶことになる．

3つの領域概念

領域	内容
道徳領域	正義の概念を中核にした思考 人が他者に対してどのように行動すべきかという内容を含み，他者の福祉，信頼，構成，責任や権利といった考え方を導く
慣習領域	家族や仲間集団，および学校・会社などの社会組織を成立させている要素を理解する際に働く思考 集団秩序を維持するうえで必要な規範を導く
個人領域	プライバシーに関係した場面や，心身の自己管理に関係した場面で働き，自由裁量や自己決定の考えをつくり出す思考 「個人の自由」や「自分を大切にする」という態度や判断を導く

〔首藤敏元：社会的基準・ルールの理解と道徳．日本発達心理学会（編）：発達科学ハンドブック第5巻　社会・文化に生きる人間．pp160-169，新曜社，2012をもとに作成〕

C 幼児期（後期）の遊び

幼児期（後期）は，幼児期（前期）に芽生えた自我が遊びのなかでも発現するようになり，子どもは主体的に自分がやりたい遊びを選択する．遊びは心身の機能の発達に重要であるが，大人が遊びを強制することはできない．遊びは，行為の様式化と脱様式化が繰り返され，逸脱と失敗が許容されるものであり（➡197頁参照），遊びの選択権は常に子どもにある[15]．幼児期（後期）にみられる遊びは，幼児期（前期）から連続的に発展し，質的に豊かさを増していく．

1 幼児期（後期）における遊びの発達的意義

この時期の遊びは，友だちとの関係性をとおして発展していくことが多い．幼児期（前期）で，「想像的遊び（見立て遊びやふり遊び）」が多様にみられるようになり，そこから想像的な世界を他者と共有し，行為の系列化が生じることによって，役割のあるごっこ遊び（劇遊び）に発展していく．

また，社会的遊びもこの時期の主要な遊びであり，子どもは言語・非言語を含むさまざまな対人的相互交流を経験する．主体性がぶつかり合うことで友だちとの間でケンカがおきることも少なくない．「だって，○○したかったのに，△△くんが貸してくれない」と自分の思いを主張する姿もみられるだろう．

集団遊びの場面では，簡単なルールや共通のテーマのある遊びが導入される時期であり，遊びをとおして仲間関係や競争関係なども経験するようになる．幼児期（後期）は，抑制機能が最も向

上する時期でもあることから（→136頁参照），自分の思いや行動を徐々にコントロールできるようになる．また，出来事や文脈を客観的に表す言語表現が対人コミュニケーションのなかで可能となり，状況や自分の意思を言語で伝えられるようになることで，友だち関係を発展させていくことができる．

4歳前後では，相手の気持ちや主張を理解し，遊びや生活のルールにも従えるようになってくる．さらに，4歳を過ぎて，相手の心的状態を推測できるようになることで，いたわりや思いやりの気持ちも育まれていく．また，5歳ころになるとケンカをしても自分たちで解決しようとする様子が観察される．

運動機能に関しては，より高度な運動機能や全身の協調性を獲得していく時期である．姿勢の安定性に伴いケンケンや片足立ちが持続するようになり，階段も手すりを使用することが少なくなる（→94頁参照）．そして，さまざまな身体活動に挑戦し，できたことに対して達成感や有能感を得ると同時に，自己を認めてもらうために周囲にアピールをするようになる．ただし，この時期は自己の運動能力を適切に見積もれず，見よう見まねでやってみて失敗することも多い．

子どもが自己の運動能力をどの程度正確に把握しているのかを調べた研究では，3〜10歳児では年齢が上がるのに伴い，運動の予測（前方に跳べるとイメージした距離）が正確になり，特に3歳と4歳の間で大きな変化があることを報告している[16]．この研究では，自己の運動能力を過大評価する傾向が，3〜5歳児にみられることを明らかにしている．

幼児期（後期）は，環境に主体的にかかわり，失敗を恐れずに挑戦することで，運動能力の把握を含む身体図式を発達させていく時期である．そのため，過度に失敗を恐れることで，本来なら得られるはずである経験の機会を避けるような場合，自己理解や身体図式の発達に必要な身体活動の機会を得られなくなる可能性が考えられる．一方で，自己の運動能力を過大評価しすぎている場合には，危険な行動につながることが少なくないため，周囲の大人が目を離せないという状況が生じやすくなる．

2 幼児期（後期）の遊びの特徴

a 遊び空間

幼児期（後期）は，いろいろなことに挑戦したいという思いや，友だちと一緒に遊びたいという気持ちを示す時期である．移動能力をはじめ，全身の運動能力が向上することで，屋外を自由に走り回ったり，道にある縁石の上を歩いたりするような姿が道スペースで観察される．公園などの遊具スペースではさまざまな遊具で遊ぶようになり，その際には安全のルールを守って遊ぶこともできるようになる．

b 遊びの内容（対象と遊び方）

(1) 想像的遊び

想像的遊びは，象徴機能の獲得に伴い幼児期（前期）からみられるようになり，幼児期（後期）でも観察される．幼児期（前期）では，見立て遊びとふり遊びの違いについて述べたが（→211頁参照），ふり遊び自体は幼児期（後期）になり，どのように変化するのだろうか．

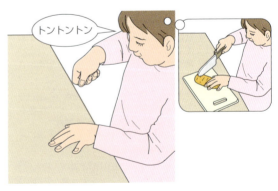

▶図4-25 幼児期（後期）のふり遊び（道具の"ふり"）

▶表4-13 ふりの理解の発達的変化

年齢	認知機能・心理社会的機能の発達	理解水準	特徴	子ども自身のふり	大人のふりの理解
1歳	表象の発生	行為的理解（行為することでふるまいを学ぶ水準）	対人的反応を引き出すものとしてふりを理解する	ふり遊びの初出	
1歳半			身ぶりやそこに付随するシグナルなど，知覚可能な成分からふるまいの意味や目標を理解する	行為をとおした表象理解	ふりシグナル*による目的の理解
2〜3歳	象徴機能の獲得	表象的理解	見立てるものと見立てられるものが異なっていることを理解し，ふりが意図的なものであることに気づく		ふりのとり決め**の理解ふりの意図性の理解
4歳	心の理論の獲得	心的理解	ふりの虚構性に気づき，「ふりをする」「信じる」などの心的状態を区別するようになる	現実と虚構の対比	心的状態としての理解
5〜6歳	多次元的思考	概念的理解多次元的理解	「ふりをする主体は心的表象を意図的に現実に投影している」ことを理解する一方で，ふりの世界の存在可能性を再考する	ふり概念の獲得リアリティの追求	

＊ふりシグナル：ふり行為に付随する笑顔やアイコンタクト，効果音の多用，動作を繰り返すことなどが含まれ，子どものふりを誘発すると考えられている．

＊＊ふりのとり決め：仮に規定したふりの実態のことであり，「黄色い積木がバナナ」などある物を何かに**見立てる**ことなどが含まれる．

〔大塚穂波：乳幼児期のふり遊び研究の動向と展望．神戸大学大学院人間発達環境学研究科研究紀要 9：45-55, 2015 より一部改変して転載〕

まず，道具の"ふり"に関して，5歳以上の年長児になると自分の手などの身体の一部を道具として用いるだけでなく（例：手を包丁に見立てて切る），道具を手にもって操作する方法（例：包丁を把持して切る）で，目に見えない対象物を表現するようになることが報告されている（▶図4-25）[17]．

他者のふりに対する理解についても発達的変化が調べられており，幼児期をとおしてふりの理解水準が変化するといわれている．大塚は，ふりの理解の発達的変化について▶表4-13のようにまとめており，ふり遊びの発達的変化は直線的なものではなく，他者とのコミュニケーションを介して質的に変化していくと述べている[18]．

幼児期（前期）のふり遊びは，保護者などの大人とのやりとりを介して行われることが多く，ふりをしている人の目的（例：お母さんになりきって，お母さんのように野菜のおもちゃを切る）を，目に見える知覚可能な大人の行為から理解する段階である．この時期は，ふりをしている人の心的状態（例：大人が野菜のおもちゃをかじるふりをしたとき，それが意図的なものである）までは明確に理解しておらず，ふりをしている他者が心的に保持している内容を推測することはできないとされる[18]（➡NOTE 46）．

しかし，心の理論（➡156頁参照）を獲得する4歳前後になると，他者の心的状態の推測が可能となり，ふり行為を真に受けるのではなく，現実と対比することも可能となる[18]．このころには，お店屋さんごっこ，お医者さんごっこなど，身近な仕事を再現する遊びをすることもよくみられ，ごっこ遊びでも互いに役割を理解して遊ぶようになる．

ごっこ遊びのように，この時期の想像的遊びは，社会的遊びの要素が多く含まれている．対人的な側面として，3歳になると他児がしているのを見て「わたしも」「僕も」と同じことをやりたがったり，乗り物ごっこで相手の動きや歩調に合

▶表4-14　ハサミ操作における紙の固定方法

段階	固定方法
段階1	不適切な静的固定法（ハサミの進行方向に手指がある）
段階2	適切な静的固定法
段階3	動的固定法だが，紙を回すことはない
段階4	紙を回すことも含めた動的固定法

〔Schnech C：幼児におけるハサミのスキル発達．Case-Smith J, 他（編著），奈良進弘，他（監訳）：ハンドスキル―手・手指スキルの発達と援助．pp113-130, 協同医書出版社，1997をもとに作成〕

わせて一緒に移動したりするようになる．

　3歳後半には，順番や交代が理解できるようになり，鬼ごっこなど簡単なルールのある遊びにも徐々に参加するようになる[12]．4歳後半には，ジャンケンのルールを理解し，子ども同士で順番を決めたりする様子が観察される．5歳ころになると，勝ち負けのある遊びを楽しめるようになり，ルールのある対立遊びを好んで行うようになっていく．

(2) 造形・描画遊び

　幼児期（後期）は，幼児期（前期）よりも道具の操作に習熟し，ハサミ，のり，テープを使用して紙を切ったり，折ったり，貼ったりするような制作活動を楽しむようになる．ハサミの操作は，3歳前後から開始されることが多い．まだ紙を上手に切ることはできないが，ハサミを開いたり閉じたりする様子が観察されるようになる[19]．そして，5歳半を過ぎるころには，基本的な図形を安定して切り抜くことができるようになる[20]．

　4～6歳児を対象とした研究では，図形（直線，三角，円，三角うずまき，円うずまき）をハサミで切る課題を用い，線からの逸脱量（正確性）と課題遂行に要した時間（遂行時間）を計測している[21]．この研究では，直線で構成されている図形（直線，三角，三角うずまき）に比べ，曲線で構成されている図形（円，円うずまき）は難しく，幼児期（後期）の段階では，月齢に伴う正確性と遂行時間の向上が直線課題よりみられにくいこと

を報告している．

　円などの曲線課題では，連続的に紙の向きを変

NOTE

46 "ふり" に対する理解

　幼児期（後期）における，ふりに対する理解の発達的変化を調べた2つの研究について紹介する．

　1つ目は，4, 5歳児を対象として心的表象の理解を調べたものである[23]．この研究には，ある物体（例：電車）や動物（例：鳥やウサギ）について心的表象をもっている人形（人形A）ともっていない人形（人形B）が登場する．課題の一例として，最初に，鳥が何かを知っている人形Aが鳥のふりをして両手を広げて動く様子を子どもに説明してみせ，次に鳥のことをまったく知らないと紹介された人形Bが同じように両手を広げて動く様子をやってみせる．

　そして，子どもに「人形Bは鳥のふりをしているか？」とたずねた．この研究では，4歳児でも5歳児でも「人形Bは鳥のふりをしている」と誤って回答する傾向があったが，4歳児よりも5歳児のほうが正しく回答できた割合は高かった．このような結果から，この時期の子どもは，登場人物の心的表象の有無は十分に考慮しておらず，「人形Bは鳥みたいに動いているから」と目に見える行為の特徴でふりを判断する傾向があると考えられている．

　もう1つの研究は，①ふりを現実と対比して矛盾をつかれたときの子どもの反応と，②大人が子どものふりを「真に受ける」反応を示したときの子どもの反応を調べたものである[24]．

　①の設定では，たとえば砂場で遊ぶ子どもに「何をつくっているの？」などと質問し，「おにぎり」などの子どもの回答が得られた時点で，「でも，これ砂だよ」と現実的意味を対置する．このような大人の対応に「いいの，ウソッコで食べているの！」と反論するといった反応がみられるのは4歳前後である．3歳までは，黙って何も言わないという反応が多いことが報告されている．

　②の設定では，子どもが食べ物に見立てて遊んでいる砂，石，ブロックなどを大人に差し出したとき，大人は，それをためらいなく口に入れ，時には「おいしいね」と感想を述べる．そのような大人の対応に対して，子どもがどのような感情的反応を示すかを観察する．2歳前後では，驚きの反応は3割弱であったが，それ以降の年齢ではほぼ全員が驚きの反応を示した．

　このような結果は，2歳半までの子どもは，驚くべき相手の非ごっこ行為（真に受ける反応）に対して認識が未分化な状態にあり，3歳はその過渡期にあたり，ふりが現実と明確には分化していない可能性を示唆している．そして，4, 5歳になるとふりと現実を対比してとらえることができるようになってくる．

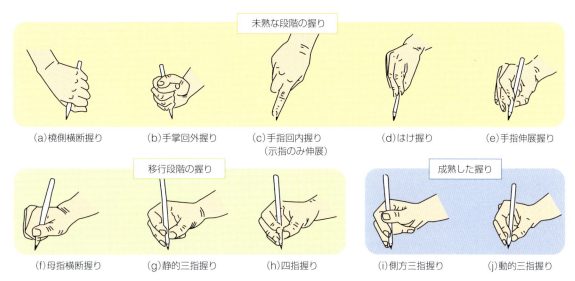

▶図4-26　筆記具操作の発達的特徴〔幼児期（後期）〕
〔Schneck CM, et al：Descriptive analysis of the developmental progression of grip position for pencil and crayon control in nondysfunctional children. Am J Occup Ther 44：893-900, 1990 より一部改変して転載〕

える必要があり，両手の協調性の発達も関連すると考えられる．ハサミ操作には利き手だけでなく非利き手による紙の操作も重要であり，▶表4-14に示すような紙の固定に関する発達段階のとらえ方が提案されている[22]．

ハサミの持ち方に関しては，3歳前後までは前腕回内位をとりやすいが，3歳半を過ぎると前腕は回内外中間位，手関節背屈位を安定してとれるようになってくる（動画4-26, 27）．そして5歳ころになると，尺側を安定させた状態で橈側の動きを引き出すこと，ができるため，図形を切り抜くなどのより細かな刃先の調整が可能となる（動画4-28）．

幼児期（後期）のハサミ操作の正確性は，認知機能と関連があることも示されており[21]，運動機能だけでなく認知機能の発達を考慮することも大切である．また，食事における箸と同様に，道具操作の習熟は生活経験の影響を受けやすく[20]，個人差が大きいことも合わせて理解しておく必要があるだろう．

描画については，3歳前半で丸を描くようになり（➡214頁図4-22参照），3歳後半では丸や線を描くだけでなく，丸のなかに目や口といった顔を描くようになる．4歳になるころには簡単な図形を「おうち」「くるま」などと見立てながら描き，顔から直接手や足が出ている人物画（頭足人）もみられる．そして，5歳ころまでには，より具体的に細部も描くようになり，人物画にも胴体や手足，髪の毛などが描かれるようになる．

描画は，筆記具の操作といった運動機能の要素に加えて，認知機能や社会文化的な背景，時には心理社会的機能も反映する遊びである．たとえば，4歳を過ぎると経験した出来事などの事象を描画で再現したり，意図したものを描くようになり，他児と一緒に描きながら「○○はこうじゃないよ」と自己主張したりする様子も観察される．

筆記具の操作は，幼児期（後期）でさらに成熟していき，6歳ころには半数以上が動的三指握りでの筆記具操作が可能となる．筆記具の握りの発達段階は，▶図4-26に示しているように（a）〜

 動画4-26, 27　　 動画4-28

（j）の10段階に分けることができ，動的三指握りが最も成熟した握りとされている．ただし，すべての子どもが動的三指握りをするわけではなく，年長児でも四指握りや側方三指握りが観察される．成熟した握りには，握り方の形態（正しい持ち方）だけではなく，橈側の運動性と尺側の安定性に基づく操作性を獲得していることが共通して重要である[22]．

Schneckらが3～6歳児を対象に行った研究では，未熟な段階から成熟した握りまで，どの時点においても個人差が大きいことを報告している[25]．この研究では，図形を描く課題と図形を塗る課題を実施しており，これら2つの課題で用いられる握りの形態が年少児では変わりやすいことも報告している．

具体的には，図形を塗る課題では描く課題よりも未熟な握りが用いられやすくなり，静的三指握りでクレヨンを安定させたうえで，肩や肘，手関節の動きが主に用いられる傾向が多くみられた（▶動画4-29～31）．一方，年長児では図形の輪郭を縁どるときなどに速度は低下するものの，一定の握りで安定しており，変化することは少なかった．このような操作の傾向は，箸などの道具操作とも共通している点である（➡217頁参照）．

●引用文献

1) 服部祥子：生涯人間発達論—人間への深い理解と愛情を育むために　第3版．pp54-63，医学書院，2020
2) Lee KR：3歳の世界．Ray DC（編著），小川裕美子，他（監訳）：セラピストのための子どもの発達ガイドブック—0歳から12歳まで　年齢別の理解と心理的アプローチ．pp 43-53，誠信書房，2021
3) 小松孝至：自己理解と自己概念．日本発達心理学会（編）：発達科学ハンドブック第5巻　社会・文化に生きる人間．pp264-274，新曜社，2012
4) Povinelli DJ, et al：Self-recognition in young children using delayed versus live feedback：evidence of a developmental asynchrony. Child Dev 67：1540-1554, 1996
5) Stiles J, et al：The basics of brain development. Neuropsychol Rev 20：327-348, 2010
6) Lebel C, et al：Microstructural maturation of the human brain from childhood to adulthood. Neuroimage 40：1044-1055, 2008
7) Becker RE, et al：Sleep and sleep disorders in children. Feldman HM, et al（eds）：Developmental-Behavioral Pediatrics, fifth edition. pp711-721, Elsevier, Amsterdam, 2022
8) 伊与田治子，他：保育所給食の料理形態との関連からみた幼児における食具の持ち方および使い方の発達的変化．小児保健研究 55：410-425，1996
9) 大岡貴史，他：幼児期における箸の操作方法および捕捉機能の発達変化について．小児歯誌 44：713-719，2006
10) 大岡貴史，他：幼児期における箸を用いた食べ方の発達過程—手指の微細運動発達と食物捕捉時の箸の動きについての縦断観察．小児保健研究 65：569-576，2006
11) 加藤寿宏：発達に障害がある子どもたちに対する食事支援．山根寛，他（編）：食べることの障害とアプローチ．pp36-55，三輪書店，2002
12) 乳幼児の発達と保育研究会：3・4・5歳児の発達と保育—乳幼児の遊びと生活．郁洋舎，2022
13) 首藤敏示：社会的基準・ルールの理解と道徳性．日本発達心理学会（編）：発達科学ハンドブック第5巻　社会・文化に生きる人間．pp160-169，新曜社，2012
14) Lagattuta KH, et al：Bridging theory of mind and the personal domain：children's reasoning about resistance to parental control. Child Dev 81：616-635, 2010
15) 河﨑道夫：あそびが語る保育と発達．かもがわ出版，2022
16) 加藤寿宏，他：子どもは自分の運動能力をどのくらい正確に把握しているのか？　作業療法 29：73-82，2010
17) 加用文男：幼児の虚構的行為の発達に関する実験的研究．教心理研 28：346-350，1980
18) 大塚穂波：乳幼児期のふり遊び研究の動向と展望．神戸大学大学院人間発達環境学研究科研究紀要 9：45-55，2015
19) 橋本圭司，他：日本語版ASQ-3—乳幼児発達検査スクリーニング質問紙．医学書院，2021
20) 大西洋史：幼児期におけるハサミで形を切り抜く能力に関する研究—継続調査の結果から．美術教育学研究 52：81-87，2020
21) 渋谷郁子：就学前児のはさみ操作における把持パターンと運動パフォーマンスの特徴．特殊教育学研究 54：169-178，2016
22) Schnech C：幼児におけるハサミのスキルの発達．ジェーン・ケース・スミス，他（編著），奈良進弘，他（監訳）：ハンドスキル—手・手指スキルの発達と

▶動画4-29～31

援助．pp113-130，協同医書出版社，1997
23) Lillard AS：Young children's conceptualization of pretense：action or mental representational state? Child Dev 64：372-386, 1993
24) 加用文男：ごっこ遊びの矛盾に関する研究―心理状態主義へのアプローチ．心理科学 14：1-19, 1992
25) Schneck CM, et al：Descriptive analysis of the developmental progression of grip position for pencil and crayon control in nondysfunctional children. Am J Occup Ther 44：893-900, 1990

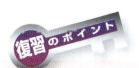

- ☐ 幼児期（後期）の特徴について，自己理解や自己を統制する内的基準の獲得といった観点から理解する．
- ☐ 食具（主に箸）の上肢操作の発達を整理し，この時期の食事の特徴を理解する．
- ☐ 巧緻運動，両手の協調，運動企画といった観点からこの時期の更衣の特徴を理解する．
- ☐ 認知機能や心理社会的機能の発達と関連づけて，この時期の整容の特徴を理解する．
- ☐ 幼児期（後期）の遊びの意義について友だち関係，自己理解，身体図式の発達と関連づけて理解する．
- ☐ 幼児期（後期）の遊びの内容について，「想像的遊び」の質的な変化，そして「社会的遊び」，「造形・描画遊び」への発展を中心に理解する．

❻ 学齢期（前期：6〜8歳，後期：9〜15歳）

学習目標
- 学齢期の特徴について説明できる
- 学齢期の日常生活活動について説明できる
- 学齢期における遊びの発達的意義と特徴について説明できる

A 学齢期とは

　学齢期（前期）は，学校教育がスタートすることが1つの大きな特徴である．学校という，より大きな集団でルールに従い生活をし，知識や技能を獲得していく過程のなかで，子どもは自己の能力の高低や仲間間での評価などをより鮮明に認識するようになる．幼児期に育まれた自己意識や自己理解は，この時期をとおしてより明確なものへと発達していくが，皆が同じではないことを知ることは，時に劣等感につながることもある．

　6歳児は成功や失敗に対する感受性が特に強いともいわれており，新しい技能を身につけ学校に適応していくためには，大人の励ましが必要な場合もあるだろう．特に小学校への入学は，子どもにとっては大きな環境の変化である．2000年代以降，「小1プロブレム」といった学校生活への適応に困難を示す子どもの存在が注目され，保育所・幼稚園と小学校間での連携強化を進めている自治体もある．

　7歳を過ぎると，目標設定や目標達成にかかわる神経伝達物質（ドパミン）のレベルが高くなり，徐々に集中力が高まり，計画した目標を達成しようとするようになるといわれている[1]．心理社会的な機能の面では，養育者との**アタッチメント**が大きな転換を迎える時期であると考えられており，物理的近接性（養育者が実際に近接して安心感を提供すること）から利用可能性（養育者が助けてくれるという見通しをもつこと）へと切り替わる（➡151頁参照）．この時期の子どもにとって

一緒に遊ぶ相手は仲間であるが，何かあったときに守ってくれるアタッチメント対象は，仲間ではなく養育者（親）であり，養育者は安全な避難所や安心の基地を提供してくれる存在となる．

　学齢期（後期）になると，**第二次性徴**が始まり，身長や体重も飛躍的に変化する．心と身体のアンバランスが生じやすい時期でもあるため，精神的に不安定になりやすいともいわれている[2]．身体機能が成人に近づく学齢期（後期）には，呼吸器・循環器も著しく成長する．乳幼児期の腹式呼吸から学齢期には胸式呼吸が中心となり，1分間あたりの呼吸数は20回前後，脈拍数も80〜90回となる[2]．

　対人関係では，友だちとの関係がより重要なものとなり，家族以外の友人や尊敬する人の影響を強く受けるようになる．そして，徐々に家族から一定の距離をとるようになり，家族以外の他者との間で新しい習慣が獲得され，学齢期（後期）から青年期にかけては両親からの心理的な分離がみられる（**心理的離乳**➡249頁参照）．青年期までにこの心理的離乳が達成されない場合，親子関係はまだ乳幼児期の依存的な関係とみなされ，なんらかの問題を生じる可能性があると考えられている[3]．

　学齢期をとおして，学力や勉強は本人にとっても，周囲の大人にとっても主な関心事になりやすい（➡**NOTE** 47，48）．学習に関連する認知機能の発達については，ピアジェの認知発達論における**具体的操作期**を迎え，論理的な思考が可能となってくる（➡133頁参照）．

　前頭葉機能は学齢期をとおして発達していき，

NOTE

47 社会的責任目標 (social responsibility goals)

親や教師など周りの人の期待に応えたい，仲間に認められ受け入れられたいなど，社会的ルールや役割への期待に対する責任感に基づく目標を「社会的責任目標」と呼び，このような目標によって学習意欲などが芽生える場合もあるといわれている[7,8]．たとえば，学習内容に興味がもてない子どもであっても，友だちから認められたいといった社会的責任目標が学習意欲のきっかけとなり，学習内容への習熟思考につながることがある．

また，Slavinは，仲間間での協働学習の効果について，図に示すような理論モデルを提案している[7,9]．このモデルによると，仲間同士の円滑な関係が集団内の結束を高め，自らの学習意欲だけではなく，他者と学び合う意欲が促されるとしている．つまり，課題への意欲と仲間同士の交流への意欲の両者が含まれることにより，子どもの学習を促進することができると考えられている．

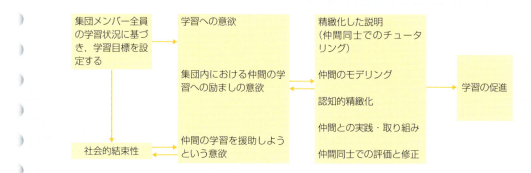

仲間との協働学習効果に関する理論モデル

〔秋田喜代美：学校生活．高橋惠子，他（編）：発達科学入門2 胎児期〜児童期．pp 239-253，東京大学出版会，2012/Slavin R：Instruction based on cooperative learning. Mayer RE, et al（eds）：Handbook of Research on Learning and Instruction 2nd Edition. pp388-404, Routledge, London, 2016 より一部改変して転載〕

12歳になるころには成人と同様の機能を獲得するといわれている（→136頁参照）．特にワーキングメモリは，前頭葉機能のなかでも幼児期（後期）から学齢期にかけて直線的に向上することが知られている[4,5]．また，ワーキングメモリの発達は，読み書きや算数などの学習と関連しているとされ，ワーキングメモリの課題成績の低さは学力全般の低さと関連していることも報告されている[4,6]．

B 学齢期の日常生活活動

1 睡眠

6〜12歳で推奨される睡眠時間は，9〜12時間とされているが[12]，日本の小学生の平均睡眠時間（平日）は，8〜9時間（男児：8.9時間，女児：8.8時間）と報告されている[13]．夜型指向の傾向が強い場合，学校に行くため平日に睡眠時間が確保できず，休日に睡眠不足を補おうとして起床時間が遅くなり，平日と休日で睡眠時間に差が生じることも指摘されている[14]．

学校に行くなどの社会生活時刻と睡眠リズムなど体内時計の時刻に不一致が生じ，心身の不調を生じることを「社会的ジェットラグ」と呼ぶこともある．また，平日と休日で，睡眠時間に2時間以上のずれがあると睡眠不足があることが想定される．

2 食事・排泄・更衣・整容

学齢期では，食事や更衣など身のまわりの動作

NOTE

48 メタ認知

　メタ認知は，認知についての認知といわれることもある概念であり，「メタ認知的知識」（人間一般や自分自身の認知特性や課題・方略に関する知識）と「メタ認知的活動」（認知的活動をモニタリングし，必要に応じて計画を立てたり，修正したりするような活動）に分類されると考えられている[10]．メタ認知は，知的活動を促進するため，学齢期の学習や技能の習得において重要である．

　メタ認知的活動と類似した概念にメタ認知的スキルがある．メタ認知的スキルは，自身の学習や問題解決行動をモニターし，導き，コントロールするために習得された方法・手順の知識レパートリーに関するスキルである[11]．メタ認知的スキルの発達には，前頭葉機能の発達（➡136頁参照）が関連することが想定され，これらの発達的経過を相互に対応づけて考えることができる．メタ認知的スキルは，初歩的なものは3～5歳でみられ，最初のころは課題などに特化して発達していくが，12歳を過ぎるころになるとより全般的なスキルとして獲得され，15歳ころに成人レベルに移行するといわれている[11]．つまり，個人差はあるものの，学齢期をとおしてメタ認知的スキルが発達し，次の青年期を迎えることになる．

▶ 表4-15　学齢期の遊びの内容

小学1〜2年生	1位	おもちゃで遊ぶ（ごっこ遊び・ままごとを含む）	63.5%
	2位	遊具遊びや鬼ごっこ・かくれんぼ	61.0%
	3位	お買い物	41.5%
	4位	ゲーム（家庭用）	37.0%
	5位	球技（サッカー，バスケットボール，ドッジボールなど）	35.5%
小学3〜4年生	1位	遊具遊びや鬼ごっこ・かくれんぼ	53.5%
	2位	ゲーム（家庭用）	49.0%
	3位	ゲーム（携帯用）	45.0%
	4位	おもちゃで遊ぶ（ごっこ遊び・ままごとを含む）	43.0%
	5位	球技（サッカー，バスケットボール，ドッジボールなど）	43.0%
小学5〜6年生	1位	ゲーム（家庭用）	48.5%
	2位	ゲーム（携帯用）	46.0%
	3位	スマートフォン・携帯電話・タブレット端末・パソコン	46.0%
	4位	球技（サッカー，バスケットボール，ドッジボールなど）	42.0%
	5位	お買い物	41.0%
中学生	1位	スマートフォン・携帯電話・タブレット端末・パソコン	63.3%
	2位	お買い物	41.0%
	3位	娯楽施設（映画館，カラオケ，ゲームセンター，ボウリング場）などで遊ぶ	36.3%
	4位	ゲーム（携帯用）	35.0%
	5位	ゲーム（家庭用）	30.7%

各学年100名（男子50名，女子50名）で，全国の小・中学生の保護者900名を対象に実施された．
〔（株）バンダイ：バンダイこどもアンケートレポートVol. 243「小中学生の"遊び"に関する意識調査」結果．2018をもとに作成〕

を自立して行うことが可能となる．生活習慣としても定着することで，食事の前の手洗いや食事のあとの歯磨きなども促しがなくても自ら行うようになる．更衣動作では，靴ひもの蝶結びが6歳ころにできるようになり，整容動作では，6歳ころに鼻をかんで拭く，8歳ころに爪切りなどが自分でできるようになる[15]．

　また，髪型や服装などへの関心が強まり，学齢期（後期）になると着ていく場所や目的を考えて自分で衣服を選択するようになる．外出先でのマナーなども身につけていくが，社会文化的背景や生活経験などにより，個人による差が大きいことは理解しておく必要がある．

C 学齢期の遊び

　学齢期の遊びは，仲間間での遊びが主となる．この時期，幼児期から行われてきた「ルールのある対立遊び」は，ゲームやスポーツへと発展していくといわれるが，現代の子どもの遊びはインターネットやスマートフォンを媒体とした仲間関係や遊びが大きな割合を占めるようになっている．2018年に小・中学生の保護者を対象に行われた子どもの遊びの実態調査では，▶表4-15に示すような結果が得られており，特に学齢期（後期）になるとゲームやスマートフォンが遊びの中心となっている[16]．同調査では，学校の授業時間

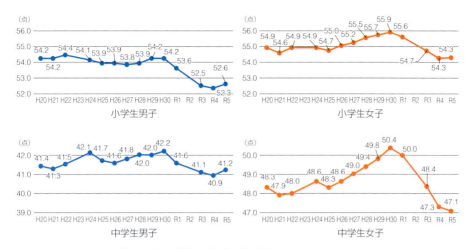

▶図4-27 子どもの体力の年次推移（体力合計点）
〔スポーツ庁：令和5年度　全国体力・運動能力，運動習慣等調査の結果（概要）について．2024より転載〕

以外の時間の過ごし方として，4割以上の子どもが動画視聴を楽しんでいることも報告されている．

遊び環境や内容の変化が，子どもの心身の発達にどのような影響を及ぼすのかは，現段階では明らかにされていない点が多いが，ソーシャルメディアを含むインターネットの過度な使用は，子どものwell-beingによい影響を及ぼさないことが報告されている[17]．また，スポーツ庁が実施している「全国体力・運動能力，運動習慣等調査」では，特にコロナ禍以降に子どもの体力が低下していることが報告されている（▶図4-27）[18]．つまり，学齢期に室内で座って過ごす時間の割合が増加することは，子どもの身体機能の発達にマイナスの影響を及ぼす可能性が高いともいえる．

遊び内容の変化が，学齢期の子どもにどのような影響を及ぼしているのかを結論づけるには，今後もさらなる研究をとおして検証していく必要があるだろう．

1 学齢期における遊びの発達的意義

遊びをとおした仲間とのかかわりは，幼児期から連続して心理社会的機能の発達において重要となり，仲間と過ごす時間も長くなる．パーテンが，就学前児の観察研究をもとに行った集団遊びの分類から考えると（▶表4-16），第5段階や第6段階が学齢期での主な遊びとなる[10, 19]．

友だちと過ごす時間については，2013年に行われた全国の小・中・高校生を対象とした調査で，学校の授業時間以外で，友だちと過ごしている時間が2～3時間以上であると回答した割合が，小学生（高学年）で約45％，中学生で約53％，そして高校生では約60％と，年齢に伴って増加することが示されている[20]．一方，子どもは塾などに通っている割合が高く，放課後に自由に友だちと遊べる時間が少なくなっている現状もある．同調査では，小学生（高学年）の通塾率は約35％，中学生では約50％となっており，習い事なども含めると現代の子どもは非常に多忙であるといえる．

学齢期における仲間は，幼児期のような単なる遊び相手ではなくなっていくが，自己の内面を共有することができる親友といった特別な存在に仲間関係が進展するのは，学齢期（後期）以降になってからである．この時期の子どもは，仲間関係を経験することをとおして，自己や他者への理

▶表 4-16　集団遊びの発達段階

	遊びの段階	内容
第1段階	まだ遊びとはいえない段階	何かに専念して遊ぶことはないが、興味のあることがおきたらそれに専念する 自分の身体で遊んだり、椅子の昇り降りなどの活動をする
第2段階	ひとり遊び	自分で玩具を使って一人で遊ぶ ほかの子どもが話しかけられる範囲にいても、近づこうとはしない
第3段階	傍観	ほかの子どもの遊びを見て過ごす 見ている相手に話しかけることはあっても遊びには入らない
第4段階	並行遊び	子どもは独立して遊ぶが、まわりの子どもと自然と調和して遊ぶ 同じ玩具で遊びはするが、ほかの子どもの遊びに変化は与えない
第5段階	連合遊び	遊びの内容について話し合ったり玩具の貸し借りをしたりする 皆で同じような活動をするが、役割分担など組織的な動きはない
第6段階	協同もしくは組織化された遊び	なんらかの目的をもって組織的に遊ぶことができる リーダーなど、活動における役割分担がみられるようになる

〔Parten MB：Social participation among pre-school children. J Abn Soc Psychol 27：243-269,1932／神藤貴昭, 他：ようこそ教育心理学の世界へ　第4版. 北樹出版, 2024 より一部改変して転載〕

解を深めながら，より深い対人関係を築いていくようになる．特に9〜12歳は，ピアジェの認知発達論において**脱中心化**がみられ，自己視点と他者視点の協応が可能となる時期でもある（➡31頁参照）．

従来，学齢期にみられる仲間集団は，**ギャング集団**（大人の干渉を避け，仲間意識で結ばれた結束力のある異年齢集団，ギャング・エイジと呼ばれることもある）の特徴をもつとされてきたが，近年では遊ぶ場や時間の減少により，異年齢間での交流も減少し，このような集団がみられなくなっているといわれている[21]．ギャング集団は，集団内での役割や集団責任の経験，そして大人から独立することに対する自立心の育成などを可能とし，高度な社会性の習得において重要な機会を提供してきたという見方がなされている．

そのため，このような仲間集団における経験不足が，現代の子どもたちの対人技能の成熟を妨げているといった指摘も多い[10]．学齢期（後期）から青年期にかけては，友だちや仲間との関係性自体の意味も含めて考えるようになり，対人関係の形態はより多様で複雑なものになっていく．

運動機能に関しては，ボールスキルなど高度な協調運動が求められる活動が徐々に増えていく（➡98頁参照）．自由な遊びとしてだけではなく，地域のスポーツクラブなどに所属する場合や，習い事として行う場合も少なくない．また，自転車や一輪車，スケートボードなどバランス能力と乗り物の操作性が求められる遊びも選択されるようになり，競技性のあるような遊びでは，互いに技術を競ったりすることもある．技術の向上や自己目標の達成は，子どもが有能感を得る機会ともなるだろう（➡NOTE 49）．

このような高度な運動技能の獲得過程において，運動の予測的制御や運動企画に関係する身体図式の発達も重要な要素の1つである．関連する研究として，前方リーチングの際に「つかめる」と判断する距離（判断距離）について，その発達的変化を調べた研究がある．この研究では，4〜15歳，そして成人の全年齢で最高到達距離（実際に最も遠方に到達した距離）よりも判断距離が上回る過大評価の傾向を示したが，13歳以降でその傾向は減少することが報告されている（▶図4-28）[22]．過大評価の傾向が全年齢でみられた点については，最高到達距離の計測の際に体幹などの動きを制限しており，その設定が非日常的であったため，運動のイメージ自体がしにくかったのではないかといった考察もなされている．

ただ，年齢に伴う変化がみられるという点からは，幼児期（後期）でみられていた運動予測の特徴（➡222頁参照）が，学齢期以降においても，課題に応じた発達的変化を示すこと，そして身体図式もより柔軟で課題や環境に適応しやすいものへと発達することを示していると考える．ただし，

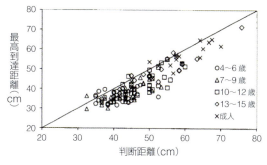
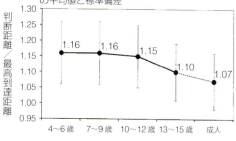

▶図 4-28 前方リーチングにおけるつかめる最大距離の判断
〔上野将紀, 他:リーチングにおけるつかめる最大距離の判断と最適距離の発達的変化. 発達心理学研究 24:117-125, 2013 より一部改変して転載〕

NOTE

㊾勤勉性と有能感

発達心理学者であるエリクソンは,「勤勉性 対 劣等感」を学齢期(児童期)の心理社会的危機ととらえた[23]. 学校生活の開始に代表されるように, 知識や技能を学ぶこと, 自分の能力を伸ばし, 意味ある学習や仕事を行おうとすることが勤勉性に該当する. そして, 幼児期に芽生えた自己意識的情動(➡145 頁参照)は失敗して恥ずかしいといった情動を含み, 学齢期(児童期)には自己の能力の高低に対する気づきや仲間間での評価によって, 学習や技術の習得がうまくいかないと劣等感を抱くようになる.

7 歳児は, 自分のアイデンティティを形成するため, 常に他者と自己を比較しているともいわれている[1]. 学齢期(児童期)は, 肯定的側面である勤勉性が, 否定的側面である劣等感よりも上回るかたちで発達していくことが重要となる. そして, 勤勉性が十分に育つことで, 劣等感を抱く状況になったとしても, 自分には自分なりの力があるといった**有能感**(competence)を基盤として, 自分なりにがんばろうと思えるようになるのである. つまり, 対立関係にある「勤勉性 対 劣等感」を, 自分の内面で統合し, 解決できたということを示しており, 学齢期(児童期)の発達的危機を乗り越えることができたととらえられる[24].

子どもの有能感を高めることは, リハビリテーションにおいても重要な観点の 1 つである. ただし, **仮想的有能感**といった状態についても考慮しておく必要がある. 仮想的有能感とは, 本来なら有能感に伴うはずの客観的根拠がない状態にありながら, なんの根拠もなく, 他人を見下すことによって, 自分を有能であると認識してしまっている状態を指す[10]. つまり, 子どもが「あの子よりは, 自分はマシ」と感じているような状態が該当するだろう. 仮想的有能感は, 本来の有能感とは異なり, 発達的危機を乗り越えることにはつながらないと考えられるため, 子どもが何に対してどのように有能感を得ているのかが大切である.

粗大運動も巧緻運動も, 学齢期以降は個人間における差がより大きくなるため, 各年齢における発達的特徴としてはとらえにくくなるという点は, 理解しておく必要があるだろう.

2 学齢期の遊びの特徴

a 遊び空間

学齢期は, 遊び空間に広がりがみられる時期であり, 小学校高学年になるころには, 自転車や公共交通機関を利用して友だちと出かけられるようになる. 小・中学生の遊び場に関する 2018 年の調査では, 自宅が 9 割以上と最も多く, 次いで公園と友だちの家がそれぞれ 5 割弱, ショッピングモールと運動場などの学校の屋外が 2 割程度となっている[10].

一方, 空き地などのオープンスペースやアジトスペース, アナーキースペース(➡196 頁表 4-5 参照)はほとんど使われなくなってきており, その代わりにバーチャルスペースが, 高学年になるほど遊び空間として選択されるようになる.

b 遊びの内容(対象と遊び方)

学齢期(前期)では, ▶表 4-15 に示したように, ごっこ遊びや遊具遊びがまだ多くみられる時期である. 幼児期から引き続きみられる遊びでは

あるが，内容には質的な変化が生じ，よりリアリティを求め「劇遊び」のような演じる遊びに発展していく場合もある．演じることが表現やパフォーマンスとして価値づけられ，他者から受ける評価が動機となる場合もある．また，歌やダンス，楽器演奏などは，高い象徴機能が求められる活動とされ，言語機能の発達や協調運動の発達と合わせて，この時期の遊びの内容に含まれるようになる．

ルールのある対立遊び（競う遊び）は，学齢期の遊びの内容として代表的な遊びである．この遊びでは，競う相手の存在が不可欠であり，遊びを成立させるためには競い合いながらも，相手を尊重し，互いにルールを守り，良好な関係性を保つことが求められる．情動発達の側面から考えると，6歳ころになると他者の意図や情動を考慮して，自己の情動表出を制御できるようになる（➡160頁参照）．自己の情動を制御できるようになることは，ルールの理解と合わせて，この遊びが成立する1つの要因となっていると考える．

そして，学齢期（後期）ころになると，ルールのある対立遊びは，チームプレイやスポーツを楽しむことに発展していく．競う形態には，いくつかの発展的分類があるとされており，「並列的な多数者間で誰が最も優れているかを競う形態（3～4歳ころ，例：誰が1番かを競う）」「個人と個人が対立的に競う形態（5歳ころから）」「記録という概念に基づき不特定多数の相手と競う形態（学齢期）」「自己（自己の記録）と競う形態〔学齢期（後期）〕」などがあげられている[21]．

(1) 造形や描画遊び

造形や描画遊びは，精緻な道具操作に必要な巧緻運動が遂行可能となるとともに，認知機能が発達することで，技術的達成や美術的な作品づくりなどに発展していくようなる．学齢期（前期）の描画では，曲線や角の表現が可能になり，円や四角などの図形を組み合わせた表現が増加して複雑化するといった特徴を示すことから，「図式期」と呼ばれることもある（▶図4-29A, B）[25]．さら

に，学齢期（後期）になると，描画において複数の対象の重なりを表現したり，特定の視点からの見え方を忠実に描いたり（線遠近法など）も可能となる（この時期を「写実期」と表現することもある）（▶図4-29C）．

また，10歳前後になると，空間認知に関連する右半球の脳領域が成熟することで，三次元の物体を正確に描くことができるともいわれている[1]．学齢期の子どもは，自己の機能の向上に伴い，ものをつくることや完成させることに対して高い意欲や情熱を示す傾向がある[24]．「自分がつくった」という自分の能力に対する他者評価や自己評価を経験することで，自身の有能感を育てていくことにもつながっていくのである．

(2) 物語と語りにする遊び

言語機能や読み書き能力などの発達は，物語と語りによる遊びとして会話を楽しむことや，読書，文章や漫画などを書くことを楽しむことにつながっていく．8歳ころになると，物事を細かく説明したり，ユーモアのある言葉を用いて話をしたりするようになる[1]．そして，9歳ころになると，具体的事象に関する論理的思考が向上し，科学的な内容への興味も一段と高まり，読書などをとおして自らさまざまな知識を得ることも可能となっていく．

読字の能力に関して，拗音を除くひらがな71文字の平均読字数は，年長児で64.9文字（91.4％）であることが報告されており[26]，文字に対する認識や興味などは就学前からすでに確認することができ，学齢期をとおして，読むための文字学習から読んで学ぶことやコミュニケーションをとることへと移行していく．

文章理解は，意味ある心的表象を構築することが関与しており，関連する既知の情報や知識を活性化し，文章情報とこれらを統合することが必要である（▶図4-30）[27, 28]．学齢期（前期）では，▶図4-30で示している文字の音韻的処理などの基礎的なボトムアップ処理技能が，文字の理解に大きな影響を与える一方で，学齢期（後期）にな

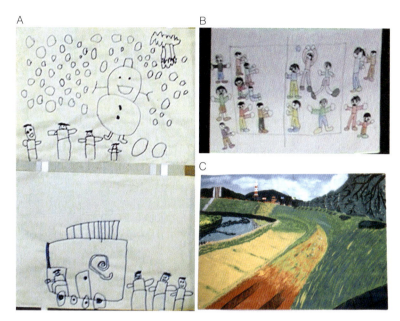

▶図 4-29　学齢期の描画
A：円や四角などの図形を組み合わせた表現．B：表現が増加し，複雑化する．C：特定の視点からの見え方を忠実に描く．
〔C：TOSS ランド（https://land.toss-online.com）より転載〕

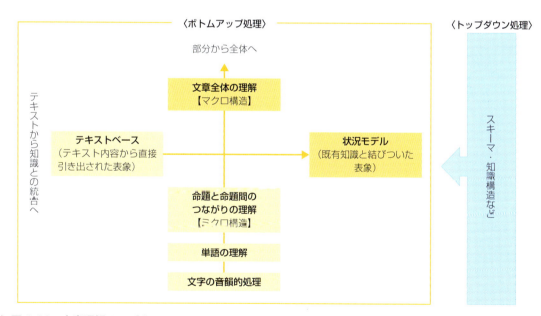

▶図 4-30　文章理解のモデル
〔犬塚美輪：文章の理解と産出．日本認知心理学会（監修）：現代の認知心理学 5 発達と学習，pp201-226，北大路書房，2010／Kintsch W：Comprehension：A Paradigm for Cognition. Cambridge University Press, Cambridge, 1998 より一部改変して転載〕

ると基礎的な処理が自動化され，文章理解が促進されることになる．この時期に，文章の理解と表出能力が向上することで，メールやチャットでのコミュニケーションが積極的に行われるようになり，ソーシャルメディアなどの利用も増えていくことが想定される．

●引用文献

1) Lee KR：3歳の世界．Ray DC（編著）：セラピストのための子どもの発達ガイドブック―0歳から12歳まで年齢別の理解と心理的アプローチ．pp 94-176，誠信書房，2021

2) 伊藤信寿：学童期．辛島千恵子（編著）：メディカルスタッフ専門基礎科目シリーズ　人間発達とライフサイクル．pp161-174，理工図書，2020

3) 松本学：児童期・青年期の家族システム．日本発達心理学会（編）：発達科学ハンドブック5社会・文化に生きる人間．pp58-66，新曜社，2012

4) 湯澤正通：児童の認知．高橋惠子，他（編）：発達科学入門2胎児期～児童期．pp 225-237，東京大学出版会，2012

5) Gathercole SE，他（著），湯澤正通，他（訳）：ワーキングメモリと学習指導．北大路書房，2009

6) Alloway TP, et al：The cognitive and behavioral characteristics of children with low working memory. Child Dev 80：606-621, 2009

7) 秋田喜代美：学校生活．高橋惠子，他（編）：発達科学入門2胎児期～児童期．pp 239-253，東京大学出版会，2012

8) Wentzel K, et al：Instruction based on peer interaction. Mayer RE, et al（eds）：Handbook of Research on Learning and Instruction 2nd Edition. pp365-387, Routledge, London, 2016

9) Slavin R：Instruction based on cooperative learning. Mayer RE, et al（eds）：Handbook of Research on Learning and Instruction 2nd Edition. pp388-404, Routledge, London, 2016

10) 神藤貴昭，他：ようこそ教育心理学の世界へ　第4版．北樹出版，2024

11) Veenman M：Learning to self-monitor and self-regulate. Mayer RE, et al（eds）：Handbook of Research on Learning and Instruction 2nd Edition. pp233-257, Routledge, London, 2016

12) Paruthi S, et al：recommended amount of sleep for pediatric populations：A consensus statement of the American Academy of Sleep Medicine. J Clin Sleep Med 12：785-786, 2016

13) Sakamoto N, et al：Sleep problems, sleep duration, and use of digital devices among primary school students in Japan. BMC Public Health 22：1006, 2022

14) 平田郁子：不登校と睡眠．子どものこころと脳の発達 14：26-32, 2023

15) Henderson A：セルフケアと手のスキル．Henderson A，他（編著），園田徹，他（監訳）：子どもの手の機能と発達―治療的介入の基礎原著第2版．pp192-235，医歯薬出版，2010

16) （株）バンダイ：バンダイこどもアンケートレポート Vol. 243「小中学生の"遊び"に関する意識調査」結果．2018
https://www.bandai.co.jp/kodomo/search_2018.php（2024年5月31日閲覧）

17) McDool E, et al：The internet and children's psychological wellbeing. J Health Econ 69：1-20, 2020

18) スポーツ庁：令和5年度　全国体力・運動能力，運動習慣等調査の結果（概要）について．2024
https://www.mext.go.jp/sports/b_menu/toukei/kodomo/zencyo/1411922_00007.html（2024年6月4日閲覧）

19) Parten MB：Social participation among pre-school children. J Abnorm Soc Psychol 27：243-269, 1932

20) ベネッセ教育総合研究所：「第2回放課後の生活時間調査」子どもたちの時間の使い方［意識と実態］．2014
https://berd.benesse.jp/shotouchutou/research/detail1.php?id=4278（2024年6月5日閲覧）

21) 岩崎清隆：標準理学療法学・作業療法学　専門基礎分野　人間発達学　第2版．pp285-297，医学書院，2017

22) 上野将紀，他：リーチングにおけるつかめる最大距離の判断と最適距離の発達的変化．発達心理学研究24：117-125, 2013

23) Erikson EH：The problem of ego identity. J Am Psychoanal Assoc 4：56-121, 1956

24) 服部祥子：障害人間発達論―人間への深い理解と愛情を育むために　第3版．pp72-85，医学書院，2020

25) 進藤将敏：幼児における描画発達研究の概観と展望．東北大学大学院教育学研究科研究年報62：217-234, 2013

26) 宇野彰，他：ひらがなはいつまでにどれだけ習得されるのか？―ひらがな習得に関するレディネス．高次脳機能研究41：260-264, 2021

27) 犬塚美輪：文章の理解と産出．日本認知心理学会（監修）：現代の認知心理学5発達と学習．pp201-226，北大路書房，2010

28) Kintsch W：Comprehension：A Paradigm for Cognition. Cambridge University Press, Cambridge, 1998

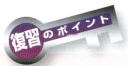

- □ 学校教育がスタートする学齢期の特徴について，メタ認知の発達や家族以外の他者との関係性を踏まえて理解する．
- □ 学齢期の遊びの意義について，集団遊びの発達や仲間関係の経験といった観点から理解する．
- □ 学齢期の遊びの意義について，高度な運動技能の獲得と個人差の拡大，技能に対する有能感との関連を踏まえて理解する．
- □ 学齢期の遊びの内容について「想像的遊び」や「ルールのある対立遊び」の劇遊びやスポーツへの発展，バーチャルスペースでの遊びの拡大，「造形・描画遊び」の質的な変化といった観点から理解する．

7 青年期

学習目標
- 青年期の特徴と発達課題について説明できる.
- 第二次性徴を中心とした身体面の変化と心理面の変化について説明できる.
- 性への目覚めと性の多様性について説明できる.
- 青年期に特有の認知機能の発達について説明できる.
- 青年期の心理社会的危機と対人関係の発達について説明できる.
- 青年期の課題としての職業選択について説明できる.

A 青年期の特徴と課題

1 青年期とは

　青年期は，子どもから大人への移行期で，身体機能，認知機能，社会機能など，さまざまな面で発達的変化を遂げる時期である．さて，ここで問題となるのが，「青年期」という言葉を聞いて，どの年代を想像するか，ということである．その概念は幅広く，青年期が意味する年代についてもさまざまな見解がある．そこでまずは，本項における青年期の意味するものを明らかにする.

　まず，歴史的な視点からみると，青年期については，ホール，エリクソン，サリヴァン，ハヴィガースト，ブロス，レヴィンソンらが，詳細な記述をしている.

　ホール（Hall, G. S.；1846-1924）は，安定していた前青年期（〜12歳）が終わり，不安や動揺，対立感情の出現を特徴としながら，身体や情緒の発達が生じる22〜25歳ころを青年期（疾風怒濤の時代）としている[1]．また，**エリクソン**は，発達段階の第5段階である思春期から19歳ころまでを青年期とし，「アイデンティティ　対　アイデンティティの拡散」を心理社会的危機とした[2]（➡23頁参照）．**サリヴァン**（Sullivan, H. S.；1892-1949）は，青年期に関連する時期を，プレ青年期（10歳前後〜14歳前後），青年前期（14歳前後〜17歳前後），青年後期（17歳前後〜22, 23歳），プレ成人期（22, 23歳〜30歳前後）の4つに分類し，この時期の仲間との関係性の形成を重視している[3]．また，レヴィンソンは，成人期の発達段階を▶図2-2（➡26頁参照）のように示し，17〜22歳を成人期への過渡期とした[4, 5].

　次に医学・保健学的な視点から，青年期が意味する年代を考える．医学の分野では，青年期という言葉ではなく，**「思春期」**という言葉が用いられているが，思春期という言葉は，もともと医学の分野で使い始められた日本独自のものである.

　思春期とは，英語の puberty または adolescence，独語の Pubertät にあたる時期で，心理学では青年期の初期のことを指す[3]．英語の2つの単語はそれぞれ異なる意味合いを含んでおり，puberty は pubic hair を語源とした第二次性徴などの身体的変化に基づく呼び方で，年齢としては10〜15歳ころを意味する．一方，adolescence は20歳ころまでを対象とし，心理社会面での変化を含んでいる[6, 7].

　また，思春期については複数の機関が定義を定めており，日本産科婦人科学会は「性機能の発現，すなわち乳房発育，陰毛発生などの第二次性徴出現にはじまり，初経をへて第二次性徴の完成と月経周期がほぼ順調になるまでの期間をいう．その期間は，わが国の現状では，8〜9歳ごろから17〜18歳ごろまでになる」としている[8].

世界的には，米国小児科学会（AAP）は，思春期を早期（11〜14歳），中期（15〜17歳），後期（18〜21歳）と定義し，世界保健機関（WHO）は，第二次性徴の出現（乳房発育・声変わりなど）から性成熟（性機能が成熟する18〜20歳ころ）までの段階，子どもから大人に向かって発達する心理的なプロセス，自己認識パターンの段階確立，社会経済上の相対的な依存状態から完全自立までの過渡期として区分している[7]。

以上のように，青年期（思春期）は，歴史的にも医学・保健学的な視点からも一定の定義は示されていない。本項では，第二次性徴が始まる10歳ころから社会的・経済的に大きな変化を遂げる大学卒業年齢（22〜24歳ころ）までを青年期とする。

2 青年期の特徴と発達課題

青年期は前述のとおり，子どもから大人に向けて大きな発達的変化を遂げる時期であり，その過程において，さまざまな発達課題に直面する。ここでは青年期の特徴にかかわる，ハヴィガーストやブロス，レヴィンソンによる発達課題について概説する。

a ハヴィガーストによる青年期の発達課題

ハヴィガーストは，発達課題を「個人の生涯にめぐりくるいろいろの時期に生ずるもので，その課題を立派に成就すれば個人は幸福になり，その後の課題も成功するが，失敗すれば個人は不幸になり，社会で認められず，その後の課題の達成も困難になってくる」と定義し，身体的成熟，社会の文化的圧力，個人的価値や動機の3つを源泉としている。

青年期（第3段階：おおよそ12〜18歳）には，▶ **表2-2**（➡28頁参照）のとおり，10の発達課題が示されており，仲間集団内での結びつきが家庭

や学校よりも強くなり，独立性，人生観を発達させるという特徴がある。

b ブロスによる青年期後期の発達課題

ブロス（Blos, P.；1904-1997）は，青年期中期から後期にかけて**自我理想**が形成されるとしており，これを青年期における最も重要な発達課題の1つにあげている。自我理想とは，その個人にとって理想を表現したあり方（こうありたい姿）で，友人関係を通じて，友人像を自分の理想や規範として取り入れていく。この規範を自我理想と呼ぶ[9]。そして，自我理想が確実になることによって情緒的安定がもたらされるとしている[10]。

さらに，ブロスは，青年期後期の発達課題として，①自我機能と自我の関心が固有なものとして配列され安定すること，②葛藤領域外の二次的自律自我の拡大，③安定的かつ非可逆的な男性性・女性性の確立，④対象関係における自己および他者表象へのリビドー（性的エネルギー）備給の安定化（対人関係の安定化），⑤精神の全体性の維持・防衛をつかさどる精神装置の安定化の5つをあげている[3]。

c レヴィンソンによる成人期前期の発達課題

レヴィンソンの「成人期への過渡期（17〜22歳）」（➡26頁図2-2参照）は，青年期に相当する時期で，この時期には2つの重要な発達課題があるとしている

1つ目は，青年期という時代の終了を伴う未成年の世界からの卒業で，生まれ育った家庭からさまざまな方法で離れ，経済的，精神的に自立し，成人として生活をするための基礎を築く，としている。

2つ目は，成人期という新しい時代の開始を伴う大人の世界への第一歩を踏み出すことで，大人の世界の可能性を模索し，成人としての最初のアイデンティティを確立し，成人の生活のための暫定的選択をしてそれを試みること，としてい

240 ● 第4章：各発達期の特徴

▶ 表4-17　健康なAYA世代（n＝200）の悩み

順位	悩み
1	今後の自分の将来のこと
2	仕事のこと
3	経済的なこと
4	健康のこと
5	学業のこと
6	家族・友人など周囲の人との関係のこと
7	体力の維持，または運動すること
8	容姿のこと
9	家族の将来のこと
10	自分らしさ

※AYA世代は15〜39歳と定義されている
〔平成27-29年度厚生労働科学研究費補助金（がん対策推進総合研究事業）「総合的な思春期・若年成人（AYA）世代のがん対策のあり方に関する研究」班：医療従事者が知っておきたいAYA世代がんサポートガイド. pp11-16, 金原出版, 2018を一部改変して転載〕

る[4,5]．

d 青年期の悩みと健康に対する課題

　青年期は，脳卒中，心臓病，糖尿病などの生活習慣病への罹患は少なく，医療とのかかわりが少ない時期である．その一方で，妊娠，性，非行，うつなどのメンタルヘルスの問題といった，青年期に特徴的な課題がある．

　厚生労働省研究班による調査では，わが国の子どもの疾病負担を障害調整生存年（disability adjusted life year；DALY）で評価すると，10歳以降に心の問題と薬物依存の問題が増大することが明らかにされており，思春期から若年成人の保健・医療に対し，これまで以上に小児保健・医療関係者の貢献が求められている[6]．また，健康な**思春期・若年成人**（Adolescents and Young Adults；AYA）**世代**を対象とした「悩み」に関する調査では，「今後の自分の将来のこと」が上位項目にあがっており[9,11]，発達課題を乗り越えていく過程で，悩みを抱きながら将来を模索していることがわかる（▶表4-17）．

B 心身機能の発達

　青年期の初めには，身長・体重の増加や，内分泌学的変化に伴う**第二次性徴**といった，身体構造や身体機能の大きな変化が生じ，子どもらしい外見から，男性，女性といった性差が明らかになり始める．さらに身体の構造や機能の変化だけではなく，これらの変化に伴う心理面の変化や，性への目覚めが生じる．

1 身体構造の発達

　0〜18歳の身長と体重の変化は**▶図1-8**（**➡14頁参照**）に示したとおりである．誕生から成熟までの人間の成長について，カールバーグは身長発育パターンを数学的分析したinfancy-childhood-puberty（ICP）モデルを提唱している[12,13]．これは，3〜4歳の乳幼児期（infancy），3〜4歳ころから思春期が始まるまでの前思春期（childhood），思春期が始まってから成人までの思春期（puberty）の3つの時期に分けて人の成長をとらえる考え方である．

　思春期（puberty）には，性ホルモン（エストロゲン）の影響と考えられる**成長促進現象**（growth spurt）がみられ，思春期開始から1〜2年で成長率のピークを迎え，その後，成長率は低下し最終的に成長は止まり，成人身長に達する[7]．男児のgrowth spurtの開始は11歳ころで，この時期に獲得する身長は平均で30cm程度である．一方，女児のgrowth spurtは，初潮に先立ち平均9.5歳から始まり，初潮開始前の1年間に最も身長が伸び，この時期に獲得する身長は約25cmである[7]．

　さらに，世代の変遷につれて，精神的，身体的な発達速度が早くなる**発達加速現象**（acceleration of development）もみられている．近年では特に，身長，体重，乳歯・永久歯の出現，精通・初潮年齢などの思春期における身体的側面の

発達加速現象が著しい[14].

2 内分泌学的変化と第二次性徴

a 内分泌学的変化

内分泌とは，ホルモン分泌細胞から別の細胞（あるいはその細胞そのもの）に化学伝達物質（ホルモン）を介して情報伝達するメカニズムで，小児の特徴である成長（身体が大きくなること），発達（機能を獲得すること），成熟（生殖能力を獲得すること）のすべての調節に関連している[6,7]．内分泌は，出生から成熟が完了するまでの間にめまぐるしく変化するが[7]，なかでも青年期（思春期）に大きな変化を遂げるのが，性ホルモンである．

性ホルモンは，乳児期に一度分泌量が増加する（mini-puberty）が，そのあとに分泌が抑制される．しかし，思春期になると，GABA（γ-アミノ酪酸）ニューロンにより抑制されていた性腺刺激ホルモン放出ホルモン（ゴナドトロピン放出ホルモン；GnRH）ニューロンの抑制が解除され，脳の視床下部にある性中枢からのGnRHの脈動的（パルス状）分泌が始まる（第二次性徴の初来）．その結果，下垂体が刺激され，その刺激を受けた下垂体は，黄体形成ホルモン（LH）や卵胞刺激ホルモン（FSH）などの性腺刺激ホルモン（ゴナドトロピン）を分泌し，精巣における精子形成や，卵巣における卵胞発育・排卵，卵胞ホルモン（エストロゲン）分泌を調節する[7]．なお，GnRH分泌パターンには，約60分周期の脈動的分泌と排卵性（サージ状）分泌があり，思春期の進行とともに，GnRHの脈動的分泌が増大し，性腺からの性ホルモン分泌が上昇する．性腺から分泌された性ホルモンは，視床下部に対して負のフィードバック機構として働き，GnRHの脈動的分泌を抑制する．一方で性成熟期（10歳代後半〜40歳代前半）の女性では，卵胞ホルモン（エストロゲン）は視床下部に対して正のフィードバック機構

として働き，GnRHの大量放出（サージ状放出）を生じさせる[7]．第二次性徴の完成に伴い，最終的に生殖能力を獲得する．

b 第二次性徴—身体面の変化

第二次性徴は，前述の内分泌学的変化に伴って出現し，代表的な現象の1つに，女児の初潮，男児の精通がある．初潮（初経）は平均12.4歳で，小学校卒業時までには70%の女児に初潮を認める[7]．精通に関しては，12〜15歳にみられるとされており，そのうち多くは睡眠中の自然射精とされている[7]．

第二次性徴の判定には，**Tanner分類**が最もよく用いられている．第1期は男女共通で，前思春期に相当し，第2期からは男女が分かれ，最初に認める第二次性徴は，男児の精巣容積の増大（≧3 mL）と，女児の乳房腫大である（▶**表4-18**）[4,6,7]．

第二次性徴が発現すると，外見的な変化として，男児では，骨格筋（筋肉量）の増加や声変わり，男性生殖器〔睾丸（精巣），精嚢，前立腺，陰嚢，陰茎，精液など〕の発達，陰毛・腋毛・ひげの出現など，男性らしい身体つきへの変化がみられる．また女児では，乳房（乳腺）の発育，女性生殖器（卵巣，卵管，子宮など）の発育，陰毛の出現など，女性らしい身体つきへの変化がみられる．これらの変化は，内分泌学的変化に加えて，遺伝的要因や生活環境，栄養状態などのさまざまな要因が影響するため，第二次性徴の出現には個人差が大きい．

しかし，個人差の範囲を超えて，思春期が早期に出現する場合や，反対に遅くなる場合があり，前者を**思春期早発症**（precocious puberty/early puberty），後者を**思春期遅発症**（delayed puberty）と呼ぶ．男児では9歳以下の陰茎，陰嚢の成人化や，8歳未満での陰毛の発生，女児では7歳未満での乳房の発育や，8歳未満での陰毛の発生，9歳未満での初潮がみられた場合に，思春期早発症が疑われる．反対に，男児で14歳，女児

▶表4-18　Tanner分類

	陰毛の発育	男性生殖器の発育	乳房の発育
第1期（Ⅰ）（前思春期）	陰毛なし	睾丸・陰嚢・陰茎などの大きさや釣り合いは小児期とほぼ変わらない	乳頭だけが隆起している．乳腺を触れない
第2期（Ⅱ）	主に陰茎（ペニス）のつけ根や陰唇に沿って長く，色の薄い，ちぢれ度の少ない，やわらかい毛を少量認める．全身写真では認めにくい	陰嚢と睾丸が大きくなる．陰嚢の皮膚は赤みを帯び，手触りが変わる．この時期には陰茎の大きさはほとんど変わらない	乳腺と乳房が小さく隆起する．乳頭輪は大きさを増す（乳蕾期）
第3期（Ⅲ）	かなり色が濃く，粗くてカールが強い毛になる．発毛の部位は恥骨結合部まで拡大する．全身写真でも認める	陰茎が長さ，次いで太さの順にやや大きくなる．睾丸と陰嚢もさらに大きくなる	乳房と乳頭輪はさらに大きく隆起するが，両者は同一面上にある
第4期（Ⅳ）	陰毛そのものは大人の陰毛と同様になるが，発毛の範囲が大人に比べてまだ狭い．大腿内側には及ばない	陰茎は太くなり，腺も発達する．睾丸と陰嚢はさらに大きくなり，陰嚢の皮膚の色は黒ずんでくる．特に亀頭が発達する	乳房の上に乳頭と乳頭輪がさらに高まって第2の隆起をつくる
第5期（Ⅴ）	発毛の範囲，陰毛の性質ともに大人と同様になる．大腿内側に及ぶ	大きさ，形とも成人と同じになる	乳房だけが隆起して，乳頭輪は再び乳房と同一面上となる（成人型）

〔舟島なをみ，他：看護のための人間発達学，第5版．pp43-45, pp49-55, pp156-164，医学書院，2017／長谷川奉延：小児の成長／井ノ口美香子：社会で守る子どもの健康／長谷川奉延，他：内分泌疾患．高橋孝雄，他（編）：標準小児科学，第9版．pp12-18, pp51-59, pp222-268，医学書院，2022をもとに作成〕

で12歳までに第二次性徴がみられない場合には，思春期遅発症が疑われる[7]．

C 第二次性徴—心理面の変化

第二次性徴が出現する青年期（思春期）は，身体面だけではなく，心理面でも成熟へと向かう時期である．そのため，さまざまな要因で心理面の変化も生じる．たとえば，第二次性徴に伴う自身の身体の大きな変化は，青年期（思春期）の子どもに驚きや不安，戸惑いを与え，その変化をどのように受け止めるのか，葛藤や自己を見つめ直す機会を必要とする．自身の容姿や性格，能力，家庭環境などに目を向け，過去の自分や他者と比較するなかで一喜一憂するなどの心理的な影響を受けることもある．

さらに，第二次性徴では，気分や行動を含む中枢神経系の機能に，男性ホルモン（アンドロゲン）の一種であるテストステロンや，女性ホルモン（卵胞ホルモン）の一種であるエストロゲンが影響を及ぼし，性的欲求，攻撃性や衝動性の高まりなどの心理面の変化を生じる[7]．これらの多くの経験をとおして，アイデンティティの確立や，

親，友人との関係性の変化などにもつながっていく．

その一方で，なかには，不登校や摂食障害，自傷行為（自殺企図，リストカット）などの問題を抱える場合もあり，青年期（思春期）は，心理的な変化に対する支援を必要としている年代であるといえる[7]．

3 性への目覚めと性教育

「性」に関しては，**フロイト**が，**心理性的発達理論**のなかで「人間の性本能は青年期（思春期）に初めて発現するのではなく，生まれた直後から存在する」と述べている．そしてフロイトは，リビドー（性的な心的エネルギーや欲求）の概念を提唱し，子どもの心理性的発達段階を，**口唇期**（乳児期），**肛門期**（幼児期前期），**男根期**（エディプス期；幼児期後期），**潜伏期**（潜在期；学童期），**性器期**（思春期以降）の5つに分けた．

口唇期では主に授乳に伴う母親の乳房との接触により性的満足がもたらされ，**肛門期**では排泄行為に伴う肛門の感覚が性的満足をもたらすとして

いる．さらに幼児期後期の**男根期**には，性の対象が異性の親に向けられるようになり，それまで自己身体に向いていた性の対象が他者に向かい，リビドーが開花する時期となる．しかし，学童期である**潜伏期**になると，リビドーは性的な事柄よりも知的関心に利用されるようになり，思春期以降の**性器期**になり初めて，性器を中心とした性欲の満足を求め，対象を見出し，成人と同様の性生活に移行するとしている．

　この青年期（思春期）以降の性的な関心の高まり（性への目覚め）をもたらしているのが，前述の脳の性中枢の発達に伴う性ホルモンの分泌増加である．性中枢（間脳の視床下部周辺領域）は，性ホルモンと大脳皮質から伝達された外部刺激によりコントロールされており，大脳皮質で知覚された視覚，聴覚，嗅覚，味覚，触覚などの感覚の伝達により，性的欲求を促進したり，抑制したりする[1]．

　性的成熟の結果として生じる性的関心については，男児では12歳で4割程度に生じ，16歳で約9割に達するが，女児では男児と比較してその割合が低い[1]．これらの性行動につながる性への目覚めは，種の保存や繁栄といった生殖に必要なだけではなく，異性とのスキンシップや愛の交換，信頼関係の確認など，多くの意義がある[1]．近年では，発達加速現象に伴い，性的成熟の低年齢化が進み，性行動が可能になる年齢が若年化しており[1]，青年期（思春期）の子どもの妊娠，人工妊娠中絶や性感染症の問題にも注意が必要である．

　そこで重要となるのが，性情報を正しく理解するための性教育である．近年では，本や動画などから性情報を容易に入手することができ，子どもはさまざまな情報を目にする可能性がある．しかし，青年期（思春期）の子どもの健康を守るためには，学校や家庭での初潮教育や避妊，性感染症などに関する性教育が，自分と相手を大切にするという人権教育の一環としてなされるべきであり，health literacy の確立が望まれる[7]．

4 性の傾向と性自認

　第二次性徴に伴う身体的な変化は，青年期（思春期）の子どもに，男性や女性といった「性」を意識させ，社会的にも，男らしさや女らしさといった「性役割」の社会的期待が生じる．

a セックスとジェンダー

　「性」を表す用語には**セックス（sex）**と**ジェンダー（gender）**の2種類がある．辞書的な意味合いでは，**セックス**は「性，性別，性交」など生殖能力や性的関心を中心とした生物的差異に基づく男女・雌雄の区別を意味しているのに対し，**ジェンダー**は「性別，文法上などの性の呼称」といった意味合いで，社会から期待される男らしさや女らしさといった社会的な側面での機能的違いなどの男女の区分を意味している[1, 15]．

　この2つの用語は，性別を表すものとして同義に扱われることもあるが，セックスとジェンダーは必ずしも一致するとは限らない．

b 性別違和（gender dysphoria）

　ジェンダーの指定とは，男性または女性として最初に指定されることを意味し，通常は出生時に生じ，これにより「出生時のジェンダー」がつくり出される．性別違和をもつ人は，その人が指定されてきたジェンダー（出生時のジェンダー）と，その人が体験し，表出するジェンダーとの間に不一致を生じる．そして，ホルモン治療や手術という手段による身体的介入の希望がかなわない場合の多くは，その不一致に伴う苦痛や，感情的認知的不満足を経験する．

　以前は，性同一性障害（gender identity disorder）という診断であったが，「精神障害の診断と統計マニュアル第5版」（DSM-5）から，診断名が**性別違和（gender dysphoria）**となり（▶**表4-19**）[15]，「国際疾病分類第11版」（ICD-11）では，精神疾患の一部であるという位置づけ

▶表 4-19　青年および成人の性別違和の診断基準と診断的特徴

A. その人が体験し，または表出するジェンダーと，指定されたジェンダーとの間に著しい不一致が少なくとも 6 か月，以下のうちの 2 つ以上によって表される．
　(1) その人が体験し，または表出するジェンダーと，第一次および/または第二次性徴（または若年青年においては予想される第二次性徴）との間の著しい不一致
　(2) その人が体験し，または表出するジェンダーとの著しい不一致のために，第一次および/または第二次性徴から解放されたい（または若年青年においては，予想される第二次性徴の発現をくい止めたい）という強い欲求
　(3) 反対のジェンダーの第一次および/または第二次性徴を強く望む
　(4) 反対のジェンダー（または指定されたジェンダーとは異なる別のジェンダー）になりたいという強い欲求
　(5) 反対のジェンダー（または指定されたジェンダーとは異なる別のジェンダー）として扱われたいという強い欲求
　(6) 反対のジェンダー（または指定されたジェンダーとは異なる別のジェンダー）に定型的な感情や反応をもっているという強い確信
B. その状態は，臨床的に意味のある苦痛，または社会，職業，または他の重要な領域における機能の障害と関連している．

〔日本精神神経学会（日本語版用語監修）：髙橋三郎，大野裕（監訳）：DSM-5-TR™ 精神疾患の診断・統計マニュアル．医学書院，2023 より転載〕

▶表 4-20　LGBTQ＋

L (lesbian)	女性同士の愛，女性同性愛者
G (gay)	男性同士の愛，男性同性愛者
B (bisexual)	男女両方への愛，両性愛者
T (transgender)	身体の性への違和感，身体の性と心の性の不一致，異なる性への自認，出生時のジェンダーとは異なるジェンダーに一過性または永続的に同一性をもつ広い範囲の人々
Q (queer/questioning)	性の傾向や性自認が定まっていない，もしくは意図的に定めていない
＋	その他の多様な性のあり方

も外された．

性別違和に対しては，「平成十五年法律第百十一号　性同一性障害者の性別の取扱いの特例に関する法律」（性同一性障害特例法）によって，戸籍上の性別の変更も可能になった（ジェンダーの再指定）．

また，性別違和に対する治療として，第二次性徴抑制治療やホルモン療法，性別適合手術（sex reassignment surgery；SRS）がある．GnRH アゴニスト製剤などによる第二次性徴抑制治療は，Tanner 分類 2 期以上の第二次性徴をおこし，第二次性徴の発来に対する著しい違和感を有する者に適応が検討される．また，精神科医や小児科医，泌尿器科医，産婦人科医などを含んだ医療チームで 1 年以上経過を観察し，特に必要であると認められれば，思春期（15 歳以上）にもホルモン療法を開始することができるが，治療は段階

的に行われるべきであり，SRS については，現時点で日本では成人以上を対象としている．

トランスセクシャルとは，男性から女性へ，または女性から男性への社会的移行を模索しているまたは経験した人を意味し，すべてではないがその多くは，前述のホルモン療法や SRS による身体的な転換も行っている[15]．

C 性の多様性

近年では，性の多様性が広がっており，性の傾向や性自認にもさまざまな形がある．性の傾向（性的指向）とは，どのような性別の人を好きになるか，恋愛や性愛感情の方向を表す用語で，自分の意思というより，思春期のころに気づくことが多い．一方，性自認は，自分の性をどのように認識しているか，心の性を意味している[16]．

LGBTQ＋は，多様性のある性の傾向と性自認を意味している（▶表 4-20）．LGBQ は性の傾向（性的指向，性的な好み）であるのに対し，T は反対の性への自認であることから，性別違和（gender dysphoria）に相当し，LGBQ と T（Q）で分けて考えることもある[7, 15, 16]．そのほかにも，身体は女性だが，男女どちらの性にもなじめない FTX（female to X-gender）や，その逆の MTX（male to X-gender）などもある．

さらに近年では，LGBTQ＋ に代わって，SOGI（ソジ，ソギ）という用語も使われ始めて

いる．SOGI とは「sexual orientation（性的指向）」「gender identity（性自認）」の頭文字で，「gender expression（性表現）」の「e」を加えて，SOGIE（ソジー，ソギー）と表現されることもある．これらの用語は，性のあり方に関する概念を広く表現したもので，「すべての人に性的指向や性自認の要素が備わっており，『自分の性』は『多様な性』の1つである」という意味をもつ．私たちの性は，はっきり区切られるものではなく，「性のあり方はグラデーション」であるということを理解することが大切である[16]．

d 現代社会における性の課題

2021年に開催された東京2020オリンピック・パラリンピックでは，「東京2020 D&I アクション―誰もが生きやすい社会を目指して」を公表し，多様性と包摂（ダイバーシティ＆インクルージョン，D&I）を備えた社会へと確かな一歩を踏み出すためのアクションを宣言している（「私たち一人ひとりが，人種，肌の色，性別，性的指向，性自認，障がい，言語，宗教，政治的またはその他の意見，国あるいは社会のルーツ，財産，出自やその他の身分などの理由による，いかなる種類の差別がなく，互いを認め合い，誰もが自分らしく生きられる共生社会を目指します」）[17]．

しかし，誰もが「自分らしく生きられる共生社会」を実現するのは簡単なことではない．日本だけではなく，世界でも多くの性的マイノリティの人たちが偏見や差別を受けている．たとえば，青年期の重要な課題である職業選択において，就職活動の履歴書で「男性」「女性」の性別欄で悩まされたり，カミングアウトした結果，面接の打ち切りや内定の取り消し，ハラスメントにつながるケースもある．また，福利厚生においても，パートナーやその子どもが，法的な配偶者や子どもと認められず，扶養手当や家族手当，育児休暇や看護休暇の対象にならないこともある[16]．

このような課題に向き合うべく，欧米では多くの国で同性婚が認められており，性的指向や性自認を理由とした差別を禁止する「差別禁止法」も整備されている．アジア諸国は欧米に比べると法的な整備は進んでいないが，アジアのなかでも台湾は性的マイノリティの教育が整備されており，2019年にアジアでは初めての「同性婚法」が施行された．

また，日本でも2015年の東京都（渋谷区，世田谷区）を皮切りに，現在400以上の自治体でパートナーシップ制度が施行されている．この制度は，両方またはいずれか一方が性的マイノリティである2人が，互いを人生のパートナーとして認め，各自治体が婚姻に相当する関係と認め証明書を発行する制度である[16]．日本においても，今後ますます多様性が受け入れられる社会が育まれることが期待される．

C 認知機能の発達

1 脳の構造と機能の発達

私たちの脳は，成熟した成人の脳になるまでに，構造的にも機能的にも大きな変化を遂げる．誕生時の人の脳の容積は $400\,cm^3$ ほど，脳重量は約 330 g であるが，5歳ころまでに脳のサイズは急速に大きくなり，成人の脳の90%程度に達し，7〜8歳になると95%程度まで発育する．

しかし，脳機能の発達にはさらなる時間を必要とする．その理由の1つに，軸索の髄鞘化（ミエリン化）が関係している．脳の神経細胞の興奮伝達には，軸索の髄鞘化が重要で，成人の大脳半球は，その大部分が髄鞘化された有髄線維である．

その一方で，新生児〜幼児期の子どもでは軸索の髄鞘化がほとんどなされていない．幼少期に成熟する脳部位は感覚の処理や動作など最も基本的な機能を担う部位（後頭葉など）で，次に空間認知や言語に関連する部位（頭頂葉）がそれに続く．注意・集中にかかわる網様体などは，髄鞘化

が青年期（思春期以降）に完成し，さらに高度な機能である感覚からの情報の統合や論理的思考，その他高度な機能をつかさどる部位〔前頭前皮質（前頭前野）〕は最後に成熟する．前頭葉の発達は成人になってからも続くといわれ，特に背外側前頭前皮質は大脳皮質のなかで最も成熟が遅く，20歳代初期に成熟に至る[7]．

2 知能・認知機能の発達

　知能については統一された定義はないが，知能・認知機能に関する理論はいくつか存在する．ここでは，特に青年期（思春期）の認知機能の発達に着目し，ピアジェの認知発達論とメタ認知を中心に概説する．

a ピアジェの認知発達論

　ピアジェは，認知発達を「感覚運動期」「前操作期」「具体的操作期」「形式的操作期」の4つの段階に区分しており（➡29頁参照），青年期に特に関連するのが形式的操作期である．形式的操作の発達は11〜12歳以降にみられ，具体的操作期の子どもとの大きな違いは，現在（現実）の具体的状況に関する思考だけではなく，仮説を立て，演繹的に考えることが可能となるということである．さらに形式的操作は，仮説演繹的であることのほかに命題的思考であること，順列組合せの数学を獲得していること，という特徴がある（➡31，137頁参照）．本項では，仮説演繹的を中心に概説する．

（1）仮説演繹的とは

　仮説演繹的な思考は，具体的操作期と形式的操作期の決定的な違いであり，ピアジェの表現では，「思考の方向において，現実と可能性の間の役割の転倒がおこる」状態である[18]．

　つまり，「もし〜ならば，〜である」のような現実にはおきていない事象について，仮説を設定し，論理的に結論を推理したうえで（仮説・演繹），実際に実験を行い，結果に応じて仮説を受け入れたり，仮説の修正や破棄を行ったりするなど，その仮説の結果が推理していた内容と異なっていたとしても，可能性の文脈において考えられるようになる．このように，形式的操作期には，物事を具体的な形で考えるだけではなく，自由に仮説を設定したうえで，抽象的な形で論理的に考えることができるようになる[19]．

b メタ認知

　メタ認知とは，広義には「認知についての認知」と定義され，意図的・計画的な行動をスムーズに遂行するために自己の認知活動を監視し，行動目標に沿って評価し制御する機能を担っている．また，意思決定と記憶，学習と動機づけ，そして学習と認知発達，といった各領域間の架橋としての役割を担うと考えられている[20]．

　メタ認知の基本概念と営みについて▶図4-31に示す[21]．メタ認知の営みには，大きく分けて，メタ認知的モニタリングとメタ認知的コントロールがある．

　メタ認知的モニタリングとは，意図したものと実際の結果とのズレをチェックすることであり，その機能には対象レベル（表舞台での"活動主としての私"）での認知についての「気づき（例：ここの表現が曖昧）」「感覚（例：わからない）」「予測（例：この問題なら解けそう）」「点検（例：この表現/理解でよいか）」「評価（例：納得がいくか）」などがある．

　また，メタ認知的コントロールとは，対象レベルでとるべき行動をメタレベル（裏方での"監視主としての私"）が制御することであり，対象レベルでの認知の「目標設定（例：自分なりに納得できるものにしよう）」「計画（例：理解できるものから手をつけよう）」「修正（例：いままでとは異なる考え方をしてみよう）」などが含まれる[22]．つまり，私たちは自分の知的営みを絶えずモニタリングしながら，その時々での状態に応じて状況依存的に思考の仕方を柔軟に変化させており[22]，その重要な役割を担うのが，メタ認知である．

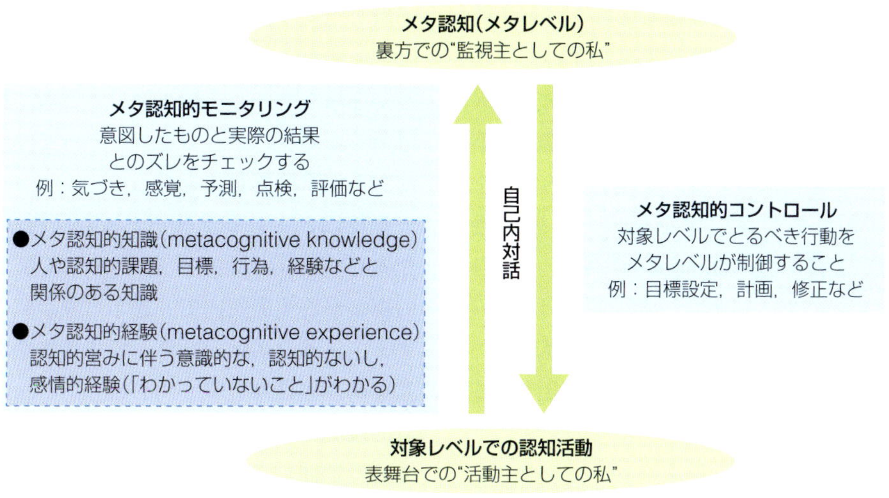

メタ認知（メタレベル）
裏方での"監視主としての私"

メタ認知的モニタリング
意図したものと実際の結果
とのズレをチェックする
例：気づき，感覚，予測，点検，評価など

●メタ認知的知識（metacognitive knowledge）
人や認知的課題，目標，行為，経験などと
関係のある知識
●メタ認知的経験（metacognitive experience）
認知的営みに伴う意識的な，認知的ないし，
感情的経験（「わかっていないこと」がわかる）

自己内対話

メタ認知的コントロール
対象レベルでとるべき行動を
メタレベルが制御すること
例：目標設定，計画，修正など

対象レベルでの認知活動
表舞台での"活動主としての私"

▶図 4-31　**メタ認知の基本概念と営み**
メタ認知の営みには，「メタ認知的モニタリング」と「メタ認知的コントロール」がある.
〔板倉昭二：メタ認知は人間にのみ固有な現象か―メタ認知の系統発生と個体発生. 現代のエスプリ 497：29-37, 2008/丸野俊一：心を司る「内なる目」としてのメタ認知. 現代のエスプリ 497：5-17, 2008 をもとに作成〕

さらに，**フラベル**（Flavell, J. H.：1928-）は，メタ認知的モニタリングの構成要素として，メタ認知的知識（metacognitive knowledge）とメタ認知的経験（metacognitive experience）をあげている[20, 23].　**メタ認知的知識**は，人や認知的課題，目標，行為，経験などと関係のある知識のことで，**メタ認知的経験**とは，認知的営みに伴う意識的な，認知的ないし感情的経験のことを指す.「わかっていないこと」がわかることもメタ認知的経験に含まれる[20].

D 心理社会的発達

シュプランガー（Spranger, E.：1882-1963）は青年期を，児童期の安定した精神状態から，きわめて深刻な動揺をもたらす時期として「第 2 の誕生」と呼び，自我の覚醒により，自己の生活を未来への展望から計画し，文化的価値に主体的・積極的に関与していくことを青年期の特徴とした[1].

さらに，**レビン**（Lewin, K.：1890-1947）は，青年期は，子どもから成人への所属集団の変更を意味し，行動の変化が求められ，行動に不確実さが生じる時期であるとしている[1].　さらに青年期は，第二次性徴が始まる 10 歳ころから社会的，経済的に大きな変化を遂げる大学卒業年齢を含み，高校の入学・卒業や，大学への進学，就職など，人生のなかで多くの転機を経験する時期である.

ここでは，青年期に経験する心理社会的危機や対人関係の変化，またその後の人生における職業選択について概説する.

1 青年期の心理社会的危機

a アイデンティティの形成

エリクソンは，青年期の心理社会的危機として「アイデンティティ 対 アイデンティティの拡散」をあげている（➡25 頁参照）.

生涯にわたる発達の過程では，両親，兄弟姉妹，祖父母，友人，先輩，教師，恋人などさまざ

まな他者に出会い，自分に重要な影響を及ぼす別の存在との相互的なかかわりが拡大していく．また，遊び，漫画の主人公，テレビや映画の登場人物，あこがれのスターなどとの遊戯的で成長促進的なかかわりの過程において，心理社会的危機を経験し，さまざまな自己像を形成し，**連続性（continuity）**と**斉一性（sameness）**をもった自己を形成していく[24]．しかし，青年期には身長・体重の急増や第二次性徴など，過去には経験したことのないような心身の急激な変化に出会う．これらは，青年にとって自己のなかに侵入してきた自分ならざるものであり，児童期までに形成されてきた自己像を脅かすことになる[24]．

青年期とは，自らの育ちと社会との二重のつながりを保ちながら，自覚的にゆるぎない自分を育んでいけるか，それとも，つながりを断たれ，自分を喪い，混乱していくかの危機（分岐点）である[24]．

ただし，エリクソンは次のようにも述べている．「青年期の終りが，はっきりしたアイデンティティの危機の段階であるからといって，アイデンティティ形成そのものは，青年期に始まるわけでも，終るわけでもない．つまり，アイデンティティ形成は，その大半が生涯にわたって続く無意識的な発達過程である．そして，その根源は，早期幼児期における自己是認にまでさかのぼることができる」[24]．ここからもわかるように，アイデンティティの確立は，青年期における重要な発達課題であり，生涯をとおして形成されるものである．

b 心理社会的モラトリアムとしての青年期

モラトリアムとは，経済的な非常事態において債務や債権などの決済や支払いを一定期間停止し，猶予する措置を意味する経済学的な用語である．エリクソンは青年期後期を**心理社会的なモラトリアム（psycho-social moratorium）**の期間であるとし，青年の生き方の特徴を表す用語として

転用した．つまり青年期は，成人して社会に参加していくための準備期間であり，社会的な責任や義務を果たすことを最小限にとどめ，猶予される時期である[24]．そして青年にとって，このモラトリアムが重要な意味を有している．

青年にとってモラトリアムの期間は，「社会的な遊び（social play）」を中心的機能とし，社会的現実が許す範囲内で，青年自身が気のおもむくまま主体的な活動を試み，さまざまな可能性を演じながら（役割実験，role experimentation），社会的現実のなかに自分らしい自分を発見し自覚していく期間である[24]．後述する青年期における職業選択は，自己の適性や能力，特性を知り，自分というものを把握しながら進めるものであり，アイデンティティの形成に欠かせないものである[1]．

2 対人関係の発達と親密性の獲得

青年期の大きな発達課題の1つにアイデンティティの確立があり，青年期には自我の形成と同時に，人との関係性の変化も経験する．ここでは，親子関係や友人関係の発達，そして親密性の獲得を中心に概説する．

a 親子関係の発達

ブロスは親子関係の変化について，リビドー（性的エネルギー）の向かう対象の変化という観点から説明をしている．つまり，児童期までは，リビドーが両親に向けられ，親が愛情や依存の対象となり心理的安定が保たれていたが，青年期に入ると，急激な心身の発達に伴い心理的に不安定な状態となり，自我は自立性を求められ，両親との依存関係が弱まり，リビドーが徐々に家族外に向けられるようになる．その結果，親から自立し，子として独立していく（第2次個別化，second individuation process）と考えられている[1]．

また，親子関係は，親からみた親子間の距離によって，いくつかの段階に分けることができる．乳幼児期には，子どもを抱え込んで育てていく親

子関係から始まり，次いで，3歳〜小学生のころには，子どもを目の届く範囲に置いておき，危険から守ろうとする親子関係がみられる．

さらに，青年期には，目の届かないところに行ってしまう子どもの成長を，親が念じる親子関係に移行する．青年期は，親からみると未熟で，十分に成長しているとはいえない時期である．その一方で，青年自身は親との心理的・物理的距離を大きくとり，親の目の届かない世界で生活しようとし始める．よい親子関係というのは，子どもの発達とともに変化するものである[1]．

このように青年期は，親や教師などの年長者に対して，自己主張や反発をするなど，葛藤をおこしやすい時期である（第二次反抗期）．**ホリングワース**（Hollingworth, L. S.：1886-1939）は，青年期を親に対する従順・依存から自己決定・自活への移行過程ととらえ，青年期の課題として，心理的離乳の要求とこれに伴う葛藤解決，性的関心と異性適応，自立の達成，世界観の形成，これらを統合し組織化する自我の発見をあげている[1]．なかでも青年期の大きな課題であるのが，**心理的離乳**（psychological weaning）である．心理的離乳とは，青年期の特徴として用いられる用語で，子どもが親から離れ，一人前になること（自立すること）を意味する．

ホリングワースは，12〜20歳のすべての青年に，「家族の監督から離れ，1人の独立した人間になろうとする衝動」が現れ，親子関係から精神的に独立し，自己の判断と責任に基づいて行動するようになるとしている[25]．

西平は，**第一次心理的離乳**，**第二次心理的離乳**，**第三次心理的離乳**の3つの段階を示している．第一次心理的離乳は，主には青年期前期から中期の時期で，親からの離脱や依存性の払拭に重点を置いている．第二次心理的離乳は，青年期中期から後期の時期で，心理的離乳後に育つべき自律性に重点を置いている．第三次心理的離乳は，両親から与えられ内面化されたモラル，政治意識，価値観，職業や結婚生活の考え方，宗教的情操など，イデオロギーを超越して，本来の自分らしい生き方を確立する課題に向き合うことに重点を置いている[21]．

心理的離乳は，子どもである「青年にとって危機」であるとともに，親の生き方が問われる「親自身の危機」でもある．青年が，親の危機に気づき，親とかかわることができるようになれば，心理的離乳は進み，「自らに由る」という意味での自由を身につけ，自立していくことができるようになる[1]．つまり，他者の意見や価値観などを拠り所にするのではなく，精神的・心理的に独立し，自らの判断に基づき行動することが，自立につながるのである．

b 友人関係の発達

青年期には，親子関係の変化だけではなく，友人関係の変化もみられる．そして，親密な友人関係の発達は，エリクソンのアイデンティティの確立だけではなく，恋愛関係や夫婦関係の形成においても重要な役割を果たすと考えられている[25]．

エプスタインは，友人関係の成立にかかわる3つの要因として**近接性**，**同年齢性**，**類似性**をあげており，各要因の重要性が年齢とともに変化することを示している[25]．**近接性**とは，近接する他者を友人（遊び相手）として選択する傾向のことで，アイコンタクト，身体接触，ジェスチャー，非言語および言語的コミュニケーションの機会を与える．**同年齢性**は，年齢の近い他者を友人として選択する傾向のこと，**類似性**は，類似性を求めて他者を友人として選択する傾向のことで，これらは年齢によって選択する対象が変化する．

幼児期には，近接性が3つの要素のなかで最も重要で，接触の機会の多い対象が友人として選択されやすいが，年齢が上がるにつれて近接性の重要性は減少していく．

同年齢性に関しては，幼児期には年長の子どもを友人として選択する傾向にあるが，学齢期（小学校）に入ると同年齢の子どもとの行動が多くなり，小学校高学年では同年齢性が重要となる．し

かし，さらに年齢が上がると（青年期になると），子どもは興味や関心のもとに集まり，年齢を超えた集団のなかで遊ぶようになり，同年齢性よりも類似性の重要度が増加する．

類似性に関しては，年少の子どもでは，好きな遊びが同じというような表面的な特徴に基づいて友人を選択するが，年齢が上がるにつれて，表面的な特徴だけではなく，性格や態度，興味などの内面的な特徴の類似性を求めて，友人を選択するようになる．さらに友人間のストレスや葛藤に対処できるようになると，類似性のない友人との間にも類似性を見出し，また，自分とは異なる個性を尊重することができるようになる[25]．つまり，外面的にも内面的にも違いがあることを受け入れ，自立した個人として互いに認め合うことができるようになる[27]．

さらに，学齢期から青年期（思春期）の友人関係の発達段階として，「gang-group」「chum-group」「peer-group」の3つの段階が示されている[28]．なかでもサリヴァンは，青年期初期の同性の仲間との親密な関係性を「chumship」と呼び，青年期に親密な仲間をもてるか否かが子どもの孤独感や自尊感情に影響すると考えた[27]．友人関係の3つの段階の詳細については，▶表4-21を参照されたい[26, 27]．

c 親密性の獲得

青年期の終わりから成人期の初期には，これからの人生に向けて，職業を選択し，就職，結婚，出産，子育てなど，さまざまなライフイベントを経験する．この過程において，私たちは他者と親密な関係を築いたり，自分の家庭をもったりするなど，若年成人にとって「親密性の獲得」が発達課題となる．

「親密」とは，「誰かと親密な個人的関係をもっている状態」のことで，性的な内容だけではなく，心と心が通じ合うこと，親密さ，親交，懇意や，長い間慣れ親しんだことによる深い知識・精通・造詣の意味でも用いられる用語である．

エリクソンの想定する親密についても，「あらゆる他人との親密さ」「自分自身との親密さ」も含めた親密さについて想定しており，一方向的な愛情ではない「相互性」を重要視している[2]．これと対をなす用語が「孤立」で，これは，「分離している状態．一人でいる，あるいは孤立した状態」を指す．なかでもエリクソンは，「その人にとって危険と感じられる力や人物の存在を，拒絶し，孤立させ，必要とあれば破壊しようとする心構え」としており，物理的な分離や孤立といった，本来の意味よりも攻撃的な含みをもたせている[2]．

他者との親密性の獲得は，適切なアイデンティティの感覚が確立されてはじめて可能となるため，青年期の発達課題の獲得がその後の人生に大きな影響を与えることになる[2]．そして「親密性を獲得し孤立を克服する」とは，自分らしさを失うのではないか，という恐怖心を抱くことなく，自己のアイデンティティと他者のアイデンティティを受け入れ，相互にかかわることができる能力を指す．

3 職業選択

a 職業選択とは

青年期の課題の1つに，どのような職業に就くのか，という職業選択がある．私たちは，自分自身について説明する際に，自身の所属や，普段何をしているのか，どのような役割を担っているのか，などの情報を用いて表現する．さらに私たちは，職業に就くことで社会に参加し，特定の社会的役割の期待に応えることで，その役割を果たす者として社会から認められ，自らを定位することが可能となる．つまり，職業は青年期のアイデンティティ形成において重要な役割を果たすものといえる[24]．

職業選択に関しては，高校生や大学生を対象とした研究がなされており，職業決定に影響を及ぼ

▶表4-21 友人関係の発達段階

発達段階	時期	特徴
gang-group	学齢期中期から後期	仲間集団．同一行動による一体感が重要視され，同じ遊びを一緒にするものが仲間であると考えられる．同性の3〜9人で構成されることが多く，排他性・閉鎖性が強く，集団内の決まりは明確で，従うことで仲間集団に所属し続けることができる．集団内の規範（決まり）を守る必要があり，gang-groupのやりとりを通じて，社会的スキルを身につけることができる
chum-group	学齢期後期から青年期前期	いわゆる"なかよしグループ"．互いの共通点，類似点をことばで確かめ合うのが基本で，集団内だけで通じることば（＝符丁）をつくり，そのことばが通じるものだけが仲間であるという境界が引かれる．グループの特徴は同一言語で，この言語による一体感の確認から仲間に対する絶対的な忠誠心が生まれてくる
peer-group	青年期中期ころ	互いの価値観や理想，将来の生き方などを語り合う関係．共通点，類似性だけではなく，互いの異質性をぶつけ合うことで他者との違いを明らかにし，違いを乗り越えたことで自立した個人として互いを尊重し合い，ともにいることができる状態が生まれてくる．同じ集団だからといって同じ行動をすることは求められず，集団としても個としても行動することができる．それでも，必要なときには協力し合うことができる成熟した集団の形である

〔榎本淳子：青年期の友人関係の発達的変化―友人関係における活動・感情・欲求と適応．pp1-24，風間書房，2003／野嵜茉莉：遊び・仲間関係．開一夫，他（編）：ベーシック発達心理学．pp189-204，東京大学出版会，2018をもとに作成〕

す要因として，familial factors（家庭的要因），societal factors（社会的要因），situational factors（状況的要因），socioeconomic factors（社会経済的要因），individual factors（個人的要因），psychosocial emotional factors（心理社会的要因）の6つがあげられている[29]．

このなかでも，個人的要因（能力，興味など）は職業選択に大きな影響を及ぼし[29]，特に本邦においては，学歴が将来の職業や職場決定に影響を及ぼすことがわかっている[28,30]．日本社会では，企業の人材確保の手段として新規学卒者の一括採用が重要な役割を果たしているが，教育水準の高学歴化に伴い，その年齢層は上がり，中学卒から高校卒，大学卒へとシフトしている[31]．

b 職業選択と働き方の変化

新規学卒者の就職率や就職内定率は，リーマンショック期に低下したあと，再び上昇傾向が続き，特に15〜24歳の年齢段階における完全失業率は大幅に低下していた．しかし，2020年からの新型コロナウイルス感染症の影響により翌年の新規学卒者の就職率は低下し，完全失業率の上昇がみられた[19]．このように，社会的な背景も職業選択，就職に大きく影響することがわかる．

特に近年では，働き方改革関連法の施行により，時間外労働の上限規制や年次有給休暇の取得義務化，雇用形態にかかわらない公正な待遇の確保などが推進され，月間総実労働時間の減少や，年次有給休暇の取得率の上昇など[19]，ワークライフバランスを考えた働き方が可能となってきている．さらに，男女雇用機会均等法の施行により，性別による雇用機会の差別防止や，働く女性が母性を尊重されつつ，その能力を十分に発揮できる雇用環境の整備が進められ[32]，総務省統計局「労働力調査（基本集計）」によると，2021（令和3）年の女性の労働力人口は3,080万人（前年比17万人増）で，女性の労働力人口比率は53.5%（前年比0.3ポイント上昇）と，女性の社会参加の機会も拡大されつつある[32]．

東京商工会議所の人材・能力開発部が2023年度の新入社員979名を対象に行った調査[33]では，「就職先の会社でいつまで働きたいか」について，

「定年まで」が 24.4% と，2013 年度調査（39.1%）と比べて 14.7 ポイント減少し，「チャンスがあれば転職」は 20.0% と，2013 年度調査（11.5%）と比べて 8.5 ポイント増加した．このことから，近年では，長期勤続志向が低下し，転職志向が高まっていることが示唆され，自身のキャリアパスに応じた職業選択がより重要になってきている．

4 若年者雇用の現状とキャリア教育の推進

令和 4 年版厚生労働白書によれば，2021 年 3 月卒業者の就職率は，大卒者で 96.0%（前年比 2.0 ポイント低下，2021 年 4 月 1 日時点），高卒者で 97.9%（前年比 0.2 ポイント低下，2021 年 3 月末時点）と，いずれも就職率が低下傾向にあり，新卒者などに対するきめ細かい就職支援の取り組みが必要となっている[32]．

そこで，学校などとの密な連携による新卒者などの求人確保や，採用意欲のある企業と学生・生徒とのマッチングなどによる，新卒者などの就職支援が強化されている．さらに，青少年の雇用機会の促進と，能力を有効に発揮できる環境整備のため，「昭和四十五年法律第九十八号 青少年の雇用の促進等に関する法律」（若者雇用促進法）が，2015（平成 27）年に公布され，青少年の適職の選択ならびに職業能力の開発および向上に関する措置などを総合的に講じている．同法では，①若者の適職選択に資するための職場情報の提供に関する仕組みの創設，②若者の雇用管理が優良な中小企業についての認定制度の創設などの内容が含まれている．また，同法第 7 条に基づく指針では，採用内定取り消しの防止などの事業主などが講ずべき措置についても示されている[32]．

このように若年者の職業選択を支援する法律・指針などの制定が進んでいるが，それでもなお，社会全体を通じた構造的な問題として，青年が社会・職業に円滑に移行できない課題が指摘されている．そこで重要視されているのが，学校におけ

る「キャリア教育」である．**キャリア**とは，「経歴」「経験」「発展」「関連した職務の連鎖」などと表現される，時間的持続性や継続性をもった概念のことで，学校教育は，若者の社会的・職業的自立や，生涯にわたるキャリア形成を支援するための重要な役割を果たすと考えられている[32]．

そのため，2011（平成 23）年には，「今後の学校におけるキャリア教育・職業教育の在り方について（答申）」が中央教育審議会でとりまとめられ[34]，高等教育までの体系的なキャリア教育の推進や職業教育の充実の一環として，キャリア・カウンセリングを行う専門人材の学校への配置なども示されている．さらに大学教育に関しては，大学設置基準及び短期大学設置基準の改正〔2010（平成 22）年 2 月公布，2011 年 4 月施行〕に伴い，すべての大学などにおいて，社会的・職業的自立に関する指導（キャリアガイダンス）に取り組むための体制整備が進められている[32]．

●引用文献

1) 落合良行，他：青年の心理学．pp11-24, pp71-89, pp139-151, 有斐閣，1993
2) エリク・H・エリクソン（著），西平直，他（訳）：アイデンティティとライフサイクル．pp95-104, pp220-228, 誠信書房，2011
3) 上里一郎，他（監）：メンタルヘルス・ハンドブック，第 1 版．pp146-154, pp163-171, 同朋舎出版，1989
4) 舟島なをみ，他：看護のための人間発達学，第 5 版．pp43-45, pp49-55, pp156-164, 医学書院，2017
5) ダニエル・J・レヴィンソン（著），南博（訳）：ライフサイクルの心理学 上．pp110-111, pp131-247, 講談社，1992
6) 長谷川奉延：小児の成長／井ノ口美香子：社会で守る子どもの健康／長谷川奉延，他：内分泌疾患．高橋孝雄，他（編）：標準小児科学，第 9 版．pp12-18, pp51-59, pp222-268, 医学書院，2022
7) 友田明美：発達心理／磯島豪：成長障害と内分泌疾患／平岩幹男：思春期の子どもの医療．加藤元博（編）：小児科学，第 11 版．pp30-45, pp492-530, pp1070-1086, 文光堂，2023
8) 日本産科婦人科学会（編）：産科婦人科用語集，第 3 版．p31（冠婚，略語，定義集），金原出版，1983
9) 平成 27-29 年度厚生労働科学研究費補助金（がん対策推進総合研究事業）「総合的な思春期・若年成人（AYA）世代のがん対策のあり方に関する研究」班：医療従事者が知っておきたい AYA 世代がんサポート

ガイド．pp11-16，金原出版，2018

10）岡田努：青年期男子の自我理想とその形成過程．Japanese J Educ Psychol 35：116-121，1987

11）厚生労働省：厚生労働科学研究費補助金（がん対策推進総合研究事業）「総合的な思春期・若年成人（AYA）世代のがん対策の在り方に関する研究」（研究代表者：堀部敬三，研究分担者：清水千佳子）．平成28年度総括・分担研究報告書，2017
http://www.mhlw.go.jp/file/05-Shingikai-10904750-Kenkoukyoku-Gantaisakukenkouzoushinka/0000138588.pdf（2023年7月23日閲覧）

12）Karlberg J：A biologically-oriented mathematical model（ICP）for human growth. Acta Paediatr Scand Suppl 350：70-94，1989

13）Karlberg J：On the construction of the infancy-childhood-puberty growth standard. Acta Paediatr Scand Suppl 356：26-37，1989

14）ブリタニカ国際大百科事典 小項目事典：発達加速現象．
https://kotobank.jp/word/%E7%99%BA%E9%81%94%E5%8A%A0%E9%80%9F%E7%8F%BE%E8%B1%A1-115136

15）髙橋三郎，他（監訳）：DSM-5精神疾患の診断・統計マニュアル，第1版．pp443-449，医学書院，2014

16）日本財団：LGBTQなど性的マイノリティを取り巻く問題．私たちにできること．日本財団ジャーナル
https://www.nippon-foundation.or.jp/journal/2022/80401/diversity_and_Inclusion（2023年7月23日閲覧）

17）東京都オリンピック・パラリンピック準備局：東京2020オリンピック・パラリンピック競技大会東京ポータルサイト
https://www.2020games.metro.tokyo.lg.jp/special/watching/tokyo2020/games/unity-in-diversity/diversity-inclusion-tokyo2020-actions/（2023年8月29日閲覧）

18）江口恵子：具体的操作から形式的操作へ．波多野完治（編）：ピアジェの発達心理学．pp99-118，国土社，1965

19）厚生労働省：令和4年版 労働経済の分析―労働者の主体的なキャリア形成への支援を通じた労働移動の促進に向けた課題―．
https://www.mhlw.go.jp/stf/wp/hakusyo/roudou/21/21-1.html（2023年8月1日閲覧）

20）板倉昭二：メタ認知は人間にのみ固有な現象か―メタ認知の系統発生と個体発生．現代のエスプリ497：29-37，2008

21）西平直喜：シリーズ人間の発達4成人になること―生育史心理学から―．pp45-76，東京大学出版会，1990

22）丸野俊一：心を司る「内なる目」としてのメタ認知．現代のエスプリ497：5-17，2008

23）Flavell JH：Metacognition and cognitive monitoring；A new area of cognitive development inquiry. American Psychologist 34：906-911，1979

24）鑪幹八郎，他：シンポジアム青年期3自我同一性研究の展望．pp9-38，pp39-58，pp99-228，ナカニシヤ出版，1984

25）井森澄江：仲間関係と発達．井上健治，他（編）：子どもの社会的発達．pp50-69，東京大学出版会，1997

26）榎本淳子：青年期の友人関係の発達的変化―友人関係における活動・感情・欲求と適応．pp1-24，風間書房，2003

27）野嵜茉莉：遊び・仲間関係．開一夫，他（編）：ベーシック発達心理学．pp189-204，東京大学出版会，2018

28）古澤頼雄：アイデンティティ．細谷俊夫，他（編）：新教育学大辞典 第1巻．pp13-15，第一法規出版，1990

29）O'Neil JM, et al：Factors, correlates, an problem areas affecting career decision making of a cross-sectional sample of students. J Couns Psychol 27：571-580，1980

30）阿久津喜弘：職業的社会化．細谷俊夫，他（編）：新教育学大辞典 第4巻．pp192-193，第一法規出版，1990

31）厚生労働省：第2章第2節学卒者の職業選択．平成23年版 労働経済の分析―世代ごとにみた働き方と雇用管理の動向―．
https://www.mhlw.go.jp/wp/hakusyo/roudou/11/（2023年8月1日閲覧）

32）厚生労働省：第3章第1節女性・若者・高齢者・就職氷河期世代等の活躍促進等．令和4年版 厚生労働白書―社会保障を支える人材の確保―．
https://www.mhlw.go.jp/stf/wp/hakusyo/kousei/21/index.html（2023年8月1日閲覧）

33）東京商工会議所：2023年度 新入社員意識調査 集計結果．
https://www.tokyo-cci.or.jp/file.jsp?id=1034060（2023年9月4日閲覧）

34）中央教育審議会：今後の学校におけるキャリア教育・職業教育の在り方について（答申）．
https://www.mext.go.jp/component/b_menu/shingi/toushin/__icsFiles/afieldfile/2011/02/01/1301878_1_1.pdf（2023年9月4日閲覧）

●参考文献

1）落合良行，他：青年の心理学．有斐閣，1993

2）加藤元博（編）：小児科学，第11版．文光堂，2023

3）髙橋三郎，他（監訳）：DSM-5精神疾患の診断・統計マニュアル，第1版．医学書院，2014

4）波多野完治（編）：ピアジェの発達心理学．国土社，1965

5）鑪幹八郎，他：シンポジアム青年期3自我同一性研究の展望．ナカニシヤ出版，1984

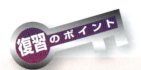

- 青年期の特徴と発達課題について理解する.
- 第二次性徴に伴う身体面の変化と心理面の変化について理解する.
- 性への目覚めと性の多様性について理解し,現代社会における性の課題を考える.
- 脳の構造と機能の発達を把握し,ピアジェの認知発達論やメタ認知について理解する.
- アイデンティティ形成と親子関係,友人関係の発達について理解する.
- 職業選択と働き方の変化について理解し,キャリアパスに応じた職業選択を考える.

8 成人期〜老年期

学習目標
- 身体構造と運動機能と感覚機能にみられる成人期と老年期の変化を理解する.
- 体格, 身体組成, 体力の性差と基準値を理解する.
- 加齢に伴う認知機能・言語機能の変化について理解する.
- 成人期〜老年期の役割の多様性と変化について理解する.
- 成人期〜老年期の心の健康について理解する.

A 身体構造の変化

1 体格(身長・体重・BMI)

a 成人期

国民健康・栄養調査[1]から年齢階級別の身長と体重をみると, 身長は男性も女性も年齢が高いほど低くなる傾向がみられる(▶図4-32). 年齢階級が26〜29歳と80歳以上とを比べると男性も女性も10cm以上低くなる. 体重は男性では40〜49歳, 女性では60〜64歳を境に減少する傾向がみられる(▶図4-33).

身長と体重から算出される Body Mass Index 〔BMI, 体重(kg)を身長(m)の2乗で除した値, NOTE 50〕は年齢階級別の平均値でみると男性も女性も大きな差はみられないが(▶図4-34), 肥満(BMI≧25)や, やせ(BMI<18.5)の割合をみると, 男性は40〜49歳, 50〜59歳, 60〜69歳で肥満の割合が高くなり, 女性は60〜69歳で肥満の割合が高くなる(▶図4-35)[2].

b 老年期

加齢とともに体重も身長も減少する. これらの変化は75歳を過ぎるあたりから顕著となる. BMIも低下傾向を示す. 要介護状態に陥るリスクをとらえる評価表である基本チェックリスト

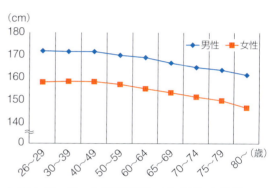

▶図4-32 性・年齢階級別にみた身長の平均値
〔厚生労働省:令和元年国民健康・栄養調査報告. 2019をもとに作成〕

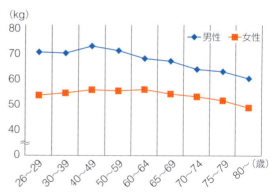

▶図4-33 性・年齢階級別にみた体重の平均値
〔厚生労働省:令和元年国民健康・栄養調査報告. 2019をもとに作成〕

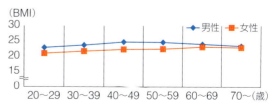

▶図4-34 性・年齢階級別にみたBMIの平均値
〔厚生労働省:令和元年国民健康・栄養調査報告. 2019をもとに作成〕

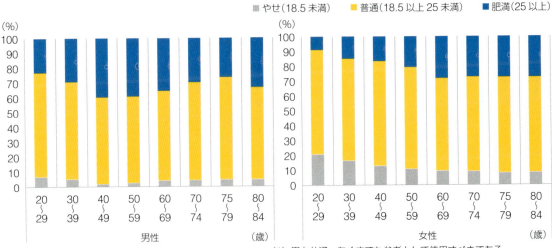

〈参考〉目標とする BMI の範囲（18 歳以上）[1,2]

年齢（歳）	目標とする BMI (kg/m²)
18〜49	18.5〜24.9
50〜64	20.0〜24.9
65〜74	21.5〜24.9[3]
75 以上	21.5〜24.9[3]

(1) 男女共通．あくまでも参考として使用すべきである．
(2) 観察疫学研究において報告された総死亡率が最も低かったBMIをもとに，疾患別の発症率とBMIとの関連，死因とBMIとの関連，喫煙や疾患の合併によるBMIや死亡リスクへの影響，日本人のBMIの実態に配慮し，総合的に判断し目標とする範囲を設定．
(3) 高齢者では，フレイルの予防及び生活習慣病の発症予防の両者に配慮する必要があることも踏まえ，当面目標とするBMIの範囲を21.5〜24.9とした．

〔厚生労働省：日本人の食事摂取基準2020年版より一部改変して転載〕

▶ 図 4-35　性・年齢階級別にみた BMI の区分

▶ 表 4-22　基本チェックリストの質問項目

No.	質問項目	回答：いずれかに○をお付けください			
1	バスや電車で1人で外出していますか	0. はい		1. いいえ	
2	日用品の買い物をしていますか	0. はい		1. いいえ	
3	預貯金の出し入れをしていますか	0. はい		1. いいえ	
4	友人の家を訪ねていますか	0. はい		1. いいえ	
5	家族や友人の相談にのっていますか	0. はい		1. いいえ	
6	階段を手すりや壁をつたわらずに昇っていますか	0. はい		1. いいえ	
7	椅子に座った状態から何もつかまらずに立ち上がっていますか	0. はい		1. いいえ	
8	15分位続けて歩いていますか	0. はい		1. いいえ	
9	この1年間に転んだことがありますか	1. はい		0. いいえ	
10	転倒に対する不安は大きいですか	1. はい		0. いいえ	
11	6か月間で2〜3kg以上の体重減少がありましたか	1. はい		0. いいえ	
12	身長　　　cm　体重　　　kg　（BMI＝　　　）（注）				
13	半年前に比べて固いものが食べにくくなりましたか	1. はい		0. いいえ	
14	お茶や汁物等でむせることがありますか	1. はい		0. いいえ	
15	口の渇きが気になりますか	1. はい		0. いいえ	
16	週に1回以上は外出していますか	0. はい		1. いいえ	

（つづく）

▶表 4-22 基本チェックリストの質問項目（つづき）

No.	質問項目	回答：いずれかに○をお付けください
17	昨年と比べて外出の回数が減っていますか	1. はい　0. いいえ
18	周りの人から「いつも同じ事を聞く」などの物忘れがあると言われますか	1. はい　0. いいえ
19	自分で電話番号を調べて，電話をかけることをしていますか	0. はい　1. いいえ
20	今日が何月何日かわからない時がありますか	1. はい　0. いいえ
21	（ここ2週間）毎日の生活に充実感がない	1. はい　0. いいえ
22	（ここ2週間）これまで楽しんでやれていたことが楽しめなくなった	1. はい　0. いいえ
23	（ここ2週間）以前は楽にできていたことが今はおっくうに感じられる	1. はい　0. いいえ
24	（ここ2週間）自分が役に立つ人間だと思えない	1. はい　0. いいえ
25	（ここ2週間）わけもなく疲れたような感じがする	1. はい　0. いいえ

（注）BMI＝体重（kg）÷身長（m）÷身長（m）が 18.5 未満の場合に該当とする
〔厚生労働省老健局：介護保険最新情報（令和 4 年 9 月 13 日）．p25, 2022 より転載〕

NOTE

50 BMI（body mass index）
肥満の判定基準となる BMI は WHO では 30 以上としている．国民健康・栄養調査では，やせ：18.5 未満，普通：18.5 以上 25 未満，肥満：25 以上としている．
また目標とする BMI の範囲（18 歳以上）は年齢によって異なる目安が設定されている．

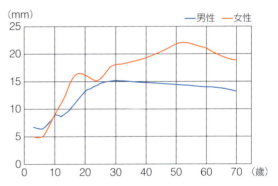

▶図 4-36　性別・年齢別にみた皮下脂肪厚（背）
〔首都大学東京体力標準研究会：皮下脂肪厚．新・日本人の体力標準値Ⅱ．pp78-85, 不昧堂出版, 2007 より転載〕

（▶表 4-22）[3] では，低栄養状態のチェックに「BMI が 18.5 未満」と「6 か月間で 2〜3 kg 以上の体重減少」の 2 つの項目をあげている．

2　身体組成（骨量・骨密度，体脂肪量，骨格筋量）

a　成人期

骨量・骨密度や体脂肪量の変化には性差がある．20 歳代や 30 歳代では性差は顕著ではないが，40 歳以降では男性に比べ女性のほうが骨量・骨密度ともに低く，減少幅も大きい．特に閉経後の女性では，骨量・骨密度の急激な減少がみられることがある．体脂肪量については，**皮下脂肪厚**（背）の変化をみると，男性が 30 歳代以降は緩やかな低下を示すのに対して，女性は 20 歳代後半から 50 歳代にかけて大きく増加する（▶図 4-5）[4]．

b　老年期

加齢に伴い骨格筋量は減少する[5]．20〜30 歳代に比べて 80 歳代では筋力がおよそ 30〜50％減少することは，こうした骨格筋量の減少も一因と思われる（▶表 4-23）[5,6]．骨格筋量の著しい減少に筋力の減少や歩行速度の低下といった身体機能の低下も重なっている状態は**サルコペニア**と呼ばれる[7,8]．

骨量・骨密度も加齢とともに減少する．その減少は **YAM（Young Adult Mean）**を使って評価される．YAM は 20〜44 歳の健康成人の骨密度の

▶表4-23 各年代における男女別の骨格筋量の値

性別・年齢	人数	身長 (cm)	体重 (kg)	骨格筋量 (kg)			SMI* (kg/m²)
				上肢	下肢	全身	
男性	622	171.5±5.9	66.2±10.8	3.3±0.5]**	12.0±1.7]**	24.6±4.6]**	5.2±0.6]**
女性	725	158.0±5.7	53.1±7.8	1.9±0.3	7.9±1.2	15.6±2.4	3.9±0.5
男性							
18～29	381	171.9±5.5	64.7±10.8	3.3±0.4	12.1±1.6	24.9±3.9	5.2±0.6
30～39	88	172.0±5.5	68.9±11.0	3.4±0.5	12.3±1.6	25.6±4.3	5.3±0.6
40～49	75	172.4±5.8	68.9±9.6	3.4±0.5	12.2±1.6	25.3±3.7	5.3±0.5
50～59	38	169.9±5.4	69.1±10.8	3.3±0.4	11.6±1.7	23.6±3.9	5.1±0.6
60～69	20	169.9±4.9	71.3±8.6	3.1±0.4	11.2±1.3	22.2±3.2	5.0±0.5
70～79	18	163.2±5.3	62.2±9.1	2.7±0.7**	9.4±1.4**	18.3±2.6**	4.5±0.6**
80～89	2	163.5±5.0	71.4±12.2	2.8±0.1**	9.4±1.1**	17.1±4.7**	4.6±0.6**
女性							
18～29	282	159.1±5.1	53.1±7.8	1.9±0.2	8.0±1.2	15.9±2.5	3.9±0.5
30～39	131	159.5±5.3	52.6±7.0	1.9±0.3	8.0±1.1	16.1±2.1	3.9±0.4
40～49	139	159.3±5.3	54.3±7.8	2.1±0.3**	8.2±1.1	16.4±2.3	4.0±0.4**
50～59	58	156.9±4.9	54.0±11.8	2.0±0.3	7.9±1.1	15.8±2.1	4.0±0.5
60～69	72	154.0±5.0	52.3±6.9	1.8±0.3	7.4±0.9**	14.4±1.7**	3.9±0.4
70～79	38	151.3±5.2	50.9±7.3	1.8±0.3	7.0±1.1	13.4±1.6**	3.9±0.5
80～89	5	146.1±4.4	46.0±4.2	1.5±0.3	6.4±0.9**	11.1±1.3**	3.7±0.4**

値は平均±標準偏差．*SMI＝骨格筋量指数（skeletal muscle mass index）．**p＜0.01．骨格筋量の各年代の比較においては18～29歳とその他の各年代の比較が行われた．
〔岩村真樹，他：BIA法を用いての18歳～84歳の日本人男女における骨格筋量の測定．理学療法科学30：265-271，2015より一部改変して転載〕

平均値で，これに対して90％以上は正常・優良，80％以上～90％未満は正常とされ，70％以上～80％未満は骨量不足，70％未満は骨粗鬆症の可能性があるとされている．

B 運動機能の変化

1 運動機能の基準値

a 成人期

新体力テスト[9]では，20～64歳が対象のテスト項目として，握力，上体起こし，長座体前屈，反復横とび，急歩，20mシャトルラン（往復持久走），立ち幅とびをあげている（急歩と20mシャトルランはどちらかを選択）．このテストでは**体力年齢**という考え方が取り入れられている．年齢階級別の基準値（▶**表4-24**）[8]を参照して実年齢（暦年齢）相応の体力があるかどうかを評価するだけでなく，実年齢（暦年齢）と体力年齢の一致あるいは乖離（たとえば，暦年齢よりも体力年齢が若いなど）も評価できる．

b 老年期

『介護予防マニュアル』[10]は，『介護予防ガイド実践・エビデンス編』[11]からの引用として，歩行速度，握力，TUG（Timed Up and Go test，→NOTE 51）片脚立位，5回立ち上がりテスト（→NOTE 52）について，5歳間隔で65～80歳超の男女それぞれの基準値を掲載している（▶**表4-25**）．この表には平均値が示されているだけでなく，各年齢階級において1～5つまでの★の数でその年齢階級内における水準も読みとれるようになっている．

一方，日本理学療法士協会が開発した**E-SAS（イーサス；Elderly Status Assessment Set）**[12]では，年齢階級別あるいは性別といった区分を設けずに，介護度に応じた基準値を提示しており，

8 成人期~老年期 259

▶表 4-24 新体力テスト実施要項（20～64歳対象）におけるテストの得点表および総合評価

項目別得点表

	得点	握 力	上体起こし	長座体前屈	反復横とび	急 歩	20mシャトルラン	立ち幅とび	得点
男性	10	62 kg 以上	33 回以上	61 cm 以上	60 点以上	8'47" 以下	95 回以上	260 cm 以上	10
	9	58～61	30～32	56～60	57～59	8'48"～9'41"	81～94	248～259	9
	8	54～57	27～29	51～55	53～56	9'42"～10'33"	67～80	236～247	8
	7	50～53	24～26	47～50	49～52	10'34"～11'23"	54～66	223～235	7
	6	47～49	21～23	43～46	45～48	11'24"～12'11"	43～53	210～222	6
	5	44～46	18～20	38～42	41～44	12'12"～12'56"	32～42	195～209	5
	4	41～43	15～17	33～37	36～40	12'57"～13'40"	24～31	180～194	4
	3	37～40	12～14	27～32	31～35	13'41"～14'29"	18～23	162～179	3
	2	32～36	9～11	21～26	24～30	14'30"～15'27"	12～17	143～161	2
	1	31 kg 以下	8 回以下	20 cm 以下	23 点以下	15'28" 以上	11 回以下	142 cm 以下	1
女性	10	39 kg 以上	25 回以上	60 cm 以上	52 点以上	7'14" 以下	62 回以上	202 cm 以上	10
	9	36～38	23～24	56～59	49～51	7'15"～7'40"	50～61	191～201	9
	8	34～35	20～22	52～55	46～48	7'41"～8'06"	41～49	180～190	8
	7	31～33	18～19	48～51	43～45	8'07"～8'32"	32～40	170～179	7
	6	29～30	15～17	44～47	40～42	8'33"～8'59"	25～31	158～169	6
	5	26～28	12～14	40～43	36～39	9'00"～9'27"	19～24	143～157	5
	4	24～25	9～11	36～39	32～35	9'28"～9'59"	14～18	128～142	4
	3	21～23	5～8	31～35	27～31	10'00"～10'33"	10～13	113～127	3
	2	19～20	1～4	25～30	20～26	10'34"～11'37"	8～9	98～112	2
	1	18 kg 以下	0 回	24 cm 以下	19 点以下	11'38" 以上	7 回以下	97 cm 以下	1

総合評価基準表

段階	20～24歳	25～29歳	30～34歳	35～39歳	40～44歳	45～49歳	50～54歳	55～59歳	60～64歳	段階
A	50 以上	49 以上	49 以上	48 以上	46 以上	43 以上	40 以上	37 以上	33 以上	A
B	44～49	43～48	42～48	41～47	39～45	37～42	33～39	30～36	26～32	B
C	37～43	36～42	35～41	35～40	33～38	30～36	27～32	24～29	20～25	C
D	30～36	29～35	28～34	28～34	26～32	23～29	21～26	18～23	15～19	D
E	29 以下	28 以下	27 以下	27 以下	25 以下	22 以下	20 以下	17 以下	14 以下	E

体力年齢判定基準表

体力年齢	得点	体力年齢	得点
20～24歳	46 以上	50～54歳	30～32
25～29歳	43～45	55～59歳	27～29
30～34歳	40～42	60～64歳	25～26
35～39歳	38～39	65～69歳	22～24
40～44歳	36～37	70～74歳	20～21
45～49歳	33～35	75～79歳	19 以下

〔スポーツ庁：Ⅲテストの得点表および総合評価，新体力テスト実施要項（20歳～64歳対象）．pp10-11, 2023 より一部改変して転載〕

260 ● 第4章：各発達期の特徴

▶ 表 4-25　年齢別基準値表

		65〜69 歳	70〜74 歳	75〜79 歳	80 歳〜
快適歩行速度 (m/秒)	平均値±標準偏差	1.38±0.23	1.33±0.23	1.24±0.23	1.13±0.25
	★☆☆☆☆	≦1.20	≦1.20	≦1.00	≦0.90
	★★☆☆☆	1.21〜1.30	1.21〜1.30	1.01〜1.20	0.91〜1.00
	★★★☆☆	1.31〜1.40	1.31〜1.40	1.21〜1.30	1.01〜1.20
	★★★★☆	1.41〜1.60	1.41〜1.50	1.31〜1.40	1.21〜1.30
	★★★★★	>1.60	>1.50	>1.40	>1.30
最大歩行速度 (m/秒)	平均値±標準偏差	1.85±0.27	1.75±0.30	1.65±0.28	1.52±0.31
	★☆☆☆☆	≦1.60	≦1.50	≦1.40	≦1.30
	★★☆☆☆	1.61〜1.80	1.51〜1.70	1.41〜1.60	1.31〜1.40
	★★★☆☆	1.81〜1.90	1.71〜1.80	1.61〜1.70	1.41〜1.60
	★★★★☆	1.91〜2.00	1.81〜2.00	1.71〜1.90	1.61〜1.80
	★★★★★	>2.00	>2.00	>1.90	>1.80
Timed up & go (秒)	平均値±標準偏差	6.34±1.15	6.94±1.28	7.44±1.51	8.69±2.21
	★☆☆☆☆	>7.20	>7.80	>8.60	>10.30
	★★☆☆☆	6.61〜7.20	7.11〜7.80	7.61〜8.60	8.71〜10.30
	★★★☆☆	6.01〜6.60	6.41〜7.10	6.91〜7.60	7.91〜8.70
	★★★★☆	5.41〜6.00	5.81〜6.40	6.21〜6.90	6.91〜7.90
	★★★★★	≦5.40	≦5.80	≦6.20	≦6.90
5 回立ち上がりテスト (秒)	平均値±標準偏差	7.77±1.90	8.28±2.03	8.52±2.12	9.67±2.51
	★☆☆☆☆	>9.20	>9.90	>10.10	>11.50
	★★☆☆☆	7.91〜9.20	8.61〜9.90	8.81〜10.10	10.11〜11.50
	★★★☆☆	7.21〜7.90	7.51〜8.60	7.71〜8.80	8.61〜10.10
	★★★★☆	6.21〜7.20	6.51〜7.50	6.71〜7.70	7.51〜8.60
	★★★★★	≦6.20	≦6.50	≦6.70	≦7.50
片脚立位時間 (秒)	平均値±標準偏差	40.8±20.7	32.5±21.6	25.5±19.9	16.2±17.9
	★☆☆☆☆	≦17.0	≦10.0	≦6.0	≦3.0
	★★☆☆☆	17.1〜37.0	10.1〜20.0	6.1〜14.0	3.1〜6.0
	★★★☆☆	37.1〜60.0	20.1〜39.0	14.1〜27.0	6.1〜12.0
	★★★★☆	>60.0	39.1〜60.0	27.1〜48.0	12.1〜25.0
	★★★★★	>60.0	>60	>48.0	>25.0
握力（男性） (kg)	平均値±標準偏差	38.7±5.9	35.3±6.0	34.3±6.1	29.7±5.3
	★☆☆☆☆	≦34.0	≦30.0	≦29.0	≦25.0
	★★☆☆☆	34.1〜37.0	30.1〜35.0	29.1〜33.0	25.1〜29.0
	★★★☆☆	37.1〜40.0	35.1〜38.0	33.1〜35.0	29.1〜31.0
	★★★★☆	40.1〜44.0	38.1〜40.0	35.1〜40.0	31.1〜34.0
	★★★★★	>44.0	>40.0	>40.0	>34.0
握力（女性） (kg)	平均値±標準偏差	23.8±4.0	22.6±3.9	21.5±3.7	19.6±3.5
	★☆☆☆☆	≦21.0	≦20.0	≦19.0	≦16.0
	★★☆☆☆	21.1〜23.0	20.1〜22.0	19.1〜20.0	16.1〜19.0
	★★★☆☆	23.1〜25.0	22.1〜23.0	20.1〜22.0	19.1〜21.0
	★★★★☆	25.1〜27.0	23.1〜25.0	22.1〜25.0	21.1〜22.0
	★★★★★	>27.0	>25.0	>25.0	>22.0

年齢別の基準値を示す．プログラム前後で対象者へフィードバックする際などの参考値．
地域在住高齢者に対して実施した体力測定データをもとに算出．
〔国立長寿医療研究センター：介護予防ガイド　実践・エビデンス編より一部改変して転載〕

▶表 4-26　E-SAS 基準値

介護度	レーダーチャート得点	生活のひろがり（点）	ころばない自信（点）	入浴動作（点）	歩くチカラ（秒）	休まず歩ける距離（カテゴリ）	人とのつながり（点）
最高点	100	120	40	10	～3.1	6	30
	95	111～	39～		～4.4		26～
	90	102～	38～		～5.6		23～
	85	93～	37～		～6.9		19～
一般高齢者	80	84～	36～	9	～8.1	5	15
	75	80～	35～		～8.7		
	70	77～	34～		～9.2		14
	65	73～	33～		～9.8		
特定高齢者	60	69～	33～	8	～10.3	4	13
	55	64～	32～		～11.5		
	50	60～	32～		～12.7		
	45	56～	31～		～14		
要支援 1	40	51～	31～	7	～15.2	3	12
	35	49～	30～		～16.2		
	30	47～	30～		～17.1		
	25	45～	29～		～18.1		
要支援 2	20	43～	28～	6	～19.1	2	11
	15	33～	24～	5	～56.8		8～
	10	22～	20～	3, 4	～94.5	1	5～
	5	11～	15～	1, 2	～132.3		3～
最低点	0	0～	10～	0	～170		0～

E-SAS の 6 つの評価項目は一般の方にわかりやすいように表現したもので，その評価にはそれぞれに対応した既存の評価バッテリーが用いられている[11]．生活のひろがり：Life-Space Assessment 日本語版，ころばない自信：転倒に対する自己効力感尺度，入浴動作：入浴の評価（抜粋），歩くチカラ：Timed Up and Go test，休まず歩ける距離：総合的移動能力尺度，人とのつながり：Lubben Social Network Scale（6-item version）日本語版．
〔日本理学療法士協会：E-SAS（イーサス）基準値より転載〕

NOTE

51 Timed Up and Go test（TUG）

椅子に座った姿勢から立ち上がって 3 m 先の目印まで歩き，目印で方向転換して，椅子まで戻り，椅子に座るまでの時間（秒）を計測する．動作速度は "いつもどおり" とする場合と "できるだけ速く" とする場合がある．▶表 4-4 にある TUG は "いつもどおり" の速さで行った値である[10]．

52 5 回立ち上がりテスト

椅子に座った姿勢から，5 回連続で立ち上がる動作を行い，5 回目の立ち上がり動作が完了する（立位になる）までの時間（秒）を計測する．できるだけ速く行う[10]．

運動機能については「歩くチカラ」の項目名でTUG の基準値が示されている（▶表 4-26）．

2 運動機能の性差

0～70 歳までの運動機能の変化の例として『日本人の体力標準値』[4]より，握力（▶図 4-37）と閉眼片足立ち（▶図 4-38）と対体重最大酸素摂取量（▶図 4-39，NOTE 53））を示した．握力は筋力の指標，閉眼片足立ちはバランスの指標，対体重最大酸素摂取量は心肺機能の指標である．

> **NOTE**
>
> **53 対体重最大酸素摂取量**
> 毎分あたりの酸素摂取量（mL/分）が最大値となったところを最大酸素摂取量とし，これを体重で除した値を対体重最大酸素摂取量（mL/分/kg）と呼ぶ．

握力と対体重最大酸素摂取量は男性が女性よりも高い値を示すが，閉眼片足立ちではおおむね男女同等の水準にある．いずれの指標においても，男性，女性ともに成人期では年齢が高くなるほど値が低くなるが，閉眼片足立ちと対体重最大酸素摂取量では男性と女性はほぼ同様の低下パターンを示すのに対して，握力では男性のほうが女性よりも低下幅が大きい．有酸素作業能力やバランスの低下に比べて筋力の低下には性差があるのかもしれない．

3 運動機能の可塑性

1990年，Fiataroneら[13]は，低頻度・高強度の筋力増強トレーニングにより90歳代の高齢者の筋量や筋力が増強できることを証明した．90歳代でも筋量や筋力の改善ができることが明らかになったことを受けて高齢者向けのトレーニング方法の開発が進み，現在では，自治体の介護予防事業などにおいて，高齢者が運動機能の維持・向上を目指して運動（体操）に取り組むことは当たり前の光景になっている．

4 若返る高齢者

国立長寿医療センターなどが取り組む長寿コホートの総合的研究（Integrated Longitudinal Studies on Aging in Japan；ILSA-J）では，現在の高齢者は以前の高齢者に比べて身体機能の水準が高いことが示されている[14-16]．たとえば，男性も女性も年齢階級が同じであれば，2017年の高齢者の歩行速度のほうが，2007年の高齢者の

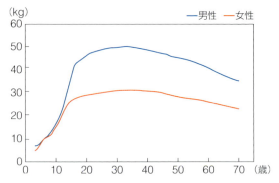

▶ 図4-37　性別・年齢別にみた握力

〔首都大学東京体力標準研究会：握力．新・日本人の体力標準値Ⅱ．pp162-165，不昧堂出版，2007より転載〕

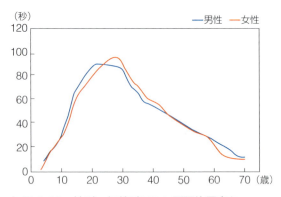

▶ 図4-38　性別・年齢別にみた閉眼片足立ち

〔首都大学東京体力標準研究会：閉眼片足立ち．新・日本人の体力標準値Ⅱ．pp282-285，不昧堂出版，2007より転載〕

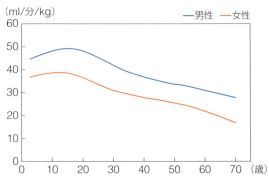

▶ 図4-39　性別・年齢別にみた対体重最大酸素摂取量

〔首都大学東京体力標準研究会：対体重最大酸素摂取量．新・日本人の体力標準値Ⅱ．pp328-330，不昧堂出版，2007より転載〕

歩行速度よりも速い（▶図4-40）[15]．スポーツ庁の新体力テストの結果[17]も，高齢者における握力，上体起こし，長座体前屈，開眼片足立ち，10m障害物歩行，6分間歩行および合計点について，年齢階級が同じであれば横ばいまたは向上傾向を示していることが報告されている（▶図4-41）．

C 感覚機能の変化

1 視覚と聴覚

a 成人期

視覚は，眼に入った光から，物体の形，色，動きなどを認識する感覚である．その代表的な機能である視力は50歳ころから低下する．

聴覚の変化は40歳ころから始まる．高い音から聞こえにくくなり，徐々に低い音も聞こえにくくなる．

b 老年期

加齢に伴う視力低下としてよく知られているのはいわゆる老眼である．老眼は主に眼の調整能力（ピントを合わせる力）の障害である．老年期では，白内障，緑内障，加齢黄斑変性症などの眼疾患により視力が低下する場合も多い．

聴覚は，耳に入った音（話しことばを含む）を認識する感覚である．音が聞こえにくい状態は難聴と呼ばれ，伝音性難聴，感音性難聴，混合性難聴に分類される（→NOTE 54）．中年期以降にみられる加齢を原因とする難聴は加齢性難聴と呼ばれ，感音性難聴である．高齢期にみられる難聴は老人性難聴と呼ばれ，加齢性難聴が進んだ状態とみなされることが多いが，その背景になんらかの疾病が存在することもある．

2 体性感覚

体性感覚には，皮膚感覚（触覚，痛覚，圧覚，温度覚），深部感覚（運動覚，位置覚，振動覚，深部痛覚）がある．皮膚感覚は表在感覚や表面感覚と呼ばれることもある．また，深部感覚と類似した用語に固有受容感覚があるが，本項では，こ

> **NOTE**
>
> **54 難聴**
> 外耳，中耳などに原因があり音（振動）の伝わりに問題がある難聴は伝音性難聴，内耳，聴覚中枢などに原因があり神経系に問題がある難聴は感音性難聴，両者が混在している難聴は混合性難聴と呼ばれる．

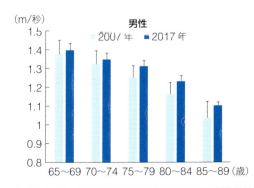
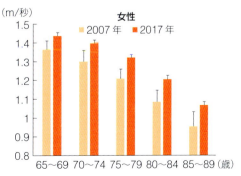

▶図4-40 2007年/2017年の年代別の推定値（歩行速度）
〔国立長寿医療研究センター：すこやかな高齢期をめざして：No.49 日本の高齢者の若返りより転載〕

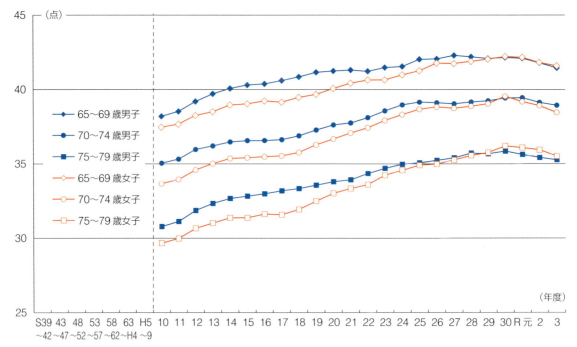

▶図 4-41　新体力テストの合計点の年次推移
〔スポーツ庁：Ⅱ調査結果の概要，令和 3 年度体力・運動能力調査結果の概要及び報告書．pp32-35, 2022 より転載〕

れらを分けて説明する（→NOTE 55）．

固有受容感覚とは，骨格筋や腱の伸張や張力に関する感覚である．関節に対する荷重の大きさや向きに関する感覚も含めることが多い．固有受容感覚は，姿勢を調整したり，身体動作を行ったりする際に，身体各部の位置関係を適切に整え，多くの関節や筋肉を作用させ円滑な動きをつくり出すために欠かせない感覚である．

a 成人期

加齢による体性感覚の変化に関する知見は乏しいが，臨床の現場では，成人期における体性感覚の変化は視覚や聴覚と比べて少ないと考えられている．

> **NOTE**
>
> **55 深部感覚と固有受容感覚**
>
> 「深部感覚」と「固有受容感覚」の表現については少なからぬ混乱がある．どちらも，筋肉，関節，骨などにある受容器からもたらされる感覚である．「深部感覚」は，皮膚感覚の受容器が皮膚に分布するのに対して，これらの受容器が身体の深部にあることからそのように呼ばれてきた．一方，「固有受容感覚」は，皮膚感覚が外界からの刺激を感じとるのに対して，筋肉，関節，骨などの自身の内部からの刺激を感じとることからそのように呼ばれてきた．臨床現場においては，関節運動を論じる際には「深部感覚」を，姿勢調節や身体動作を論じる際には「固有受容感覚」を用いることが多いと思われる．

b 老年期

　高齢者の転倒に関する研究では，転倒経験者のほうが非転倒経験者に比べて皮膚感覚や深部感覚が低下していることを示唆する研究が散見される．また，リハビリテーション医療の現場では，運動麻痺や感覚障害へのアプローチとして感覚入力もよく行われている．しかしながら，加齢による体性感覚の変化についての知見は乏しい．老年期についても成人期と同様に，体性感覚の変化は視覚や聴覚の変化と比べると少ないと考えられているのが現状であろう．

　また固有受容感覚の低下は，老年期にみられる姿勢の崩れや動作能力の低下（転びやすくなる，遅くなるなど）の一因になると考えられている．

D 日常生活における機能制限

　日常生活における機能制限がある者は，年齢が高い人，特に70歳以上の割合が多くなっている[18]（▶図4-42）．

　内閣府は，65歳以上の高齢者を対象とし，健康に関する調査[19]を実施している（▶図4-43）．その調査によると，日常生活での活動状況8項目のうち，「している」と答えた割合が最も高いのは「バスや電車，自家用車を使って1人で外出していますか」の77.3％であった．

　「できるが，していない」は，「自分で食事の用意をしていますか」（22.4％）と「階段を手すりや壁をつたわらずに昇っていますか」（19.5％）で約20％であった．食事の用意に関しては，性別でみると，女性は「している」が83.5％と，男

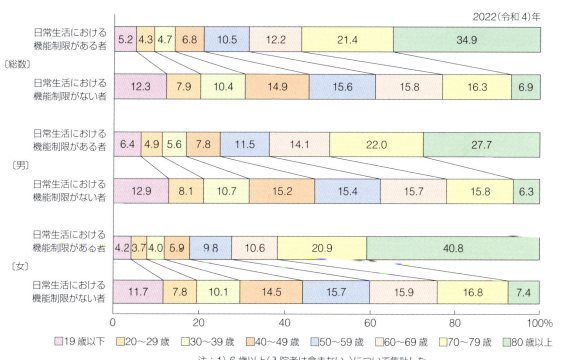

▶図4-42　日常生活における機能制限がある者・ない者別にみた性・年齢階級別構成割合

〔厚生労働省：Ⅲ世帯員の健康状況　3日常生活における機能制限の状況．2022（令和4）年　国民生活基礎調査の概況．2022より一部改変して転載〕

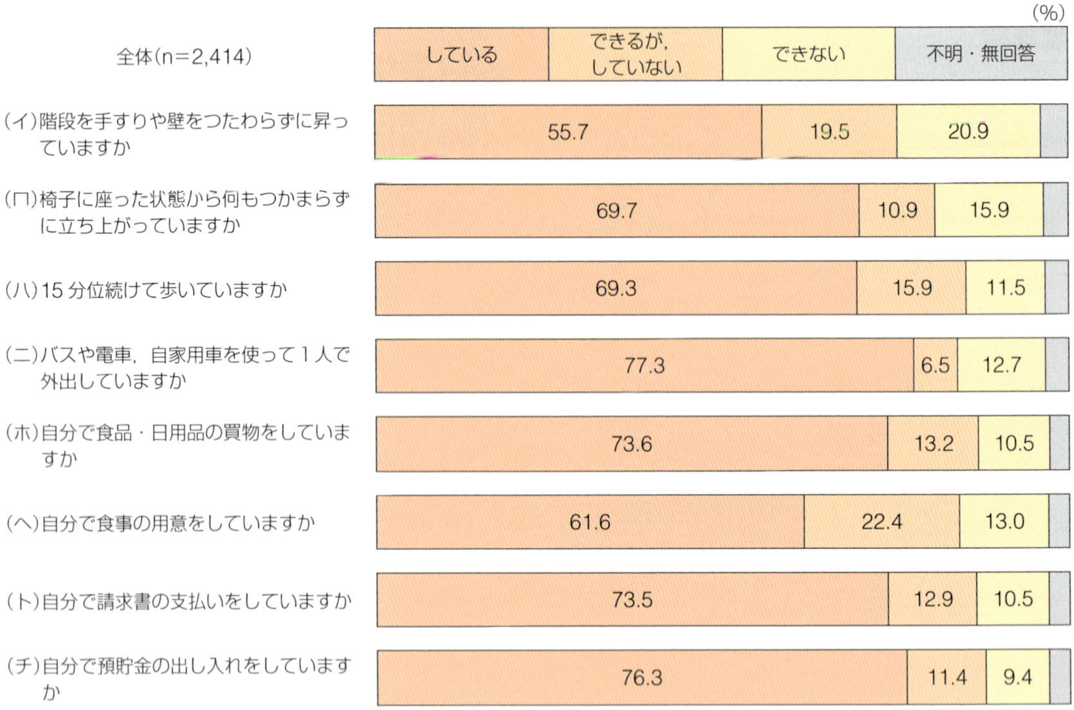

全体(n=2,414)	している	できるが,していない	できない	不明・無回答	(%)
(イ)階段を手すりや壁をつたわらずに昇っていますか	55.7	19.5	20.9		3.9
(ロ)椅子に座った状態から何もつかまらずに立ち上がっていますか	69.7	10.9	15.9		3.5
(ハ)15分位続けて歩いていますか	69.3	15.9	11.5		3.3
(ニ)バスや電車,自家用車を使って1人で外出していますか	77.3	6.5	12.7		3.5
(ホ)自分で食品・日用品の買物をしていますか	73.6	13.2	10.5		2.8
(ヘ)自分で食事の用意をしていますか	61.6	22.4	13.0		3.0
(ト)自分で請求書の支払いをしていますか	73.5	12.9	10.5		3.1
(チ)自分で預貯金の出し入れをしていますか	76.3	11.4	9.4		2.9

▶ **図 4-43 高齢者の日常生活での活動状況**
〔内閣府：令和4年高齢者の健康に関する調査結果. 2022 より一部改変して転載〕

性（37.0％）よりも高く男女差が大きい. また,年代が高いほど「している」と答える割合が低い傾向にあった.

「できない」は,「階段を手すりや壁をつたわらずに昇っていますか」が20.9％で,8項目のなかでは最も高い. 性差があり,男性は「している」が63.0％と,女性の49.2％よりも高い. また,配偶者あるいはパートナーと死別している者は「できない」が36.6％で,死別していない者（15.8％）よりも高い.

高齢者の日常生活は加齢の影響のみでなく,性差や環境の影響によって異なる可能性がある.

●引用文献

1) 厚生労働省：令和元年国民健康・栄養調査報告. 2019
https://www.mhlw.go.jp/content/001066903.pdf
（2023年8月31日閲覧）
2) 厚生労働省「日本人の食事摂取基準」（2020年版）
https://www.mhlw.go.jp/stf/seisakunitsuite/bunya/

kenkou_iryou/kenkou/eiyou/syokuji_kijyun.html
（2023年8月31日閲覧）
3) 厚生労働省老健局：介護保険最新情報（令和4年9月13日）. p25, 2022
https://www.mhlw.go.jp/content/000989516.pdf
（2023年8月31日閲覧）
4) 首都大学東京体力標準研究会：新・日本人の体力標準値II. 不昧堂出版, 2007
5) 岩村真樹, 他：BIA法を用いての18歳～84歳の日本人男女における骨格筋量の測定. 理学療法科学30：265-271, 2015
6) 岩村真樹, 他：日本人男女における骨格筋量の測定. 理学療法科学30：265-271, 2015
7) Chen LK, et al：Asian Working Group for Sarcopenia；2019 Consensus Update on Sarcopenia Diagnosis and Treatment. J Am Med Dir Assoc 21：300-307, 2020
8) 山田実：サルコペニア新診断基準（AWGS2019）を踏まえた高齢者診療. 日老医誌58：175-182, 2021
9) スポーツ庁：III　テストの得点表および総合評価, 新体力テスト実施要項（20歳～64歳対象）. pp10-11, 2023
https://www.mext.go.jp/sports/content/20220517-spt-kensport01-300000771_3.pdf（2023年8月31日閲覧）

10) エビデンスを踏まえた介護予防マニュアル改訂委員会：介護予防マニュアル第4版—生活機能が低下した高齢者を支援するための領域別プログラム．p38，株式会社野村総合研究所，2022
https://www.nri.com/-/media/Corporate/jp/Files/PDF/knowledge/report/mcs/20220331_4_02.pdf（2023年8月31日閲覧）

11) 国立長寿医療研究センター：介護予防ガイド　実践・エビデンス編
https://www.ncgg.go.jp/ri/topics/pamph/documents/cgss2.pdf（2023年8月31日閲覧）

12) 日本理学療法士協会：E-SAS（イーサス）基準値
https://www.jspt.or.jp/esas/index.html（2023年8月31日閲覧）

13) Fiatarone MA, et al：High-intensity strength training in nonagenarians. Effects on skeletal muscle. JAMA 263：3029-3034, 1990

14) 長寿コホートの総合的研究（ILSA-J：Integrated Longitudinal Studies on Aging in Japan）
https://www.ncgg.go.jp/ri/lab/cgss/ILSA-J/index.html（2023年8月31日閲覧）

15) 国立長寿医療研究センター：すこやかな高齢期をめざして；No. 49 日本の高齢者の若返り
https://www.ncgg.go.jp/ri/advice/49.html（2023年8月31日閲覧）

16) Suzuki T, et al：Are Japanese older adults rejuvenating?；Changes in health-related measures among older community dwellers in the last decade. Rejuvenation Research 24：37-48, 2021

17) スポーツ庁：Ⅱ調査結果の概要，令和3年度体力・運動能力調査結果の概要及び報告書．pp32-35, 2022
https://www.mext.go.jp/sports/content/20221011-spt_kensport01-000025410_5.pdf（2023年8月31日閲覧）

18) 厚生労働省：Ⅲ世帯員の健康状況　3日常生活における機能制限の状況．2022（令和4）年　国民生活基礎調査の概況．2022
https://www.mhlw.go.jp/toukei/saikin/hw/k-tyosa/k-tyosa22/dl/04.pdf

19) 内閣府：令和4年高齢者の健康に関する調査結果．2022
https://www8.cao.go.jp/kourei/ishiki/r04/zentai/pdf_index.html

E 認知機能の変化

1 加齢に伴う認知機能の変化

加齢により認知症などの脳の疾患の有病率は増加する．まず，ここでは純粋な加齢の影響による認知機能の変化について述べる．高齢者の知的機能の変化には，生物学的要因（素質・加齢）だけでなく，心理社会的要因（教育歴・職歴・性格傾向，社会的経済的安定性）も含まれており，個人差が大きい[1]．また，個人差はあるが，加齢に伴い低下する認知機能と，低下しにくい認知機能がある．ここでは，知能と記憶について加齢の影響を述べる．

知能には流動性知能と結晶性知能がある．**流動性知能**は青年期をピークとして，その後次第に低下していくものと考えられており，**結晶性知能**は成人期を過ぎても低下しにくく，上昇も期待される[2]．それぞれの知能について ▶**表 4-27** に示した．記憶は，加齢に伴い低下するものと維持されるものがある（▶**表 4-28**）．

2 加齢に伴う認知戦略

高齢者は，「体験」という能力で，若いころより効率的に状況に対応できる認知戦略を発展させる[3]．ある問題に対処するとき，若者は狭い範囲の「情報源」のなかで一歩ずつ情報を処理するが，高齢者は総体的な記憶の集合ともいえる広範な「情報源」を利用し，問題を部分的ではなく包括的にとらえることができる．広範な記憶の領野で物事の本質をとらえ，いっそう効率的に問題を一般化したり類別したりできるのである[3]．

3 加齢に伴う言語機能の変化

言語性知能のピークは60歳付近にあるため，言語能力は相当高齢になるまで低下しないといわれている[4]．高齢者の語彙は若年者（大学生）に比べて豊富であるが，言葉，特に人名の想起に困難がある．単語の想起が困難になる原因の1つは，単語の想起にかかわる脳領域の活動の低下ないし血流の低下があるものと推察されている[4]．

▶表 4-27　流動性知能と結晶性知能

流動性知能	結晶性知能
10 歳代後半から 20 歳代前半にピークを迎え，年齢に伴い低下がみられる	20 歳以降も低下することなく，高齢に至るまでかなり安定している
思考の速さや柔軟さに相当し，新しい場面への適応が求められる際に必要な能力	個人的経験や教育，文化的習慣の蓄積により成熟を増していく能力
新しい情報を獲得し，それらをうまく処理し，操作する能力であり，問題解決能力，空間認知能力，情報処理速度などが含まれる	過去の学習や経験によって蓄積された一般的な知識，言語の知識とその運用力を含む能力であり，語彙，言葉や数の概念，一般常識，作業の習熟などが含まれる

▶表 4-28　記憶の加齢変化

感覚記憶（瞬間的な記憶）	加齢の影響はほとんどない
短期記憶（秒単位の記憶）	加齢の影響はほとんどない
ワーキングメモリ（記憶すると同時に情報処理を行う記憶．作動記憶とも呼ばれる）	加齢により著しく低下する
意味記憶（個人的な体験に左右されない，一般的知識のような記憶）	加齢の影響はほとんどない
エピソード記憶（個人に関する叙事的な記憶）	加齢により著しく低下する
手続き記憶（運動，知覚，認知操作の獲得を含む記憶）	加齢の影響はほとんどない
展望記憶（予定や計画のようにこれからすることについての記憶）	メモなどの外部の記録補助に頼れるときには，青年と高齢者で差がないが，自分の記憶だけに頼る場合は，高齢者のほうが成績は悪い

〔浅海奈津美，他：老年期の作業療法，改訂第 3 版．三輪書店，2018 をもとに作成〕

4 認知症

　加齢に伴い，脳血管障害や認知症の出現率は増加する．認知症の患者数は 2025 年には約 700 万人と，65 歳以上の 5 人に 1 人に達することが見込まれている[5]．認知症の影響により，認知機能，言語機能に変化が生じる．

　認知症の症状は**中核症状**と**周辺症状**に大別される．中核症状とは，認知機能の障害による症状であり，記憶障害，見当識障害，思考・判断，遂行機能などの障害である．一方，周辺症状とは，抑うつ，妄想などの精神症状と，暴言や多動などの行動症状で，**行動心理症状**（behavioral and psychological symptoms of dementia；BPSD）と呼ばれる．BPSD は，その症状が生じる要因を分析し，支援者のかかわり方を工夫したり，環境を調整したりすることで改善される．

　認知症の原因疾患は，アルツハイマー型認知症，脳血管性認知症，レビー小体型認知症，前頭側頭型認知症などさまざまなものがあり，出現する症状もさまざまである．

　軽度認知障害（mild cognitive impairment；MCI）は，正常加齢とはいえない認知機能低下があるものの，認知症の診断基準を満たす段階の手前にある状態であり，さまざまな認知症に進行しうる前駆段階である[6]．もの忘れがあるという自覚があるものの，日常生活には大きな支障はきたしていない状態である．

　若年性認知症は，65 歳以下で発症する認知症のことを指す．2017〜2019 年の調査において，わが国の若年性認知症有病率は 18 歳〜64 歳人口

10万人あたり50.9人，総数は3.57万人と推計されている[7]．若年性認知症の約6割は発症時点では就労しているものの，そのうち約7割が調査時点で退職していた[7]．年代に合った社会支援が求められているが，社会政策や社会資源はいまなお不十分な状況である．

加齢により認知機能の低下がおきると不安になる高齢者は多いが，認知症の場合は，加齢に比べて低下速度が急であり，日や時間帯により変動がある場合も少なくない．本人も家族も，不安や戸惑いは大きい．脳血管障害により，高次脳機能障害や失語症がおきると，人格までもが変化したように思い，戸惑う家族もある．

F 役割の変化（家族，就労，地域）

1 役割の多様性

大人になることの難しさについては現代社会ではその傾向がますます強まっているといわれ，「VUCAな世界を生き抜く力」が重要といわれている[8]．VUCA（ブーカ）とは，社会やビジネスにおいて，先行きが不透明で，将来の予測が困難な状態を示す言葉であり，Volatility（変動性），Uncertainty（不確実性），Complexity（複雑性），Ambiguity（曖昧性）からなる．そのような社会において，求められる役割や能力も多様性を増している．

成人期には仕事をし，結婚をし，子どもが生まれたら親になり，子育てをする，ということが成人期の一般的な役割のように感じられるかもしれないが，単身者や子どもをもたない夫婦なども多い．自身の疾病や障害により，また，家族の介護のために家庭の外で勤務することが難しい者もいる．しかし，人はどのライフステージにおいても，「役割」をもつこと，果たすことで，社会に参加でき，貢献感を得られる．そのことが**自己肯定感**にも影響する．

2 働くことについて

働くことで得られるものは金銭的報酬だけでなく，社会の一員だと感じられること，所属感，貢献感，アイデンティティの確立，自己実現といった意味合いも大きい．一般就労だけでなく，福祉的就労，パートタイム労働，主婦/主夫としての役割にも大きな意味がある．多様な働き方を支援者が認識しておく必要がある．

健康寿命は延伸し，平均寿命と比較しても延びが大きい．日常生活に制限のない期間（健康寿命）は，2019（令和元）年時点で男性が72.68年，女性が75.38年となっている[9]．

高齢者の就業率は上昇傾向にあり（▶図4-44）[9]，多くの高齢者が就労していることがわかる．シルバー人材センターやNPO法人，市民団体，交通見守り隊などで活躍する高齢者も多い．祖父母として孫の世話に忙しい高齢者，通信教育や大学の生涯学習講座を受講するなど学習活動を楽しむ高齢者の姿もある．

3 育児について

不妊治療を受ける夫婦は約4.4組に1組となっている．一方，不妊治療経験者のうち16%（女性では23%）が仕事と両立できずに離職するなど，不妊治療と仕事との両立支援は重要な課題となっている 通院回数の多さ，精神面での負担，通院と仕事の日程調整の難しさなどの理由で，両立が難しくなっている[10]．

一方で，約7割の女性が第1子の出産後も就業を継続している．しかし，妊娠・出産，子の育児などを理由に退職する者も約2割おり，退職理由（複数回答）をみると，「両立の難しさで辞めた」（45.8%），「家事・育児に専念するため」（26.8%）などとなっており，「両立の難しさ」の理由（複

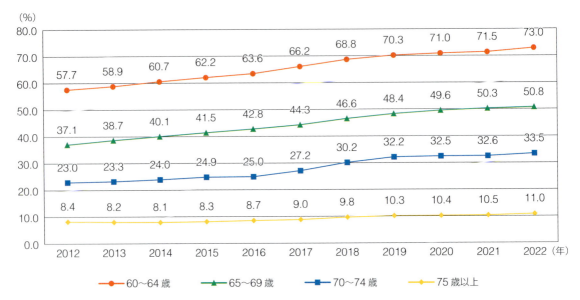

▶図 4-44　年齢階級別就業率の推移
〔内閣府：第 2 節　高齢期の暮らしの動向．令和 5 年版高齢社会白書（概要版）より転載〕

数回答）として，「勤務先に短時間勤務制度や残業を免除する制度などの両立できる働き方の制度が整備されていなかった」（32.8％），「勤務先に産前・産後休業や育児休業の制度が整備されていなかった」（24.9％），「勤務先に育児との両立を支援する雰囲気がなかった」（19.2％）などがある[10]．また，男性の育児休業の取得率は年々増加しているとはいえ，取得率や男性が子育てや家事に費やす時間は先進国中最低の水準となっている．

成人期の役割として，一般的に就労や子育てといわれることが多いが，子どもが欲しいと思っていても授からない者，不妊治療と仕事が両立できずに治療か仕事のどちらかを断念する者もいる．また，育児と仕事を両立したいと思っていても，職場の制度や職場の雰囲気といった環境因子が原因となり仕事をあきらめる者もいる．成人期の課題＝就労・育児，といった固定観念にとらわれないことが大切である．

子育てについて，出産前に産院や自治体の母親教室，父親教室などがあったとしても，学校の授業で習うことはほとんどなく，自分自身が育てられてきた経験や，育児書，SNS や Web の情報，知人・友人などの親仲間からの情報を参考にしながら行っている．親の個性も子どもの個性も十人十色であり，得た情報どおりにはいかず，途中で辞めるわけにはいかない長期にわたる営みが育児である．

子育てに負担を感じる理由（複数回答）として，「子育てに出費がかさむ」（55.6％），「自分の自由な時間を持てない」（46.0％），「子育てによる精神的疲れが大きい」（43.1％），「子育てによる身体の疲れが大きい」（42.6％）といった理由の割合が大きい[11]．思いどおりにいかない精神的疲れ，疲れていても育児を休めない，十分な睡眠時間が確保されないといった身体的疲れは，育児経験者の多くが経験することであろう．

子どもが生まれると，自分中心だった生活から子ども中心の生活になり，大変なことも多々ある

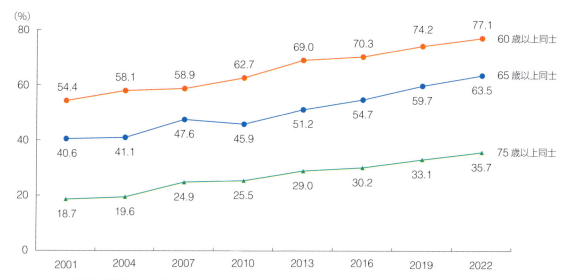

▶図 4-45 「要介護者等」と「同居の主な介護者」の年齢の組み合わせ
〔厚生労働省：2022（令和 4）年 国民生活基礎調査の概況より転載〕

が，子育てをしているからこそ感じられる喜びや幸せもたくさんある．子どもとさまざまな体験をともにし，感情を共有することそのものが親にとっても楽しく，喜びである．また，いのち，知恵，文化などのバトンを次の世代につなぐという意味においても，子どもを育てるということは大きな意味をもつ．それが実子，養子，里子を育てる親であれ，保育者，教育者であれ，地域住民として子どもを育むという立場であれ，大人は「子育て」をするという役割を担っている．

核家族が増えている昨今，地域全体で子どもを育てる，という意識がこれまで以上に必要になってきている．家族だけでなく，子どもの成長を地域の人々と喜び合えることは，とても幸せなことである．また，育児は「育自」でもあり，育児という営みをとおして，自分自身も成長できることが，育児の意義でもあるように思う．

4 介護について

介護は育児と異なり，心構えのない状態で突然始まることが多い．親との関係性や居住地の違いから，育児とは異なる課題も生じる．実の親ではなく義理の親を介護することも多々ある．2022年の段階で，介護をしている人は全国で629万人，そのうち有業者（仕事で働きながら介護をしている者）は約 6 割に及ぶ．介護離職者も増えており，直近 1 年間で約 10 万人となっている[12]．介護保険サービスなどの社会制度を利用すること，職場が介護者を理解することで，介護離職を避けられる場合も少なくない．

また，高齢者が高齢者を介護する，いわゆる老老介護は全体の約 6 割となっており，その割合は年々増加している（▶図 4-45）[13]．家族の育児，介護が原因となって，ケアする家族が自分の生活や人生を犠牲にし，その人らしく生きることをあきらめることのないように，育児・介護疲れから虐待や自死とならないように，支援者は多職種連携し，対象者の家族の状況にも目を向け，家族支援にもかかわる必要がある．また，育児や介護を個々の家庭の問題とするのではなく，社会全体で考える必要がある．

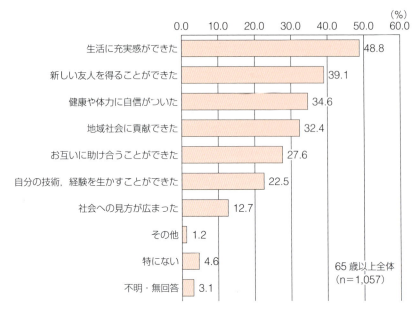

▶図 4-46　社会活動に参加してよかったと思うこと
〔内閣府：第 3 節〈特集〉高齢者の健康をめぐる動向について．令和 5 年版高齢社会白書（概要版）より転載〕

5 地域活動・余暇活動について

　社会的ネットワークが広く，ソーシャルサポートが質，量ともに充実し，地域活動の多い中高年者ほど，生活満足度が高く，抑うつ的でなく，自尊心は高い傾向がある[14]といわれている．また，高齢者の良好な精神的健康状態は，趣味やボランティアなど日常的に目的意識をもって生活していることと関連するといわれている[15]．

　高齢者のうち単独世帯（独居高齢者）の割合は，約 30 年前（1992 年）は 15.7％であったが，その後年々増加し，2022 年の段階で 31.8％となっている[13]．また，虚弱な独居高齢者の生きる希望を高めるには，人生経験を振り返りながら老いを生きることを肯定的に意味づけし，近隣とのかかわりや社会活動への参加をとおして他者とのつながりをもち続けられ，精神的健康状態が維持できるように支援することが重要である[16]．

　内閣府の調査によると，高齢者が社会活動に参加してよかったこと（複数回答）として，「生活に充実感ができた」（48.8％），「新しい友人を得ることができた」（39.1％），「健康や体力に自信がついた」（34.6％），「地域社会に貢献できた」（32.4％）などとなっている（▶図 4-46）[10, 17]．適切な「参加」は，「活動」や「心身機能」をも向上させ，健康や幸福に寄与する．

G 機能低下/喪失や死に対する受容/適応

1 成人期～老年期の心の健康

　人の心理は，性格や社会的環境（周囲の人の態度など），経済的状況などによっても大きく左右される．

　マリッジブルー，マタニティブルーなど，ライフイベントの変化によって，抑うつ的になることもある．産後には，もの忘れや集中力の低下などをきたすこともある．更年期障害として，女性だ

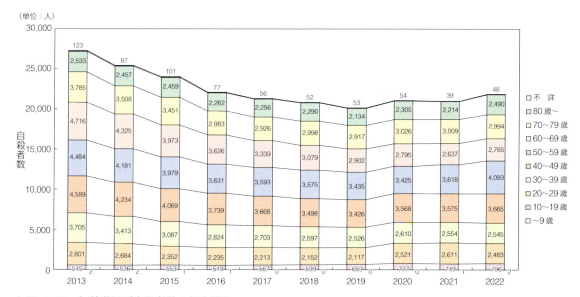

▶図 4-47　年齢階級別自殺者数の年次推移
〔厚生労働省自殺対策推進室・警察庁生活安全局生活安全企画課：令和 4 年度中における自殺の状況より転載〕

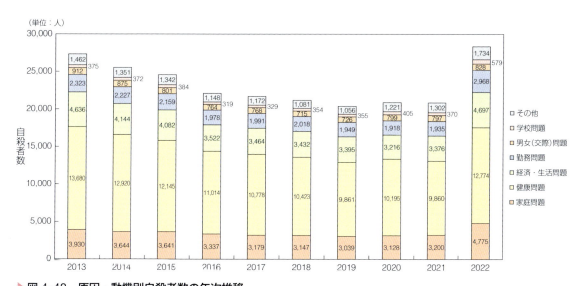

▶図 4-48　原因・動機別自殺者数の年次推移
自殺の原因・動機に関して，2021 年までは，遺書などの生前の言動を裏付ける資料がある場合に限り，自殺者一人につき 3 つまで計上可能としていたが，2022 年からは，家族などの証言から考えうる場合も含め，自殺者一人につき 4 つまで計上可能とした．このため，単純に比較することはできない．
〔厚生労働省自殺対策推進室・警察庁生活安全局生活安全企画課：令和 4 年度中における自殺の状況より転載〕

けでなく，男性にも抑うつ気分が認められる場合がある．これらはホルモンの変化が原因といわれている．老年期には喪失体験が重なり，健康の衰退，社会的孤立などにより，老年期うつ病を発症することもある．

わが国における自殺者数は，2022 年は 21,881 人であり，10 年前に比べて減少しているものの，2021 年に比べ 874 人の増加となっている[18]．年齢別の年次推移を▶図 4-47 に，原因・動機別自殺者数の年次推移を▶図 4-48 に示す[18]．自殺の

多くは多様かつ複合的な原因および背景を有しており，「経済・生活問題」や「家庭問題」などの問題が深刻化するなかで，これらと連鎖して，うつ病のような「健康問題」が生ずるなど，さまざまな要因が連鎖しておきている[18]．誰もが自殺に追い込まれることのない社会の実現のために，社会を構成している一人ひとりが，身近な人の変化に気づき，孤立しないよう，孤独にならないように声をかけ合うゲートキーパーになることが望まれる．

2 老年期における喪失について

加齢により身体機能も認知機能も低下することは避けられない事実である．心身機能の衰えだけでなく，老年期には4つの喪失，すなわち，①健康の喪失，②経済的基盤の喪失，③社会的つなが

▶表4-29 高齢期における喪失

健康の喪失	加齢に伴い視力や聴力が衰え，体力も低下し病気にかかりやすくなる
経済的基盤の喪失	退職により収入源を失う
社会的つながりの喪失	退職や友人知人の死別によりそれまでの関係を失う
生きる目的の喪失	養育，出世，就学，社会貢献といった目的がもちにくくなる

〔山田孝（監）：小林法一，他（編）：プログラム立案のポイント，高齢期領域の作業療法，第2版．中央法規，2016をもとに作成〕

りの喪失，④生きる目的の喪失があるといわれている（▶表4-29）[19]．

喪失はネガティブな側面ばかりでなく，何かを手放すことは，自由が生まれることにもなり，新たな物事，人，作業との出会いになるかもしれない．実際に，何歳になっても生き生きと暮らしている高齢者は多い．

3 死について

成人期以降はそれまでのライフステージに比して，より多くの喪失に遭遇する．そのなかでも身近な他者との死別は喪失体験の最たるものであるが，死別体験は喪失体験となるだけでなく，「新たな行動の獲得」「死に対する思索」「生（生きること）に対する思索」「他者理解の深化」など，人格的発達が得られる[20]といわれている．

この世に生まれた限り，誰しも「死」を避けて通ることはできない．健康なうちは死についてあまり考えることはないと思うが，加齢に伴い，「死」が他人事ではなくなってくる．また，疾患によっては余命宣告を受けることもあるかもしれない．死に直面した人のスピリチュアルペインは「自己の存在と意味の消滅から生じる苦痛」と定義され，将来の喪失（時間性），他者の喪失（関係性），自律性の喪失（自律性）から生じる苦痛であり，死をも超えた将来の回復，他者の回復，

▶表4-30 スピリチュアルペインの構造とスピリチュアルケアの指針

スピリチュアルペイン	言葉	構造	スピリチュアルケアの指針
時間存在としてのスピリチュアルペイン	「早くお迎えが来ないか」「早く楽にしてほしい」	先の見えない不安将来を失う	死をも超えた将来を見出すことで，新たな現在の意味が回復する
関係存在としてのスピリチュアルペイン	「誰もわかってくれない」「死んだら何も残らない」	わかってもらえない孤独他者との関係を失う	死をも超えた他者を見出すことで，新たな自己の存在の意味が与えられる
自律存在としてのスピリチュアルペイン	「何の役にも立たない」「生きている価値がない」	自分ではどうしようもない無力自立・生産性を失う	知覚・思考・表現・行為の各次元で自己決定できる自由を知ることで，自律による価値観と生きる意味を回復できる

〔村田久行：終末期がん患者のスピリチュアルペインとそのケア．日本ペインクリニック学会誌 18：1-8，2011をもとに作成〕

自律の回復がスピリチュアルケアの指針になるとされている[21]. ▶表4-30 にスピリチュアルペインの構造とスピリチュアルケアの指針を示す[21].

H まとめ

　成人期といっても，20 歳代前半から 65 歳未満と約 40 年の幅がある．また，老年期といっても，健康上に問題のない者が多い前期高齢者と，80歳代，90 歳代の後期高齢者を同じライフステージにいる者としてとらえることには無理があるかもしれない．

　一人ひとりの心身機能は異なり，ストレス耐性もそれぞれである．成人期だから，老年期だからと一括りにすることなく，一人ひとりの個別性を理解し，人生の最期の一瞬まで生涯発達する者として認識し，支援することが望まれる．どのライフステージにおいても，対象者の身体機能，認知機能がいかなる状態であれ，対象者の「発達」を信じ，「参加」を促進し，対象者の自己実現を最期まで支援することが大切である．

●引用文献

1) 浅海奈津美，他：老年期の作業療法，改訂第 3 版．三輪書店，2018
2) 堀薫夫：生涯発達と生涯学習．ミネルヴァ書房，2010
3) Alberto Oliverio，他（著），川本英明（訳）：胎児の脳　老人の脳—知能の発達から老化まで．pp297-299，創元社，2008
4) 辰巳格：言語能力の加齢変化と脳．人工知能学会誌 21：490-498，2006
5) 厚生労働省：認知症施策推進総合戦略（新オレンジプラン）～認知症高齢者等にやさしい地域づくりに向けて～（概要），2017 年 7 月改訂版．
https://www.mhlw.go.jp/file/06-Seisakujouhou-12300000-Roukenkyoku/kaitei_orangeplan_gaiyou.pdf（2023 年 10 月 1 日参照）
6) 勝山しおり：認知症．松房利憲，他（編）：高齢期作業療法学，第 3 版．p72，医学書院，2016
7) 東京都健康長寿医療センター研究所：わが国の若年性認知症の有病率と有病者数．

8) 坪井寿子：連続・非連続的変化の両面性からみた大人になることの難しさについて—主要な心理的支援の分野からの検討—．東京未来大学保育・教職センター紀要 7：59-67，2021
9) 内閣府：第 2 節　高齢期の暮らしの動向．令和 5 年版高齢社会白書（概要版）．
https://www8.cao.go.jp/kourei/whitepaper/w-2023/gaiyou/pdf/1s2s.pdf（2023 年 10 月 1 日参照）
10) 厚生労働省：男性労働者及び女性労働者のそれぞれの職業生活の動向．
https://www.mhlw.go.jp/content/11901000/001101169.pdf（2023 年 10 月 1 日参照）
11) 内閣官房こども家庭庁設立準備室：こども・子育ての現状と若者・子育て当事者の声・意識．
https://www.cas.go.jp/jp/seisaku/kodomo_seisaku_kyouka/dai1/siryou5.pdf（2023 年 10 月 1 日参照）
12) 総務省：令和 4 年就業構造基本調査　結果の要約．
https://www.stat.go.jp/data/shugyou/2022/pdf/kall.pdf（2023 年 10 月 1 日参照）
13) 厚生労働省：2022（令和 4）年　国民生活基礎調査の概況．
https://www.mhlw.go.jp/toukei/saikin/hw/k-tyosa/k-tyosa22/dl/14.pdf（2023 年 10 月 1 日参照）
14) 中原純：中高年者の自己概念と主観的 well-being の関係　活動理論の再考を通して．老年社会科学 41：342-347，2019
15) 杉浦正士，他：高齢者の日常生活状況に関与する各種要因の解析（第 1 報）：老研式活動能力指標およびうつ傾向評価に関与する因子の抽出．日農村医会誌 64：114-124，2015
16) 沖中由美：ひとりで暮らす虚弱高齢者の生きる希望に関連する要因．日本看護科学会誌 37：76-85，2017
17) 内閣府：第 3 節〈特集〉高齢者の健康をめぐる動向について．令和 5 年版高齢社会白書（概要版）．
https://www8.cao.go.jp/kourei/whitepaper/w-2023/gaiyou/pdf/1s3s-1.pdf（2023 年 10 月 1 日参照）
18) 厚生労働省自殺対策推進室・警察庁生活安全局生活安全企画課：令和 4 年度中における自殺の状況．
https://www.npa.go.jp/safetylife/seianki/jisatsu/R05/R4jisatsunojoukyou.pdf（2023 年 10 月 1 日参照）
19) 山田孝（監）：小林法一，他（編）：プログラム立案のポイント．高齢期領域の作業療法，第 2 版．中央法規，2016
20) 渡邉照美，他：身近な他者との死別を通した人格的発達—がんで近親者を亡くされた方への面接調査から．質的心理学研究 5：99-120，2006
21) 村田久行：終末期がん患者のスピリチュアルペインとそのケア．日本ペインクリニック学会誌 18：1-8，2011

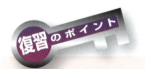

- 体格，身体組成，体力の加齢に伴う変化を確認しよう．
- 体格，身体組成，体力の性差を確認しよう．
- 「若返る高齢者」の意味を調べてみよう．
- 運動機能や感覚機能の衰えと日常生活の機能制限との関連を理解しよう．
- 流動性知能と結晶性知能について説明する．
- 認知症について説明する．
- 働くことで得られるものにはどのようなものがあるか理解する．
- 老年期における喪失にはどのようなものがあるか理解する．

索引

①用語の配列は完全五十音方式による.
②「——」でつないだ用語はすぐ上の用語につなぐものである. また「——,」でつないだ用語は逆引きである.

和文

あ

アイデンティティ　25, 247
遊び
　——, 学齢期の　230
　——, 虚構場面を伴う　34
　——, 乳児期の　195
　——, 幼児期（後期）の　221
　——, 幼児期（前期）の　209
　—— の環境　196
　—— の特徴　196
　—— の発達的意義　198
　—— の分化と展開　198
遊び空間　198
　—— の拡大　210
アタッチメント　32, 150, 228
頭に作用する体の立ち直り反応
　　　　　　　　　　　110
アダムソン　150
アダルト・アタッチメント・インタ
　ビュー　151
アニミズム　31, 131
アルバータ乳幼児運動発達検査
　　　　　　　　　　　166
安定型　32
安定期　26
安定性　46
　—— のうえに築かれた運動性　46
安定性限界　88, 107
アンビヴァレント型　32

い

育児　269
一次骨化中心　184
一次的情動　143
一足一段　94
移動　100
意図共有的共同注意　150, 153
因果関係の理解　123
咽頭弓　177

う

ヴィゴツキー　8, 34

ウェクスラー式知能検査　166
運動学的要素, マイルストーン到達
　のための　42
運動企画　209, 232
運動視　117
運動主体感　124
運動性　45
運動発達
　——, 1～2か月児　55
　——, 3～4か月児　61
　——, 5～6か月児　67
　——, 7～9か月児　76
　——, 10～12か月児　85
　——, 新生児　47
　——, 幼児期・学齢期　92
　—— の原則　44

え

エアハート発達学的把持能力評価
　　　　　　　　　　　166
衛星細胞　184
栄養膜合胞体層　174
栄養膜細胞層　174
エインズワース　150
エクソシステム　37
エピゲノム　10
エピジェネティクス　10
エリクソン　23, 238, 247
　—— の心理社会的発達段階　23
嚥下　76
遠城寺式乳幼児分析的発達検査法
　　　　　　　　　　　164

お

追いかけ遊び　210
オノマトペ　129
親子関係の発達　248
音韻意識　128
音韻の発達　128
音声の発達　125

か

カーネギー発生段階　178
介護　271
概日リズム　188

回旋性の立ち直り反応　110, 112
階段昇降　94, 222
回転　100
外套細胞　184
概念形成　133
外胚葉　176
回避型　32
可逆性の理解　131
獲得語彙　127
確率的表象　133
学齢期の運動発達　92
下肢の身体図式　72
数の概念　134
仮説演繹的　246
片足立ち　94, 222
カテゴリー化の発達　131
カテゴリー形成　127
過渡期　26
下胚盤葉　174
体に作用する体の立ち直り反応
　　　　　　　　　　　111, 113
体に作用する頸の立ち直り反応
　　　　　　　　　　　111, 113
身体の割合　14
ガラント反射　108
感覚　116
感覚運動遊び　199
感覚運動期　30, 120
感覚モダリティ間での知覚　120
環境, 発達が生ずる場としての　3
環境説　7
管腔期　184
感情　141
関節可動域　48

き

記憶の加齢変化　268
器官形成期　177
気質　191
キッキング　53, 57
機能的遊び　200
機能的意義, マイルストーン到達の
　ための　43
気分　141
基本情動理論　141

277

基本チェックリスト　255
基本的信頼　24
キャリア　252
ギャング・エイジ　232
吸啜-嚥下反射　55, 108
吸啜窩　50
吸啜反射の統合（消失）　66
協応的な共同注意的かかわり　150
胸郭の発達　47
共感　145
鏡像認知　146, 209
協調運動
　──, 学齢期　232
　──, 幼児期　216
共同注意　146
疑惑　24
筋緊張　48
近接性　249
緊張性の原始反射　106
緊張性迷路反射　108
勤勉性　25

く

クーイング　125
空間認知　195, 208, 234
　──の発達　119
偶発的寝返り　63
具体的操作期　31, 133, 228
口と手の協調　65
屈筋逃避反射　107, 108
頸の立ち直り反射　53, 108
クロノシステム　37

け

経験説　7
形式的操作期　31, 137
傾斜反応　70, 113
形態　130
形態知覚　118
軽度認知障害　268
系列化　133
劇遊び　234
ゲゼル　7
結晶性知能　3, 20, 267
ケンケン　222
肩甲骨の安定性　68
肩甲骨の安定と体幹筋　71
健康寿命　269
言語音に対する反応　119
言語機能の発達　123

言語性知能　267
原始線条　176
原始反射　50, 105, 108
　──の統合　107

こ

更衣
　──, 学齢期の　229
　──, 乳児期の　194
　──, 幼児期（後期）の　219
　──, 幼児期（前期）の　207
交差性伸展反射　107, 108
向社会性　157
向社会的行動　157
向社会的な嘘　158
恒常性　118
更新　136
口唇期　242
巧緻運動　46, 97
更年期障害　272
咬反射　108
肛門期　242
合理的模倣　155
高齢期における喪失　274
呼吸の発達　69
刻印づけ　9
心の理論　156
誤信念課題　156
個性　191
ごっこ遊び　211
骨盤の運動性と安定性　71
こどものための機能的自立度評価法
　　　　　　　　　　　169
子どもの能力低下評価法　169
個別情動理論　141
固有受容感覚　264
固有受容感覚性台乗せ反射　108
孤立　25

さ

サーカディアンリズム　188
サーキット遊び　210
罪悪感　24, 158
鰓弓　177
臍帯　174
座位のバリエーション　80
細胞期, 受精卵　174
作業記憶　135
サッキング　76, 192
サックリング　55, 61, 191

サブプレート層　178
サリー・アン課題　156
サリヴァン　238
サルコペニア　257
三項関係　152

し

視運動性眼振　117
ジェンダー　243
視覚性立ち直り反応　61, 110
自我理想　239
自己概念　216
自己鏡像認知　146
自己中心性　31, 131
自己調整機能　66
自己認識　146
自己理解　216
自殺者数　273
支持基底面　86
支持的共同注意　150
自主性　24
思春期　238
思春期・若年成人世代　12, 240
思春期早発症　241
思春期遅発症　241
視床下部　241
システム理論　105
姿勢運動　72
姿勢変換　68, 79
視線交替　154
指尖つまみ　91
持続性注意　136
舌の前後運動　92
視知覚（視覚）の発達　117
実行機能　136, 209
実念論　31
失立期　58
児童期, エリクソンの発達段階にお
　ける　25
自動歩行　108
指腹つまみ　91
シフティング　136
シフト　100
ジャーゴン　126
社会的遊び　221
社会的学習理論　7
社会的規範の獲得　221
社会的構成主義理論　34
社会的参照　155
社会的情動　145

社会的随伴性　144
社会的責任目標　229
社会的認知　150, 152
社会的ルールの獲得　221
しゃがみ込み　89
若年成人世代　12, 240
若年性認知症　268
写実期　234
周産期　12
集団遊びの発達段階　232
周辺視　58
主観的輪郭　118
手掌把握　75
手掌把握反射　108
手内操作　100
シュプランガー　247
生涯発達　3, 20
象徴機能　123, 130, 211, 222
象徴的思考段階　31
情動　141
情動スキーマ　142
衝動性眼球運動　60
情動調整　160
情動的共感　145
情動的タッチ　120
情動表出の制御　234
情動理解　158
小児期におけるアタッチメントのタイプ　151
上胚盤葉　174
職業選択　250
食事
── , 学齢期の　229
── , 乳児期の　191
── , 幼児期（後期）の　217
── , 幼児期（前期）の　203
触知覚（触覚）の発達　120
初経　241
叙述（宣言的）の指さし　154
初潮　241
自律性　24
神経学的機序, マイルストーン到達のための　42
神経孔　177
神経溝　177
神経ヒダ　177
人工論　31
新生児
── の運動発達　47
── の吸啜運動　54

── の頸の立ち直り反射　53, 108
人生の統合　25
身体化による認知　5, 40, 120
身体図式　65, 195, 209, 222
身体的理解　121
新体力テスト　258
身長, 年齢階級別の　255
心的状態　222
新版 K 式発達検査 2020　164
シンボル共有的共同注意　154
親密性　25, 250
心理社会的危機　24
心理性的発達理論　242
心理的離乳　228, 249

す

髄鞘化　178, 245
垂直性の立ち直り反応　110
随伴性　124, 144
睡眠
── , 学齢期の　229
── , 乳児期の　190
── , 幼児期（後期）の　217
── , 幼児期（前期）の　203
スキップ　97
── の発達　99
図式期　234
鈴木ビネー知能検査（改訂版）　168
ステッピング反応　114
ストレンジ・シチュエーション
　　　　　　　　　　151
スピリチュアルペイン　274
スプーン操作の発達　204
スプーンの把持形態の分類　205
刷り込み現象　9
ずり這い　77
ずり這い移動　76

せ

生育限界　12
性器期　242
静止顔パラダイム　144
成熟　6
成熟・レディネスの概念　7
精神間機能　35
成人期, エリクソンの発達段階における　25
成人期初期, エリクソンの発達段階における　25

成人期におけるアタッチメントのタイプ　152
精神内機能　35
生成文法理論　128
生態学的システム理論　36
成長　6
成長促進現象　240
精通　241
静的三指握り　205, 226
性的成熟　243
青年期, エリクソンの発達段階における　25
生物学的構成主義理論　142
性別違和　243
性別適合手術　244
性ホルモン　241
整容
── , 学齢期の　229
── , 幼児期（後期）の　220
── , 幼児期（前期）の　209
生理的屈曲　56, 106
生理的屈曲姿勢　50
生理的早産　190
脊索　176
脊柱の発達　46
世代継承性　25
接近　143
絶望　25
前共同注意　147
宣言的指さし　154
選好注視法　117
全身運動　51, 55, 187
漸成的発達論　24
前操作期　31
蠕動様運動, 舌の　92
潜伏期　242
腺様期　183

そ

走行の発達　95
相互作用説　8
操作　84, 91
早産　13
桑実胚　174
双生児研究　8
想像的遊び　211, 222
相動性の原始反射　106
側臥位　77
足底把握反射　86, 108
側板中胚葉　176

側方つまみ　84
咀嚼　92
素朴理論　31

た
第1次循環反応　121, 200
第2次循環反応　121, 200
第二次性徴　228, 241
第2の誕生　247
第3次循環反応　122, 195
胎芽期　174
胎児　178
　――の運動パターン　188
体重, 年齢階級別の　255
対称性緊張性頸反射　108
体制化　29
胎生期の感覚発達　186
体節　176
大腿骨の発達　48
対体重最大酸素摂取量　262
対面的共同注意　149
体力年齢　258
立ち上がり　86, 93
立ち直り反応　107, 111
脱中心化　232
脱様式化　197
縦の関係　3
田中ビネー知能検査Ⅵ　168
男根期　242
探索反射　55, 108
短絡経路　183

ち
知覚　116
　――の恒常性　127
着床　174
注意　135
チューイング　194
中心化　31
中心窩　59
中心視　58
調節　29
聴知覚（聴覚）の発達　119
直立二足歩行　43
直観的思考段階　31, 130

つ
追視　60
追跡的共同注意　154
つかまり立ち　81, 86

つたい歩き　87
つまみ　84

て
定位反応, 聴覚の　119
定義的特徴による表象　133
定頸　61
低出生体重　13
停滞　25
適応　29
撤退　143
手と口の協調　65
手と目の協調　65
手のアーチ　83
手のかまえ　58, 83
デンバー発達判定法　164

と
トイレトレーニング　206
同化　29
投球　98
道具, ヴィゴツキーの　35
統語　128
橈側手指把握　84
橈側手掌把握　75, 84
橈側と尺側の手指の分離　217
同調遊び　210
動的三指握り　206, 226
道徳的情動　145
同年齢性　249
頭部のコントロール　61
トマセロ　154
トランスセクシャル　244

な
内細胞塊　174
内受容感覚の発達　121
内的ワーキングモデル　34
喃語　125
軟骨化中心　184
難聴　263

に
二語発話　128
二次的シェマの協応　121
二重接触　186
二足　段　94
乳児期, エリクソンの発達段階における　24
乳中切歯　192

認識, 色や長さの　211
認知　116
認知症　268
認知的共感　152

ね
寝返り　72

は
把握　83
把握反射　54
バイオロジカルモーション　118
肺芽　183
ハイガード　63, 90
背屈反応　113
肺サーファクタント　184
胚子期　174
排泄
　――, 学齢期の　229
　――, 乳児期の　194
　――, 幼児期（後期）の　219
　――, 幼児期（前期）の　206
胚内中胚葉　176
胚盤胞　174
胚盤葉下層　174
胚盤葉上層　174
胚葉の分化　176
ハヴィガースト　22, 27, 239
　――の発達課題　28
ハサミ操作　225
恥　158, 207
把持
　――, 7～9か月の　83
　――, 10～12か月の　91
　――, 幼児期の　204
　――の発達　75
恥・疑惑　24
箸操作　217
発育曲線　12
発達　6
　――, アタッチメントの　151
　――, 親子関係の　248
　――, 音韻の　128
　――, 空間認知の　119
　――, 呼吸の　69
　――, 視知覚の　117
　――, 触知覚の　120
　――, 胎生期　186
　――, 聴知覚の　119
　――, 内受容感覚の　121

——，平衡反応の　70
——，友人関係の　249
——の獲得　20
——の最近接領域　35
——の質的変化　6, 21
——の喪失　20
——の非連続性　10
——のメカニズム　5
——の量的変化　6, 21
——の連続性　10
発達加速現象　240
発達課題　22, 27
発達区分に関する用語，法律における　13
発達検査　163
発達スクリーニング検査　164
発達段階　21
　——の8つの区分　11
　——の普遍性　22
発達理論　22
バランス能力　107, 210
バルテス　3, 9, 20
　——のSOC理論　21
バロン・コーエン　146
反射階層理論　105
ハンドリガード　65

ひ

ピアジェ　27, 246
　——の認知発達段階　30
　——の認知発達論　27
皮下脂肪厚　257
引き起こし反射　108
ビシャの脂肪床　50
非対称性緊張性頸反射　57, 106, 108
筆記具の握りの発達段階　225
ビネー式知能検査　166
ピボットターン　77
描画　211, 224
　——の発達的変化　214
表象　122
表象的近接　32
敏感期　9

ふ

ブーカ　269
ブートストラッピング・サイクル
　　　　　　　　　　　　124
フォークと箸の持ち方　218
輻輳運動　65

輻輳説　7
不信　24
物理的近接　32
フラベル　247
ふり遊び　211
ふりの理解の発達的変化　223
ブリッジズ　142
ブルーナー　35
プレリーチング　54
フロイト　23, 242
ブロス　239, 248
ブロンフェンブレンナー　8, 36
分割，受精卵　174
分化理論　142
文章理解　234
分離・個体化理論　202

へ

平衡機能　107
平衡反応　70, 113
　——の発達　70, 71
弁別，形の　210

ほ

包含関係　133
ボウルビィ　32
ボール遊び　98
ボールを蹴る　100
ボールを捕る　98
ボールを投げる　98
捕球　98
歩行　90
保護伸展反応　70, 114
誇り　145, 207
保存　131, 133
ホッピング反応　114
哺乳期　191
ホリングワース　249

ま

マイクロシステム　36
マイルストーン　4, 41
マクロシステム　37
マテマテ遊び　210
マンチング　85, 193

み

ミエリン化　245
ミエリン形成　178
見立て遊び　211

ミドルガード　91
ミラーニューロンシステム　147

む・め

無秩序・無方向型　32

命題的思考　246
命令の指さし　154
迷路性立ち直り反応　61, 110
メゾシステム　37
メタ認知　230, 246
目と手の協調　65
メンタライジング　156

も

もの遊び　210
物語と語りによる遊び　234
モノの永続性　122
モラトリアム　25, 248
モロー反射　108
問題解決能力　137, 209

や

夜尿症　207

ゆ

友人関係の発達　249
融像　65
誘導的共同注意　154
有能感　40, 233

よ

様式化　197
幼児期後期，エリクソンの発達段階における　24
幼児期前期，エリクソンの発達段階における　24
幼児期の運動発達　92
幼児期の基本的な運動　92
陽性支持反射　108
抑制　136
抑制機能　136, 207, 221
横座り　79
横の関係　3
よじ登り　89
四つ這い位　78
四つ這い移動　76, 85

ら

ライフサイクル論　26

卵円孔　183
卵割（分割）　174
卵体期（細胞期）　174
ランドウ反応　111

り

リーチ　58, 83
離乳完了期　193
離乳期　192
流動性知能　3, 20, 267
領域一般性　22
領域固有性　22
両眼固視　60
両眼視差　118
両眼融合　118
両眼融像　118
両眼立体視　118
リリース　75, 84, 91
理論に基づく表象　133
臨界期　10

る

類似性　249
ルイス　142
ルールのある対立遊び　234
ルクセンブルガーの図式　8

れ

レヴィンソン　26, 239
劣等感　25
レディネス　7
レビン　247

ろ

老年期, エリクソンの発達段階にお
　ける　25
老年期うつ病　273
ローガード　91
ロッキング　78
論理的推論　31

わ

ワーキングメモリ　135, 229
ワークライフバランス　251
ワイドベース　90

数字・欧文

3つの山問題　132
5回立ち上がりテスト　261

9か月革命　154

A

AAI　151
acceleration of development　240
accidental rolling　63
adolescence　238
Adolescents and Young Adults 世
　代　12, 240
adult attachment interview　151
affective touch　120
AGA 児　14
airplane　67
Alberta Infant Motor Scale
　（AIMS）　166
all fours position　78
approach　143
ASA 旭出式社会適応スキル検査
　　　　　　　　　　　　　169
ASQ-3　166
asymmetric tonic neck reflex
　（ATNR）　57, 106, 108
AYA 世代　12, 240

B

Baltes　3, 9, 20
behavioral and psychological
　symptoms of dementia（BPSD）
　　　　　　　　　　　　　268
Blos　239, 248
BMI　255
bottom lifting　70
Bowlby　32
Bridges　142
bridging　70
Bronfenbrenner　8, 36

C

central pattern generator（CPG）
　　　　　　　　　　　　　　54
competence　40, 233
coordinated joint engagement　150
crawling　76, 85
creeping　76, 77
critical period　10

D

delayed puberty　241
DENVER II　164
development　6

DN-CAS 認知評価システム　168
developmental origins of health
　and disease（DOHaD）仮説　10
double touch　186
dynamic tripod　206

E

early puberty　241
EDPA　166
Elderly Status Assessment Set
　（E-SAS）　258
embodied cognition　5, 40, 120
emotion　141
emotion schemas　142
empathy　145
epigenetics　10
Erhardt Developmental Prehension
　Assessment　166
Erikson　23, 238, 247
eye hand coordination　65

F

fidgety movements　56
Flavell　247
Freud　23, 242
Functional Independence Measure
　for Children　169

G

gender　243
gender dysphoria　243
general movements（GMs）
　　　　　　　　　　51, 55, 187
grasp　83
growth　6
growth spurt　240

H

hand regard　65
hand to mouth　65
Havighurst　22, 27, 239
high guard　63
Hollingworth　249

I・J

infancy-childhood-puberty（ICP）
　モデル　240
imprinting　9

joint attention　146

L

lateral pinch 84
Levinson 26, 239
Lewin 247
LGBTQ+ 244
lip reach 85

M

manipulation 84
maturation 6
mild cognitive impairment（MCI） 268
mobility 45
mobility on stability 46
moral emotions 145
morphology 130
munching 85, 193

O

OKN 117
on elbow 67
on elbows 61
on hands 67
optokinetic nystagmus 117

P

palmar grasp 75
Pediatric Evaluation of Disability Inventory（PEDI） 169
perception 116
Piaget 27, 246
pincer grasp 91
pinch 83
pivot turn 77

precocious puberty 241
prehension 83
pre-shaping 83
primary emotions 143
primitive reflex 105
puberty 238
pulp pinch 91
puppy position 61

R

radial distal grasp 84
radial palmar grasp 75
recoil 現象 53
righting reaction 107
ring sitting 79
rotation 100

S

saccade movement 60
self-regulation 66
sensitive period 9
SGA 児 14
shift 100
side pinch 84
sidelying 77
S-M 社会生活能力検査第3版 169
social emotions 145
social learning theory 7
social referencing 155
SOC 理論 21
SOGI 244
Spranger 247
stability 45
static tripod 205
still-face paradigm 144

STNR 108
sucking 76, 192
suckling 55, 61, 191
supported joint engagement 150
swimming 67
swiping 64
symbolic function 130
syntax 128

T

Tanner 分類 241
theory of mind 156
Timed Up and Go test（TUG） 258
tip pinch 91
TLR 108
translation 100

V

Vineland-Ⅱ適応行動尺度 169
VUCA 269
Vygotsky 8, 34

W

WAIS-Ⅳ知能検査 166
WeeFIM 169
WISC-Ⅴ知能検査 166
withdrawal 143
working memory 135
WPPSI-Ⅲ 166
writhing movements 51

Y

Young Adult Mean（YAM） 257